2010
国家卫生统计调查制度

中华人民共和国卫生部 编

中国协和医科大学出版社

图书在版编目（CIP）数据

2010 国家卫生统计调查制度／中华人民共和国卫生部编. —北京：中国协和医科大学出版社，2010.6

ISBN 978－7－81136－372－2

Ⅰ．①2… Ⅱ．①中… Ⅲ．①卫生统计－统计报表制度－中国－2010②卫生统计－统计法－中国 Ⅳ．①R195②D922.291.4

中国版本图书馆 CIP 数据核字（2010）第 085764 号

2010 国家卫生统计调查制度

编　　者：中华人民共和国卫生部
责任编辑：吴桂梅　骆春瑶

出版发行：中国协和医科大学出版社
（北京东单三条九号　邮编 100730　电话 65260387）
网　　址：www.pumcp.com
经　　销：新华书店总店北京发行所
印　　刷：北京丽源印刷厂

开　　本：787×1092 毫米　　1/16 开
印　　张：29.25
字　　数：690 千字
版　　次：2010 年 10 月第一版　　2010 年 10 月第一次印刷
印　　数：1—10000
定　　价：58.00 元

ISBN 978－7－81136－372－2/R·372

前　言

为适应深化医药卫生体制改革与卫生发展的需要，卫生部对 2007 年制定的《国家卫生统计调查制度》进行了全面修订。

为了全面地介绍卫生部制定的各项常规统计调查项目，我中心组织编辑了《国家卫生统计调查制度（2010）》一书。全书由全国卫生资源与医疗服务调查制度、全国卫生监督调查制度、全国疾病控制调查制度、全国妇幼保健调查制度、全国新型农村合作医疗调查制度、相关法律法规及文件、主要指标解释与行政区划代码 7 个部分组成。5 套调查制度系统地介绍了经国家统计局批准的 59 个调查表及其说明；相关法律法规及文件收集了《中华人民共和国统计法》、《中华人民共和国执业医师法》、医改和医疗机构管理相关文件等。

本书是各级卫生行政部门、基层卫生单位贯彻执行全国卫生统计调查制度工具书，也是医学科研与医学教育机构了解卫生统计工作的重要参考书籍。

卫生部统计信息中心

二〇一〇年九月

目　　录

第一部分　全国卫生资源与医疗服务调查制度

第二部分 全国卫生监督调查制度

第三部分 全国疾病控制调查制度

第四部分　全国妇幼卫生调查制度

第五部分　全国新型农村合作医疗调查制度

附录 1　相关法律法规及文件

附录2　其他资料

第一部分

全国卫生资源与医疗服务调查制度

第一部分

全国卫生...　...建设

1.1 总说明

一、调查目的

了解全国卫生资源配置与医疗服务利用、效率和质量情况，为监测与评价医改进展和效果、加强医疗服务监管提供参考，为有效组织突发公共卫生事件医疗救治提供基础信息。

二、调查对象和范围

1. 卫生机构年报表（卫统 1-1 表至卫统 1-8 表）调查范围为各级各类医疗卫生机构，医疗机构月报表（卫统 1-9 表、卫统 1-10 表）调查范围为各级各类医疗机构。

2. 卫生人力基本信息调查表（卫统 2 表）：各级各类医疗卫生机构在岗职工（乡村医生及卫生员除外），取得卫生监督员证书的公务员。

3. 医用设备调查表（卫统 3 表）：医院、妇幼保健院、专科疾病防治院、乡镇（街道）卫生院、社区卫生服务中心和急救中心（站）。

4. 医院出院病人调查表（卫统 4 表）：二级及以上医院、未定等级的政府办县级及以上医院。

5. 采供血情况调查表（卫统 5 表）：采供血机构。

三、主要内容

卫生机构基本情况，医改措施落实情况，医疗机构运营情况，卫生人力基本信息，医用设备配置情况，出院病人情况，采供血情况等。

四、报送方式、报告期及调查方法

1. 报送方式

（1）网络报送：医疗卫生机构（诊所和村卫生室除外）和地方各级卫生行政部门登录"国家卫生统计网络直报系统"报送卫统 1-1 表至卫统 1-10 表、卫统 2 表至卫统 4 表。

①代报：卫统 1-3 表、诊所和医务室人力表由县区卫生局代报；卫统 1-4 表由所属乡镇卫生院或县区卫生局代报。取得卫生监督员证的公务员由所在卫生行政部门填报人力表。

②省级数据上报：省级卫生行政部门截止报告期 5 日内，向卫生部统计信息中心报送本地区除卫统 1-4 表以外的数据，于次年 2 月 20 日前报送卫统 1-4 表数据。

（2）逐级上报：省级卫生行政部门向卫生部医政司报送卫统 5 表。

2. 报告期

（1）月报：医疗机构月报表。新增、撤销及合并卫生机构在取得、撤销或变更执业（登记）证书 10 日内网络报告卫生机构调查表第一项"基本情况"。

（2）季报：医院出院病人调查表、采供血情况调查表。

（3）年报：卫生机构年报表。

（4）实时报告：卫生人力基本信息调查表、医用设备调查表和卫生机构变动信息。卫生机构在人员流入或流出本单位 1 个月内上报增减人员信息（每年 7～9 月更新所有在岗职工变动信息）；医疗机构在设备购进、调出或报废 1 个月内上报。卫生机构变动（新增、撤销、合并）信息由县区卫生局在取得或变更卫生机构分类代码 10 日内上报，上报内容为该机构属性代码及基本信息。

3．调查方法：全面调查。

4．填表要求

（1）必填项不得空缺。"机构属性代码"由县区卫生局填写，其他数字由卫生机构填写。

（2）数据来源："机构属性代码"依据有关行政部门审批记录填写；人员数依据单位人事部门登记资料统计，经费数字来源于财务报表，住院医疗服务数字依据住院病案首页统计。

1.2 报表目录

表 号	表 名	报告期别	填报范围	报送单位	报送日期及方式
卫统 1-1 表	卫生机构年报表 - 医院类	年报	医院、妇幼保健机构、专科疾病防治机构、疗养院、护理院（站）、临床检验中心、门诊部	同填报范围	次年 1 月 20 日前网络直报
卫统 1-2 表	卫生机构年报表 - 乡镇卫生院类	年报	乡镇/街道卫生院、社区卫生服务中心（站）	同填报范围	同上
卫统 1-3 表	卫生机构年报表 - 诊所类	年报	诊所、卫生所、医务室	县区卫生局	同上
卫统 1-4 表	卫生机构年报表 - 村卫生室	年报	村卫生室	乡镇卫生院	同上
卫统 1-5 表	卫生机构年报表 - 急救中心	年报	急救中心（站）	同填报范围	同上
卫统 1-6 表	卫生机构年报表 - 疾病预防控制中心	年报	疾病预防控制中心、卫生防疫站、预防保健中心	同填报范围	同上
卫统 1-7 表	卫生机构年报表 - 卫生监督机构	年报	卫生监督所/局、卫生监督中心	同填报范围	同上
卫统 1-8 表	卫生机构年报表 - 其他卫生机构	年报	采供血机构、卫生监测（检测）机构、医学科研机构、医学在职培训机构、健康教育机构等其他卫生机构	同填报范围	同上
卫统 1-9 表	二级以上医院月报表	月报	二级及以上医院（含妇幼保健院和专科疾病防治院）、未定等级的政府办县及县以上医院	同填报范围	次月 20 日前网络直报
卫统 1-10 表	其他医疗机构月报表	月报	乡镇/街道卫生院、社区卫生服务中心/站、二级以下医院（妇幼保健和专科疾病防治机构）疗养院、护理院/站、门诊部、县区卫生局	同填报范围	次月 20 日前网络直报
卫统 2 表	卫生人力基本信息调查表	实时	除乡村医生及卫生员以外的各级各类卫生机构在岗职工	同填报范围	人员调入调出 1 个月内网络直报
卫统 3 表	医用设备调查表	实时	医院、妇幼保健院、专科疾病防治院、乡镇（街道）卫生院、社区卫生服务中心和急救中心（站）	同填报范围	设备购进 1 个月内网络直报
卫统 4 表	医院出院病人调查表	季报	二级及以上医院（含未定等级的政府办县及县以上医院）	同填报范围	季后 1 个月内网络直报
卫统 5 表	采供血情况调查表	季报	采供血机构	省级卫生行政部门	季后第 1 个月 15 日前逐级上报

1.3 调查表式

1.3.1 卫生机构年报表

（医院、妇幼保健机构、专科疾病防治机构、
疗养院、护理院/站、门诊部、临床检验中心）

表　　号：卫统 1-1 表
制表机关：卫生部
批准机关：国家统计局
批准文号：国统制〔2009〕56 号
有效期至：2011 年

组织机构代码 □□□□□□□□ – □
机构名称（签章）：　　　　　　　　　年

一、基本情况

1.1　机构属性代码（要求新设机构和属性代码变动机构填写）

   1.1.1　经济类型代码 □　　　1.1.2　卫生机构类别代码 □□□□

   1.1.3　机构分类管理代码 □　　　1.1.4　行政区划代码 □□□□□□

   1.1.5　单位所在乡镇街道名称_____　　　乡镇街道代码 □□□

   1.1.6　设置/主办单位代码 □　　　1.1.7　政府办卫生机构隶属关系代码 □

   1.1.8　单位所在地是否民族自治地方 □　　　1.1.9　是否分支机构 □

1.2　基本信息

   1.2.1　地址_____　　　1.2.2　邮政编码 □□□□□□

   1.2.3　联系电话 □□□□□□□□□　　　1.2.4　单位电子邮箱（E-mail）_____

   1.2.5　单位网站域名_____　　　1.2.6　单位成立时间□□□□年

   1.2.7　法人代表（单位负责人）_____　　　1.2.8　第二名称是否为社区卫生服务中心 □

   1.2.9　下设直属分站（院、所）个数 □□　　　1.2.9.1　其中：社区卫生服务站个数 □□

   1.2.10　政府主管部门评定的医院等级：级别（1 一级　2 二级　3 三级　9 未定级） □

                      等次（1 特等　2 甲等　3 乙等　4 合格　9 未定） □

   1.2.11　政府主管部门评定的临床重点专科（级别代码：1 国家Ⅰ级，2 国家Ⅱ级，3 省级，4 市级）：

	1	2	3	4	5	6	7	8
专科名称								
诊疗科目代码								
级别代码								

   1.2.12　是否政府主管部门认定的区域医疗中心（Y 是，N 否） □

        区域医疗中心类别（1 综合性　2 专科性） □　　　级别（1 国家　2 省级　3 市级） □

1.3　落实医改措施情况（Y 是，N 否）

   1.3.1　是否实行岗位设置聘用 □　　　1.3.2　是否实行绩效工资 □

6

1.3.3 是否实行收支两条线管理 □ 1.3.4 年内政府是否补助公共卫生服务经费 □

1.3.5 是否实行信息公开制度 □ 1.3.6 单价2000元以上一次性耗材收入（万元）

1.3.7 配备国家基本药物品种数 □□□ □□□□

1.3.8 是否参与同级医疗机构检查 其中：化学药品□□□　中成药□□□
　　　 互认制度 □ 1.3.9 是否执行传染病预检分诊和报告制度 □

1.3.10 是否政府指定的职业健康 1.3.11 是否政府指定的职业病诊断机构 □
　　　 检查机构 □ 1.3.13 是否承担紧急救援、援外、支农支边等

1.3.12 是否120急救网络覆盖医院 □ 　　　 公共服务 □

1.3.14 建立长期对口支援关系情况代码（1支援医院　2受援医院）□
　　　 支援县级医院个数□　支援乡镇（中心）卫生院个数□　当年支（受）援医师数□□

1.3.15 是医保定点医疗机构 □ 1.3.15.1 是否与医保经办机构直接结算 □

1.3.16 是否新农合定点医疗机构 □ 1.3.16.1 是否与新农合经办机构直接结算 □

1.3.17 是否达到建设标准 □ 1.3.18 当年是否为中央和地方预算内专项
　　　　　　　　　　　　　　　　　　　　　 资金项目建设单位 □

1.3.19 信息系统建设情况（可多选）□，□，□，□
　　　 1标准化电子病历　2管理信息系统　3医学影像（PACS）　4实验室检验　0无

1.3.20 当年接收住院医师规范化培训基地医院毕业的医师数　□□

1.3.21 是否住院医师规范化培训基地医院　□
　　　　　　当年招生人数□□□　其中：全科医师□□□
　　　　　　当年在培人数□□□　其中：全科医师□□□
　　　　　　当年毕业人数□□□　其中：全科医师□□□

1.4　公立医院改革试点（Y是，N否，限国家及省级试点城市的试点医院填）：

1.4.1　是否试点医院 □ 1.4.2　启动试点时间□□□□年□□月

1.4.3　试点内容：
　　1是否建立医院理事会 □　2是否实行院长责任制 □　3是否实行院长年薪制 □
　　4是否推行成本核算与控制□　5是否实行医院绩效考核□　6是否实行外部审计制度□
　　7是否实行总会计师制度 □　8是否改革人事管理制度□　9是否实行人员绩效考核制度□
　　10是否试行"临床路径" □　11是否设立药事服务费 □　12是否实行药品购销差别定价□
　　13是否参加医疗责任保险 □　14是否与医保（新农合）经办机构建立谈判机制 □
　　15改革医保（新农合）支付方式（1按病种付费　2按人头付费　3总额预付）□

序　号	指 标 名 称	数　量
一	二、人员数（人）	一
2.0	编制人数	
2.1	在岗职工数	
2.1.1	卫生技术人员	
2.1.1.1	执业医师	
2.1.1.1.1	其中：中医类别	
2.1.1.2	执业助理医师	
2.1.1.2.1	其中：中医类别	

序　号	指　标　名　称	数　量
2.1.1.3	注册护士	
2.1.1.3.1	其中：助产士	
2.1.1.4	药师（士）	
2.1.1.4.1	西药师（士）	
2.1.1.4.2	中药师（士）	
2.1.1.5	检验技师（士）	
2.1.1.6	影像技师（士）	
2.1.1.9	其他卫生技术人员	
2.1.1.9.1	其中：见习医师	
2.1.1.9.1.1	内：中医	
2.1.2	其他技术人员	
2.1.3	管理人员	
2.1.4	工勤技能人员	
2.2	离退休人员	
2.2.1	其中：年内退休人员	
2.3	年内培训情况	－
2.3.1	参加政府举办的岗位培训人次数	
2.3.2	进修半年以上人数	
－	三、床位	
3.0	编制床位（张）	－
3.1	实有床位（张）	
3.1.1	其中：特需服务床位	
3.1.2	负压病房床位	
3.2	实际开放总床日数	
3.3	实际占用总床日数	
3.4	出院者占用总床日数	
3.5	观察床数（张）	
3.6	全年开设家庭病床总数（张）	
－	四、房屋及基本建设	－
4.1	房屋建筑面积（平方米）	
4.1.1	其中：业务用房面积	
4.1.1.1	内：临床科室	
4.1.1.2	预防保健科室	

序 号	指 标 名 称	数 量
4. 1. 1. 3	医技科室	
4. 1. 1. 9	业务用房中：危房面积	
4. 2	租房面积（平方米）	
4. 2. 1	其中：业务用房面积	
4. 2. 9	房屋租金（万元）	
4. 3	本年批准基建项目（个）	
4. 3. 1	本年批准基建项目建筑面积（平方米）	
4. 3. 2	本年实际完成投资额（万元）	
4. 3. 2. 1	其中：财政性投资	
4. 3. 2. 2	单位自有资金	
4. 3. 2. 3	银行贷款	
4. 3. 3	本年房屋竣工面积（平方米）	
4. 3. 4	本年新增固定资产（万元）	
4. 3. 5	本年因新扩建增加床位（张）	
—	五、设备	—
5. 1	万元以上设备总价值（万元）	
5. 2	万元以上设备台数	
5. 2. 1	其中：10～49 万元设备	
5. 2. 2	50～99 万元设备	
5. 2. 3	100 万元及以上设备	
5. 3. 1	MRI 门诊及住院检查人次数	
5. 3. 1. 1	其中：阳性数	
5. 3. 2	CT（不含 PET 和 SPECT）门诊及住院检查人次数	
5. 3. 2. 1	其中：阳性数	
5. 3. 3	800mA 及以上 X 线门诊及住院检查人次数	
5. 3. 3. 1	其中：阳性数	
—	六、收入与支出（千元）	—
6. 1	总收入	
6. 1. 1	财政补助收入	
6. 1. 1. 1	其中：基本支出补助	
6. 1. 1. 2	项目支出补助	
6. 1. 1. 2. 1	内：基本建设资金	
6. 1. 2	上级补助收入	

序　号	指 标 名 称	数　量
6.1.3	医疗收入	
6.1.3.1	门诊收入	
6.1.3.1.1	其中：挂号收入	
6.1.3.1.2	诊察收入	
6.1.3.1.3	检查收入	
6.1.3.1.4	治疗收入	
6.1.3.1.5	手术收入	
6.1.3.1.6	化验收入	
6.1.3.2	住院收入	
6.1.3.2.1	其中：床位收入	
6.1.3.2.2	诊察收入	
6.1.3.2.3	检查收入	
6.1.3.2.4	治疗收入	
6.1.3.2.5	手术收入	
6.1.3.2.6	化验收入	
6.1.3.2.7	护理收入	
6.1.4	药品收入	
6.1.4.1	门诊收入	
6.1.4.1.1	西药收入	
6.1.4.1.2	中药收入	
6.1.4.1.2.1	其中：中草药收入	
6.1.4.2	住院收入	
6.1.4.2.1	西药收入	
6.1.4.2.2	中药收入	
6.1.4.2.2.1	其中：中草药收入	
6.1.4.9.1	药品收入中：基本药物收入	
6.1.5	其他收入	
6.2	总支出	
6.2.1	医疗支出	
6.2.2	药品支出	
6.2.2.1	其中：药品费	
6.2.2.1.1	西药	
6.2.2.1.2	中药	

序 号	指 标 名 称	数 量
6.2.2.1.9	药品费中：基本药物支出	
6.2.3	财政专项支出	
6.2.4	其他支出	
6.2.9.1	总支出中：人员支出	
6.2.9.1.1	其中：基本工资	
6.2.9.1.2	绩效工资	
6.2.9.2	离退休费	
6.3	上缴财政专户的服务收入	
一	七、资产与负债（千元）	一
7.1	总资产	
7.1.1	流动资产	
7.1.2	对外投资	
7.1.3	固定资产	
7.1.4	无形资产及开办费	
7.2	负债与净资产	
7.2.1	负债	
7.2.1.1	其中：长期负债	
7.2.2	净资产	
7.2.2.1	其中：事业基金	
7.2.2.2	固定基金	
7.2.2.3	专用基金	
一	八、医疗服务	一
8.1	总诊疗人次数	
8.1.1	其中：门诊人次数	
8.1.2	急诊人次数	
8.1.2.1	内：死亡人数	
8.1.3	家庭卫生服务人次数	
8.1.9	总诊疗人次中：预约诊疗人次数	
8.2	观察室留观病例数	
8.2.1	其中：死亡人数	
8.3	健康检查人次数	
8.3.1	其中：职业健康检查人次数	
8.4	入院人数	

序 号	指 标 名 称	数 量
8.5	出院人数	
8.5.1	其中：治愈	
8.5.2	好转	
8.5.3	未愈	
8.5.4	死亡	
8.5.4.1	其中：尸检人数	
8.5.5	其他	
8.5.9	出院人数中：3 日确诊人数	
8.6	急诊抢救总人次数	
8.6.1	其中：抢救成功人次数	
8.7	住院危重病人抢救人次数	
8.7.1	其中：抢救成功人次数	
8.8.1	入院与出院诊断符合人数	
8.8.2	入院与出院诊断不符合人数	
8.9	住院病人手术人次数	
8.9.1	其中：麻醉人次数	
8.9.1.1	内：死亡人数	
8.10.1	住院病人手术前后诊断符合人数	
8.10.2	住院病人手术前后诊断不符合人数	
8.11	无菌手术（Ⅰ级切口）愈合例数	
8.11.1	其中：甲级（Ⅰ/甲）	
8.11.2	乙级（Ⅰ/乙）	
8.11.3	丙级（Ⅰ/丙）	
8.12	病理检查人数	
8.12.1	其中：与临床诊断符合人数	
8.13	甲级病案例数	
8.14	肾透析人次数	
8.15	医院感染例数	
8.16	药物不良反应报告例数	
8.17.1	医疗纠纷例数	
8.17.1.1	其中：经司法途径解决	
8.17.1.2	经第三方调解解决	
8.17.1.3	医患双方协商解决	

序　号	指　标　名　称	数　量
8.17.1.4	卫生行政部门调解解决	
8.17.2	医疗纠纷赔付金额（元）	
8.17.2.1	其中：经司法途径解决	
8.17.2.2	经第三方调解解决	
8.17.2.3	医患双方协商解决	
8.17.2.4	卫生行政部门调解解决	
8.17.3	鉴定为医疗事故例数	
8.17.3.1	其中：一级甲等	
8.17.3.2	一级乙等	
8.17.3.3	二级	
8.17.3.4	三级	
8.17.3.9.1	医疗事故中：医方负完全责任	
8.17.3.9.2	医方负主要责任	
8.17.4	医疗事故赔付金额（元）	
8.18	临床用血总量（U）	
8.18.1	其中：全血量	
8.18.2	红细胞量	
8.18.3	血浆量	
8.18.4	血小板量	
—	**九、基本公共卫生服务（仅限第二名称为社区卫生服务中心填报）**	—
9.1	年末服务（常住）人口数	
9.1.1	其中：0～3 岁儿童数	
9.1.2	65 岁以上人口数	
9.2.1	年末城镇居民健康档案累计建档人数	
9.2.1.1	其中：纳入计算机管理的建档人数	
9.2.2	年末农村居民健康档案累计建档人数	
9.2.2.1	其中：纳入计算机管理的建档人数	
9.3	年内接受健康教育人次数	
9.4	年内传染病报告例数	
9.5	年内 0～6 岁儿童国家免疫规划接种人次数	
9.6.1	年末 0～36 个月儿童建卡人数	
9.6.2	年内 0～36 个月儿童保健人次数	
9.7.1	年内孕产妇建卡人数	

序 号	指 标 名 称	数 量
9.7.2	年内产前检查人次数	
9.7.3	年内产后访视人次数	
9.8	年内65岁以上老人健康管理人数	
9.9	年末慢性病建卡人数	
9.9.1	其中：规范管理慢性病人数	
9.9.1.1	内：高血压	
9.9.1.2	糖尿病	
9.9.1.3	重性精神病	

十、分科构成

序号	分类名称	实有床位	门急诊人次	出院人数
01	预防保健科			
02	全科医疗科			
03	内科			
04	外科			
05	儿科			
06	妇产科			
07	眼科			
08	耳鼻咽喉科			
09	口腔科			
10	皮肤科			
11	医疗美容科			
12	精神科			
13	传染科			
14	结核病科			
15	地方病科			
16	肿瘤科			
17	急诊医学科			
18	康复医学科			
19	运动医学科			
20	职业病科			
21	中医科			
22	骨伤科			

序号	分类名称	实有床位	门急诊人次	出院人数
23	肛肠科			
24	针灸科			
25	推拿科			
26	民族医学科			
27	中西医结合科			
28	疼痛科			
29	重症医学科			
99	其他			

单位负责人：_____统计负责人：_____填表人：_____联系电话：_____报出日期：___年__月__日

填表说明：1. 本表由医院、妇幼保健院（所、站）、专科疾病防治院（所、站）、疗养院、护理院（站）、门诊部和临床检验中心填报。

2. 本表为年报，报送时间为次年1月20日前。通过国家卫生统计网络直报系统报送。

1.3.2　卫生机构年报表

（乡镇/街道卫生院、社区卫生服务中心/站）

表　　号：卫统 1-2 表
制表机关：卫生部
批准机关：国家统计局
批准文号：国统制〔2009〕56 号
有效期至：2011 年

组织机构代码 □□□□□□□□ – □
机构名称（签章）：　　　　　　　　　　　　年

一、基本情况（Y 是，N 否）

1.1　机构属性代码（要求新设机构和属性代码变动机构填写）

    1.1.1　经济类型代码　　　　　　□　　1.1.2　卫生机构类别代码　　　　□□□□

    1.1.3　机构分类管理代码　　　　□　　1.1.4　行政区划代码　　　□□□□□□

    1.1.5　单位所在乡镇街道名称　　　　　　　　　乡镇街道代码　　　　□□□

    1.1.6　设置/主办单位代码　　　　□　　1.1.7　政府办卫生机构隶属关系代码　　□

    1.1.8　单位所在地是否民族自治地方　□　　1.1.9　是否分支机构　　　　　　　□

1.2　基本信息

    1.2.1　地址　　　　　　　　　　　　　　

    1.2.2　邮政编码　□□□□□□　　1.2.3　联系电话　□□□□□□□□□

    1.2.4　单位成立时间 □□□□年　　　1.2.5　法人代表（单位负责人）　　　　　

    1.2.6　社区卫生服务中心（站）设在（1 街道　2 镇　3 乡　4 居委会　5 村）□

    1.2.7　非独立法人挂靠单位（1 医院　2 社区卫生服务中心　3 卫生院　4 门诊部
        5 其他卫生机构　9 其他）□

    1.2.8　下设直属分院（站）个数□□，　　　其中：社区卫生服务站□□　　　卫生院分院□□

1.3　医改措施落实情况

    1.3.1　是否实行岗位设置聘用　　　□　　1.3.2　是否实行绩效工资　　　　　□

    1.3.3　是否实行岗位绩效考核制度　　□　　1.3.4　是否实行收支两条线管理　　□

    1.3.5　政府公共卫生经费补助方式（1 总额预付　2 定额定项补助）□

    1.3.6　年内政府是否补助公共卫生服务经费 □　1.3.7　是否达到建设标准　　　　　□

    1.3.8　当年是否为中央和地方预算内专项资金项目建设单位 □

    1.3.9　配备国家基本药物(基层部分)品种数 □□□　其中：化学药品□□□　中成药□□□

    1.3.10　配备非目录的药品品种数 □□□　　其中：化学药品□□□　中成药□□□

    1.3.11　是否实行零差率销售基本药物　□　　1.3.12　是否落实零差率销售基本药物的财政补助 □

    1.3.13　是否医疗保险定点机构　　　□　　1.3.13.1　是否与医保经办机构直接结算　□

    1.3.14　是否新农合定点机构　　　　□　　1.3.14.1　是否与新农合经办机构直接结算　□

    1.3.15　是否二级以上医疗卫生机构对口支　　1.3.16　当年接收援助医师数　　　□□
          援单位　　　　　　　　　　□

    1.3.17　当年接收住院医师规范化培训毕业　　1.3.18　是否实行乡村卫生服务一体化管理　□
          医师数　　　　　　　　　□□　　　　　下设村卫生室人员总数　　　□□□

    1.3.19　本单位下设的村卫生室个数　□□
         其中：执业医师数 □□□　执业助理医师数□□□　注册护士数□□　乡村医生数□□□

1.3.20 本单位管理的村卫生室个数 □□　　1.3.21 年内召开乡村医生例会次数 □□

1.3.22 年内考核乡村医生数 □□□　　1.3.22.1 其中：考核合格人数 □□□

1.3.23 是否组织开展乡村巡回医疗 □

序　号	指标名称	数　量
一	二、人员数（人）	
2.0	编制人数	
2.1	在岗职工数	
2.1.1	卫生技术人员	
2.1.1.1	执业医师	
2.1.1.1.1	其中：中医类别	
2.1.1.2	执业助理医师	
2.1.1.2.1	其中：中医类别	
2.1.1.3	注册护士	
2.1.1.3.1	其中：助产士	
2.1.1.4	药师（士）	
2.1.1.4.1	西药师（士）	
2.1.1.4.2	中药师（士）	
2.1.1.5	检验技师（士）	
2.1.1.6	影像技师（士）	
2.1.1.9	其他卫生技术人员	
2.1.1.9.1	其中：见习医师	
2.1.1.9.1.1	内：中医	
2.1.2	其他技术人员	
2.1.3	管理人员	
2.1.4	工勤技能人员	
2.2	离退休人员	
2.2.1	其中：年内退休人员	
2.3	年内培训情况	—
2.3.1	参加政府举办的岗位培训人次数	
2.3.2	进修半年以上人数	
三	三、床位	
3.0	编制床位（张）	
3.1	实有床位（张）	
3.2	实际开放总床日数	
3.3	实际占用总床日数	
3.4	出院者占用总床日数	

序　号	指标名称	数　量
3.5	观察床数（张）	
3.6	全年开设家庭病床总数（张）	
—	**四、房屋及基本建设**	—
4.1	房屋建筑面积（平方米）	
4.1.1	其中：业务用房面积	
4.1.1.1	内：临床科室	
4.1.1.2	预防保健科室	
4.1.1.3	医技科室	
4.1.1.9	业务用房中：危房面积	
4.2	租房面积（平方米）	
4.2.1	其中：业务用房面积	
4.2.9	房屋租金（万元）	
4.3	本年批准基建项目（个）	
4.3.1	本年批准基建项目建筑面积（平方米）	
4.3.2	本年实际完成投资额（万元）	
4.3.2.1	其中：财政性投资	
4.3.2.2	单位自有资金	
4.3.2.3	银行贷款	
4.3.3	本年房屋竣工面积（平方米）	
4.3.4	本年新增固定资产（万元）	
4.3.5	本年因新扩建增加床位（张）	
—	**五、设备**	—
5.1	万元以上设备总价值（万元）	
5.2	万元以上设备台数	
5.2.1	其中：10～49万元设备	
5.2.2	50～99万元设备	
5.2.3	100万元及以上设备	
—	**六、收入与支出（千元）**	—
6.1	总收入	
6.1.1	财政补助收入	
6.1.1.1	其中：基本支出补助	
6.1.1.2	项目支出补助	
6.1.1.2.1	内：基本建设资金	
6.1.2	上级补助收入	
6.1.3	医疗收入	

序 号	指标名称	数 量
6.1.3.1	门诊收入	
6.1.3.2	住院收入	
6.1.4	药品收入	
6.1.4.1	门诊收入	
6.1.4.2	住院收入	
6.1.4.9	药品收入中：基本药物收入	
6.1.5	其他收入	
6.2	总支出	
6.2.1	医疗支出	
6.2.2	药品支出	
6.2.2.1	其中：药品费	
6.2.2.1.1	内：基本药物支出	
6.2.3	财政专项支出	
6.2.4	其他支出	
6.2.9.1	总支出中：人员支出	
6.2.9.1.1	其中：基本工资	
6.2.9.1.2	绩效工资	
6.2.9.2	离退休费	
6.3	上缴财政专户的服务收入	
—	**七、资产与负债（千元）**	—
7.1	总资产	
7.1.1	流动资产	
7.1.2	对外投资	
7.1.3	固定资产	
7.1.4	无形资产及开办费	
7.2	负债与净资产	
7.2.1	负债	
7.2.1.1	其中：长期负债	
7.2.2	净资产	
7.2.2.1	其中：事业基金	
7.2.2.2	固定基金	
7.2.2.3	专用基金	
—	**八、医疗服务**	—
8.1	总诊疗人次数	
8.1.1	其中：门诊人次数	

续 表

序 号	指标名称	数 量
8.1.2	急诊人次数	
8.1.2.1	内：死亡人数	
8.1.3	家庭卫生服务人次数	
8.1.9.1	总诊疗人次中：上级医院向下转诊人次数	
8.1.9.2	向上级医院转诊人次数	
8.2	观察室留观病例数	
8.2.1	其中：死亡人数	
8.3	健康检查人次数	
8.4	入院人数	
8.5	出院人数	
8.5.1	其中：治愈	
8.5.2	好转	
8.5.3	未愈	
8.5.4	死亡	
8.5.5	其他	
—	九、基本公共卫生服务	—
9.1	年末服务（常住）人口数	
9.1.1	其中：0~3岁儿童数	
9.1.2	65岁以上人口数	
9.2.1	年末城镇居民健康档案累计建档人数	
9.2.1.1	其中：纳入计算机管理的建档人数	
9.2.2	年末农村居民健康档案累计建档人数	
9.2.2.1	其中：纳入计算机管理的建档人数	
9.3	年内接受健康教育人次数	
9.4	年内传染病报告例数	
9.5	年内0~6岁儿童国家免疫规划接种人次数	
9.6.1	年末0~36个月儿童建卡人数	
9.6.2	年内0~36个月儿童保健人次数	
9.7.1	年内孕产妇建卡人数	
9.7.2	年内产前检查人次数	
9.7.3	年内产后访视人次数	
9.8	年内65岁以上老人健康管理人数	
9.9	年末慢性病建卡人数	
9.9.1	其中：规范管理慢性病人数	
9.9.1.1	内：高血压	
9.9.1.2	糖尿病	
9.9.1.3	重性精神病	

十、分科构成

序号	名称	实有床位（张）	门急诊人次	出院人数
01	预防保健科			
02	全科医学科			
03	内科			
04	外科			
05	儿科			
06	妇产科			
07	眼科			
08	耳鼻喉科			
09	口腔科			
10	传染科			
11	急诊医学科			
12	康复医学科			
13	中医科			
99	其他			

单位负责人：_____统计负责人：_____填表人：_____联系电话_____报出日期：____年__月__日

填表说明：1. 本表由乡镇卫生院、街道卫生院、社区卫生服务中心、社区卫生服务站填报。

2. 本表为年报，报送时间为次年1月20日前。通过国家卫生统计网络直报系统报送。

1.3.3 卫生机构年报表

（诊所、医务室、卫生所）

表　　号：卫统 1-3 表

制表机关：卫生部

批准机关：国家统计局

批准文号：国统制［2009］56 号

有效期至：2011 年

组织机构代码 □□□□□□□□-□

机构名称（签章）：_____年

一、基本情况（Y 是，N 否）

1.1 机构属性代码（要求新设机构和属性代码变动机构填写）：

    1.1.1 经济类型代码 □　　　　　　1.1.2 卫生机构类别代码 □□□□

    1.1.3 机构分类管理代码 □　　　　　1.1.4 行政区划代码 □□□□□□

    1.1.5 单位所在乡镇街道名称_____　　　乡镇街道代码 □□□

    1.1.6 设置/主办单位代码 □　　　　　1.1.7 单位所在地是否民族自治地方 □

    1.1.8 是否分支机构 □

1.2 其他信息：

    1.2.1 地址_____　　　　　　　　1.2.2 邮政编码 □□□□□□

    1.2.3 联系电话(座机或手机)□□□□□□□□□□□ 1.2.4 单位开业时间 □□□□年

    1.2.5 法人代表(负责人)_____　　　1.2.6 房屋建筑面积(平方米)□□□□□

    1.2.7 配备国家基本药物品种数□□□　其中：化学药品□□□　中成药□□□

序　号	指标名称	数　量
－	**二、人员数（人）**	－
2.0	编制人数	
2.1	在岗职工数	
2.1.1	卫生技术人员	
2.1.1.1	执业医师	
2.1.1.1.1	其中：中医类别	
2.1.1.2	执业助理医师	
2.1.1.2.1	其中：中医类别	
2.1.1.3	注册护士	
2.1.1.3.1	其中：助产士	
2.1.1.4	药师（士）	
2.1.1.4.1	西药师（士）	
2.1.1.4.2	中药师（士）	
2.1.1.5	检验技师（士）	

序　号	指标名称	数　量
2.1.1.6	影像技师（士）	
2.1.1.9	其他卫生技术人员	
2.1.1.9.1	其中：见习医师	
2.1.1.9.1.1	内：中医	
2.1.2	工勤技能人员	
—	三、收入与支出（千元）	—
3.1	总收入	
3.1.1	其中：上级补助收入	
3.1.2	医疗收入	
3.1.3	药品收入	
3.1.3.1	内：基本药物收入	
3.2	总支出	
3.2.1	其中：人员支出	
3.2.2	医疗支出	
3.2.3	药品支出	
—	四、医疗服务	—
4.1	诊疗人次数	
4.1.1	其中：出诊人次数	

单位负责人：_____填表人：_____联系电话：_____报出日期：_____年___月___日

填表说明：1. 本表由诊所、卫生所、医务室和中小学卫生保健所填报。

　　　　　2. 本表为年报，报送时间为次年1月20日前。通过国家卫生统计网络直报系统报送。

1.3.4 卫生机构年报表

（村卫生室）

表　　号：卫统 1-4 表

制表机关：卫生部

批准机关：国家统计局

批准文号：国统制〔2009〕56 号

有效期至：2011 年

组织机构代码 □□□□□□□□ － □

机构名称（签章）：＿＿＿＿＿＿＿年

一、基本情况（Y 是，N 否）

1.1　机构属性代码（要求新设机构和属性代码变动机构填写）：

 1.1.1　经济类型代码　　　　　　　□　　1.1.2　卫生机构类别代码　　　　□□□□

 1.1.3　机构分类管理代码　　　　　□　　1.1.4　行政区划代码　　　　　□□□□□□

 1.1.5　单位所在街道/乡镇名称＿＿＿＿＿　　　　乡镇街道代码　　　　　　□□□

 1.1.6　设置/主办单位代码（1 村办　2 乡卫生院设点　3 联合办　4 私人办　9 其他）　□

 1.1.7　行医方式（1 西医为主　2 中医为主　3 中西医结合）　　　　　　　　　□

 1.1.8　单位所在地是否民族自治地方　□　　1.1.9　是否分支机构　　　　　　□

1.2　其他信息：

 1.2.1　所在村委会名称＿＿＿＿＿＿＿　　1.2.2　地址＿＿＿＿＿＿＿

 1.2.3　邮政编码　　　□□□□□□　　1.2.4　联系电话（座机或手机）□□□□□□□□□□□

 1.2.5　法人代表类别（1 乡村医生　2 村委会主任　3 乡镇卫生院院长　9 其他）　□

 1.2.6　单位负责人类别（1 乡村医生　2 村委会主任　3 乡镇卫生院院长　9 其他）　□

 1.2.7　服务人口数　□□□□□　　1.2.8　是否实行乡村卫生服务一体化管理　□

 1.2.9　房屋建筑面积(平方米)　□□□　　1.2.10　是否达到村卫生室建设标准　□

 1.2.11　配备国家基本药物品种数　□□□　　1.2.12　配备非目录药物的品种数　□□□

 1.2.13　是否实行零差率销售基本药物　□

 1.2.14　承担基本公共卫生服务项目情况（可多选）：□，□，□，□，□，□，□，□，□

  1 居民健康档案　　2 健康教育　　3 预防接种　　4 传染病防治　　5 儿童保健

  6 孕产妇保健　　7 老年人保健　　8 慢性病管理　　9 重性精神病

序　号	指标名称	数　量
－	**二、人员数（人）**	－
2.1	执业医师数	
2.2	执业助理医师数	
2.3	注册护士	
2.4	乡村医生	
2.4.1	其中：大专及以上学历	
2.4.2	中专学历	

序号	指标名称	数量
2.4.3	中专水平	
2.4.4	在职培训合格者	
2.5	卫生员	
2.6	年内培训人次数	
2.7	当年考核合格的乡村医生数	
－	**三、设备数**	－
3.1	简易呼吸器（个）	
3.2	便携式高压消毒锅（带压力表）（个）	
3.3	冷藏箱（包）	
3.4	诊查（观察）床（张）	
3.5	无菌柜（个）	
3.6	药柜（个）	
3.7	担架（付）	
3.8	处置台（个）	
－	**四、收入与支出（元）**	－
4.1	总收入	
4.1.1	其中：上级补助收入	
4.1.1.1	内：人员补助经费	
4.1.1.2	房屋设备补助经费	
4.1.2	村或集体补助收入	
4.1.3	医疗收入	
4.1.4	药品收入	
4.1.4.1	内：基本药物收入	
4.2	总支出	
4.2.1	其中：人员支出	
4.2.2	药品支出	
－	**五、业务工作量**	
5.1	诊疗人次数	－
5.1.1	其中：出诊人次数	
5.2	报告疑似传染病例数	
5.3	参加乡镇卫生院例会次数	

单位负责人：_____ 填表人：_____ 联系电话：_____ 报出日期：_____年___月___日

填表说明：1. 本表由村卫生室填报。

　　　　　2. 本表为年报，报送时间为次年1月20日前。通过国家卫生统计网络直报系统报送。

1.3.5　卫生机构年报表

（急救中心、急救站）

表　　号：卫统 1-5 表
制表机关：卫生部
批准机关：国家统计局
批准文号：国统制〔2009〕56 号
有效期至：2011 年

组织机构代码 □□□□□□□□ － □
机构名称（签章）：　　　　　　　　　　　年

一、基本情况（Y 是，N 否）

1.1　机构属性代码（要求新设机构和属性代码变动机构填写）：

 1.1.1　经济类型代码　□ 1.1.2　卫生机构类别代码　□□□□

 1.1.3　机构分类管理代码　□ 1.1.4　行政区划代码　□□□□□□

 1.1.5　单位所在乡镇街道名称_____ 乡镇街道代码　□□□

 1.1.6　设置/主办单位代码　□ 1.1.7　政府办卫生机构隶属关系代码 □

 1.1.8　单位所在地是否民族自治地方　□ 1.1.9　是否分支机构　□

1.2　基本信息：

 1.2.1　地址_____ 1.2.2　邮政编码　□□□□□□

 1.2.3　联系电话　□□□□□□□□ 1.2.4　单位电子邮箱（E-mail）_____

 1.2.5　单位网站域名_____ 1.2.6　单位成立时间：□□□□年

 1.2.7　法人代表（单位负责人）_____ 1.2.8　是否独立法人　□

 1.2.9　非独立法人挂靠单位名称_____ 1.2.10　是否独立核算　□

 1.2.11　与医院关系（1 与急诊科一体　2 独立科室）□ 1.2.12　急救床位（张）□□□□

 1.2.13　是否实行岗位设置聘用　□ 1.2.14　是否实行绩效工资　□

 1.2.15　是否纳入全额预算管理单位　□ 1.2.16　是否达到建设标准　□

 1.2.17　当年是否为中央和地方预算内专项资金项目建设单位□

1.3　急救网络情况：

 1.3.1　急救中心模式　□

  1 院前急救型 – 京沪模式 2 指挥调度型 – 广州模式 3 依托型 – 重庆模式

  4 医警统一型 – 南宁模式 9 其他

 1.3.2　急救网络覆盖分站数（个）□□ 其中：直属分站数（个）□□

 1.3.3　急救网络覆盖医院数（个）□□□

 1.3.4　是否设立以下科室（可多选）

  1 院前急救科□ 2 通讯调度科□ 3 车管科□ 4 其他主要业务科室_____

1.4　通讯调度情况（可多选）

 1.4.1　是否拥有以下通讯系统：有线□　无线□ 1.4.2　是否拥有 120 呼救系统 □

 1.4.3　120 呼救系统是否具备以下功能：

  1 提供主叫用户电话号码□ 2 提供机主姓名□ 3 提供装机地址□

  4 呼救电话自动排队能力□ 5 电话录音设备□

 1.4.4　120 是否具备以下电话汇集与受理方式：

  1 地级市汇集各自受理□ 2 全省汇集转当地受理 □ 3 全省汇集集中受理□

  4 全省汇集，市区集中受理，郊区部分转当地受理□

26

序 号	指标名称	数 量
一	二、人员数（人）	一
2.0	编制人数	
2.1	在岗职工数	
2.1.1	卫生技术人员	
2.1.1.1	执业医师	
2.1.1.2	执业助理医师	
2.1.1.3	注册护士	
2.1.1.4	药师（士）	
2.1.1.4.1	西药师（士）	
2.1.1.4.2	中药师（士）	
2.1.1.5	检验技师（士）	
2.1.1.6	影像技师（士）	
2.1.1.9	其他卫生技术人员	
2.1.1.9.1	其中：见习医师	
2.1.2	其他技术人员	
2.1.3	管理人员	
2.1.4	工勤技能人员	
2.1.9	在岗职工中：院前急救专业人员	
2.2	离退休人员	
2.2.1	其中：年内退休人员	
2.3	年内培训情况	一
2.3.1	短期培训人次数	
2.3.2	进修半年以上人数	
一	三、房屋及基本建设	一
3.1	房屋建筑面积（平方米）	
3.1.1	其中：业务用房面积	
3.1.1.1	内：危房面积	
3.1.1.2	院前急救业务用房面积	
3.2	租房面积（平方米）	
3.2.1	其中：业务用房面积	
3.2.1.1	内：院前急救业务用房面积	
3.2.9	房屋租金（万元）	
3.3	本年批准基建项目（个）	
3.3.1	本年批准基建项目建筑面积（平方米）	

续 表

序 号	指标名称	数 量
3.3.2	本年实际完成投资额（万元）	
3.3.2.1	其中：财政性投资	
3.3.2.2	单位自有资金	
3.3.2.3	银行贷款	
3.3.3	本年房屋竣工面积（平方米）	
3.3.4	本年新增固定资产（万元）	
—	四、设备	—
4.1	万元以上设备总价值（万元）	
4.2	万元以上设备台数	
4.2.1	其中：10~49万元设备	
4.2.2	50~99万元设备	
4.2.3	100万元及以上设备	
4.3	急救车台数	
4.3.2	急救指挥车	
4.3.3	运转型急救车	
4.3.4	监护型急救车	
4.3.5	负压急救车	
4.4	急救车车载设备拥有量（台）	—
4.4.1	便携式呼吸机	
4.4.2	电动吸引器	
4.4.3	心电监护除颤仪	
4.4.4	血糖仪	
4.4.5	心电图机	
4.4.6	心电监护仪	
4.4.7	心脏除颤器	
4.4.8	气管插管镜（套）	
4.4.9	血氧饱和度测试仪	
4.4.10	铲式担架	
4.4.11	防毒面具（套）	

五、收入与支出（千元）

序 号	指标名称	总 计	其中：院前急救
5.1	总收入		
5.1.1	其中：财政补助收入		
5.1.1.1	内：基本支出补助		
5.1.1.2	项目支出补助		
5.1.1.2.1	内：基本建设资金		
5.1.2	上级补助收入		
5.1.3	事业收入		
5.2	总支出		
5.2.1	其中：事业支出		
5.2.2	财政专项支出		
5.2.9.1	总支出中：人员支出		
5.2.9.1.1	其中：基本工资		
5.2.9.1.2	绩效工资		
5.2.9.2	离退休费		

序号	指标名称	数量
一	六、资产与负债（千元）	一
6.1	总资产	
6.1.1	流动资产	
6.1.2	对外投资	
6.1.3	固定资产	
6.1.4	无形资产及开办费	
6.2	负债与净资产	
6.2.1	负债	
6.2.1.1	其中：长期负债	
6.2.2	净资产	
6.2.2.1	其中：事业基金	
6.2.2.2	固定基金	
6.2.2.3	专用基金	
一	七、急救服务能力	一
7.1	本中心（站）服务面积（平方公里）	
7.2	本中心（站）服务半径（公里）	
7.3	本中心（站）服务人口（万人）	
7.3.1	其中：城区人口（万人）	

序　号	指标名称	数　量
7.4	院前急救服务网络平均反应时间（分钟）	
—	**八、急救服务利用**	—
8.1	急救呼叫次数（次）	
8.2	出车次数（次）	
8.2.1	其中：抢救（监护）型急救车次数	
8.2.2	运转型急救车次数	
8.3	救治人次数（ICD-10）	
8.3.1	其中：心脏病（含高血压性心脏病）	
8.3.2	高血压（不含高血压性心脏病）	
8.3.3	脑血管病	
8.3.4	损伤及中毒	
8.3.5	传染病	
8.3.6	恶性肿瘤	
8.3.7	呼吸系统疾病	
8.3.8	消化系统疾病	
8.3.9	神经系统疾病	
8.3.10	泌尿系统疾病	
8.3.11	妊娠、分娩及产褥期并发症	
8.3.12	其他	
8.4	救治人次中：危重病例数	
8.5	未救治人次数	
8.6	车到家中已死亡人数	
8.7	途中死亡人数	

单位负责人：_____统计负责人：_____填表人：_____联系电话：_____报出日期：___年__月__日

填表说明：1. 本表由急救中心、急救站填报。

　　　　　2. 本表为年报，报送时间为次年1月20日前。通过国家卫生统计网络直报系统报送。

1.3.6 卫生机构年报表

（疾病预防控制中心、卫生防疫站、预防保健中心）

表　　号：卫统 1-6 表
制表机关：卫生部
批准机关：国家统计局
批准文号：国统制〔2009〕56 号
有效期至：2011 年

组织机构代码 □□□□□□□□ － □
机构名称（签章）：＿＿＿＿＿＿＿＿年

一、基本情况（Y 是，N 否）

1.1　机构属性代码（要求新设机构和属性代码变动机构填写）：

1.1.1　经济类型代码　□	1.1.2　卫生机构类别代码　□□□□
1.1.3　机构分类管理代码　□	1.1.4　行政区划代码　□□□□□□
1.1.5　单位所在乡镇街道名称＿＿＿＿	乡镇街道代码　□□□
1.1.6　设置/主办单位代码　□	1.1.7　政府办卫生机构隶属关系代码　□
1.1.8　单位所在地是否民族自治地方　□	1.1.9　是否分支机构　□

1.2　基本信息：

1.2.1　地址＿＿＿＿＿＿＿＿＿	1.2.2　邮政编码　□□□□□□
1.2.3　联系电话　□□□□□□□□	1.2.4　单位电子邮箱(E-mail)＿＿＿＿
1.2.5　单位网站域名＿＿＿＿＿＿	1.2.6　单位成立时间：□□□□年
1.2.7　法人代表(单位负责人)＿＿＿＿	1.2.8　下设直属分中心(站)个数　□□
1.2.9　预防门诊人次数　□□□□□	1.2.10　是否实行岗位设置聘用　□
1.2.11　是否实行绩效工资　□	1.2.12　是否落实高风险岗位工作人员待遇　□
1.2.13　是否纳入全额预算管理单位　□	1.2.14　是否达到建设标准　□

1.2.15　当年是否为中央和地方预算内专项资金项目建设单位 □

序　号	指标名称	数　量
－	**二、人员数（人）**	－
2.0	编制人数	
2.1	在岗职工数	
2.1.1	卫生技术人员	
2.1.1.1	执业医师	
2.1.1.1.1	其中：中医类别	
2.1.1.2	执业助理医师	
2.1.1.2.1	其中：中医类别	
2.1.1.3	注册护士	
2.1.1.3.1	其中：助产士	

序　号	指标名称	数　量
2.1.1.4	药师（士）	
2.1.1.4.1	西药师（士）	
2.1.1.4.2	中药师（士）	
2.1.1.5	检验技师（士）	
2.1.1.6	影像技师（士）	
2.1.1.7	卫生监督员	
2.1.1.9	其他卫生技术人员	
2.1.1.9.1	其中：见习医师	
2.1.2	其他技术人员	
2.1.3	管理人员	
2.1.4	工勤技能人员	
2.2	离退休人员	
2.2.1	其中：年内退休人员	
2.3	年内培训情况	－
2.3.1	短期培训人次数	
2.3.2	进修半年以上人数	
－	三、房屋及基本建设	－
3.1	房屋建筑面积（平方米）	
3.1.1	其中：业务用房面积	
3.1.1.1	内：危房面积	
3.2	租房面积（平方米）	
3.2.1	其中：业务用房面积	
3.2.9	房屋租金（万元）	
3.3	本年批准基建项目（个）	
3.3.1	本年批准基建项目建筑面积（平方米）	
3.3.2	本年实际完成投资额（万元）	
3.3.2.1	其中：财政性投资	
3.3.2.2	单位自有资金	
3.3.2.3	银行贷款	
3.3.3	本年房屋竣工面积（平方米）	
3.3.4	本年新增固定资产（万元）	
－	四、设备	－
4.1	万元以上设备总价值（万元）	
4.2	万元以上设备台数	
4.2.1	其中：10～49万元设备	

序　号	指标名称	数　量
4.2.2	50～99万元设备	
4.2.3	100万元及以上设备	
－	五、收入与支出（千元）	－
5.1	总收入	
5.1.1	其中：财政补助收入	
5.1.1.1	内：基本支出补助	
5.1.1.2	项目支出补助	
5.1.1.2.1	内：基本建设资金	
5.1.2	上级补助收入	
5.1.3	事业收入	
5.2	总支出	
5.2.1	其中：事业支出	
5.2.2	财政专项支出	
5.2.9.1	总支出中：人员支出	
5.2.9.1.1	其中：基本工资	
5.2.9.1.2	绩效工资	
5.2.9.2	离退休费	
5.3	上缴财政专户的服务收入	
－	六、资产与负债（千元）	－
6.1	总资产	
6.1.1	流动资产	
6.1.2	对外投资	
6.1.3	固定资产	
6.1.4	无形资产	
6.2	负债与净资产	
6.2.1	负债	
6.2.1.1	其中：长期负债	
6.2.2	净资产	
6.2.2.1	其中：事业基金	
6.2.2.2	固定基金	
6.2.2.3	专用基金	

单位负责人：_____ 统计负责人：_____ 填表人：_____ 联系电话：_____ 报出日期：___年__月__日

填表说明：1. 本表由疾病预防控制中心、卫生防疫站、预防保健中心填报。

2. 本表为年报，报送时间为次年1月20日前。通过国家卫生统计网络直报系统报送。

1.3.7 卫生机构年报表

（卫生监督机构）

表　　号：卫统 1-7 表
制表机关：卫生部
批准机关：国家统计局
批准文号：国统制〔2009〕56 号
有效期至：2011 年

组织机构代码 □□□□□□□□ - □
机构名称（签章）：＿＿＿＿＿＿年

一、基本情况（Y 是，N 否）

1.1　机构属性代码（要求新设机构和属性代码变动机构填写）：

1.1.1	经济类型代码	□	1.1.2　卫生机构类别代码	□□□□
1.1.3	机构分类管理代码	□	1.1.4　行政区划代码	□□□□□□
1.1.5	单位所在乡镇街道名称＿＿＿＿		乡镇街道代码	□□□
1.1.6	设置/主办单位代码	□	1.1.7　政府办卫生机构隶属关系代码	□
1.1.8	单位所在地是否民族自治地方	□	1.1.9　是否分支机构	□

1.2　基本信息：

1.2.1　地址＿＿＿＿＿＿＿＿＿＿＿　　1.2.2　邮政编码 □□□□□□

1.2.3　联系电话　□□□□□□□□　　1.2.4　单位电子邮箱＿＿＿＿＿＿＿

1.2.5　单位网站域名＿＿＿＿＿＿　　1.2.6　单位成立时间：□□□□年

1.2.7　法人代表(单位负责人)＿＿＿　　1.2.8　下设派出机构数 □□

1.2.9　机构行政级别
　　（1 厅局级　2 副厅局级　3 处级　4 副处级　5 科级　6 副科级　7 股级及以下）□

1.2.10　机构性质（1 按照公务员管理　2 参照公务员管理　3 事业单位）　□

1.2.11　是否实行岗位设置聘用　□　　1.2.12　是否实行绩效工资　□

1.2.13　是否纳入全额预算管理单位　□　　1.2.14　是否达到建设标准　□

1.2.15　当年是否为中央和地方预算内专项资金项目建设单位　□

序　号	指标名称	数　量
－	**二、人员数（人）**	－
2.0	编制人数	
2.0.1	公务员	
2.0.2	参照公务员管理	
2.0.3	事业编制	
2.1	在岗职工数	
2.1.1	卫生技术人员	
2.1.1.1	卫生监督员	
2.1.1.9	其他卫生技术人员	

序 号	指标名称	数 量
2.1.2	其他技术人员	
2.1.3	管理人员	
2.1.4	工勤技能人员	
2.2	离退休人员	
2.2.1	其中：年内退休人员	
2.3	年内培训情况	—
2.3.1	短期培训人次数	
2.3.2	进修半年以上人数	
—	三、房屋及基本建设	—
3.1	房屋建筑面积（平方米）	
3.1.1	其中：业务用房面积	
3.1.1.1	内：危房面积	
3.2	租房面积（平方米）	
3.2.1	其中：业务用房面积	
3.2.9	房屋租金（万元）	
3.3	本年批准基建项目（个）	
3.3.1	本年批准基建项目建筑面积（平方米）	
3.3.2	本年实际完成投资额（万元）	
3.3.2.1	其中：财政性投资	
3.3.2.2	单位自有资金	
3.3.2.3	银行贷款	
3.3.3	本年房屋竣工面积（平方米）	
3.3.4	本年新增固定资产（万元）	
—	四、设备	—
4.1	万元以上设备总价值（万元）	
4.2	万元以上设备台数（台）	
4.3	千元以上监测仪器设备台数（台）	
4.3.1	其中：1 万元以下	
4.3.2	1～9 万元	
4.3.3	10 万元及以上	
4.4	交通工具	—
4.4.1	汽车（辆）	
4.4.1.1	其中：现场快速检测车	

序　号	指标名称	数　量
4.4.2	摩托车（辆）	
4.4.3	船（艘）	
—	**五、收入与支出（千元）**	
5.1	总收入	
5.1.1	其中：财政补助收入	
5.1.1.1	内：基本支出补助	
5.1.1.2	项目支出补助	
5.1.1.2.1	内：基本建设资金	
5.1.2	上级补助收入	
5.1.3	事业收入	
5.2	总支出	
5.2.1	其中：事业支出	
5.2.2	财政专项支出	
5.2.9.1	总支出中：人员支出	
5.2.9.1.1	其中：基本工资	
5.2.9.1.2	绩效工资	
5.2.9.2	离退休费	
5.3	上缴财政专户的服务收入	
—	**六、资产与负债（千元）**	—
6.1	总资产	
6.1.1	流动资产	
6.1.2	对外投资	
6.1.3	固定资产	
6.1.4	无形资产	
6.2	负债与净资产	
6.2.1	负债	
6.2.1.1	其中：长期负债	
6.2.2	净资产	
6.2.2.1	其中：事业基金	
6.2.2.2	固定基金	
6.2.2.3	专用基金	
—	**七、业务工作量**	
7.1	卫生监督	—

36

序 号	指标名称	数 量
7.1.1	卫生监督总户数	
7.1.2	卫生监督户次数	
7.1.2.1	其中：合格户次数	
7.1.2.2	案件查处户次数	
7.1.3	受理举报投诉起数	
7.1.3.1	其中：查处起数	
7.1.4	管理相对人培训人次数	
7.2	卫生稽查	
7.2.1	开展本级稽查次数	
7.2.2	开展下级稽查次数（地市级及以上填写）	
7.2.3	受理涉及卫生监督执法行为的投诉举报次数	
7.2.3.1	其中：查处数	

单位负责人：_____ 统计负责人：_____ 填表人：_____ 联系电话：_____ 报出日期：___年__月__日

填表说明：1. 本表由卫生监督所（局、总队）、卫生监督中心填报。

2. 本表为年报，报送时间为次年1月20日前。通过国家卫生统计网络直报系统报送。

1.3.8 卫生机构年报表

（采供血机构、健康教育机构、医学科研和医学在职培训机构等）

表　　号：卫统 1-8 表

制表机关：卫生部

批准机关：国家统计局

批准文号：国统制〔2009〕56 号

有效期至：2011 年

组织机构代码 □□□□□□□□ – □

机构名称（签章）：＿＿＿＿＿＿＿ 年

一、基本情况（Y 是，N 否）

1.1　机构属性代码（要求新设机构和属性代码变动机构填写）：

1.1.1　经济类型代码 □	1.1.2　卫生机构类别代码 □□□□
1.1.3　机构分类管理代码 □	1.1.4　行政区划代码 □□□□□□
1.1.5　单位所在乡镇街道名称＿＿＿＿＿	乡镇街道代码 □□□
1.1.6　设置/主办单位代码 □	1.1.7　政府办卫生机构隶属关系代码 □
1.1.8　单位所在地是否民族自治地方 □	1.1.9　是否分支机构 □

1.2　基本信息：

1.2.1　地址＿＿＿＿＿＿＿＿＿	1.2.2　邮政编码 □□□□□□
1.2.3　联系电话 □□□□□□□	1.2.4　单位电子邮箱(E-mail)＿＿＿＿＿
1.2.5　单位网站域名＿＿＿＿＿	1.2.6　单位成立时间：□□□□年
1.2.7　法人代表(单位负责人)＿＿＿＿＿	1.2.8　下设直属分站（院、所）个数 □□
1.2.9　是否实行岗位设置聘用 □	1.2.10　是否实行绩效工资 □
1.2.11　是否纳入全额预算管理单位 □	1.2.12　当年是否为中央和地方预算内专项资金项目建设单位 □

序　号	指标名称	数　量
－	**二、人员数（人）**	－
2.0	编制人数	
2.1	在岗职工数	
2.1.1	卫生技术人员	
2.1.1.1	执业医师	
2.1.1.1.1	其中：中医类别	
2.1.1.2	执业助理医师	
2.1.1.2.1	其中：中医类别	
2.1.1.3	注册护士	
2.1.1.3.1	其中：助产士	
2.1.1.4	药师（士）	

序　号	指标名称	数　量
2.1.1.4.1	西药师（士）	
2.1.1.4.2	中药师（士）	
2.1.1.5	检验技师（士）	
2.1.1.6	影像技师（士）	
2.1.1.9	其他卫生技术人员	
2.1.1.9.1	其中：见习医师	
2.1.2	其他技术人员	
2.1.3	管理人员	
2.1.4	工勤技能人员	
2.2	离退休人员	
2.2.1	其中：年内退休人员	
2.3	年内培训情况	—
2.3.1	短期培训人次数	
2.3.2	进修半年以上人数	
—	三、房屋及基本建设	—
3.1	房屋建筑面积（平方米）	
3.1.1	其中：业务用房面积	
3.1.1.1	内：危房面积	
3.2	租房面积（平方米）	
3.2.1	其中：业务用房面积	
3.2.9	房屋租金（万元）	
3.3	本年批准基建项目（个）	
3.3.1	本年批准基建项目建筑面积（平方米）	
3.3.2	本年实际完成投资额（万元）	
3.3.2.1	其中：财政性投资	
3.3.2.2	单位自有资金	
3.3.2.3	银行贷款	
3.3.3	本年房屋竣工面积（平方米）	
3.3.4	本年新增固定资产（万元）	
—	四、设备	—
4.1	万元以上设备总价值（万元）	
4.2	万元以上设备台数	
4.2.1	其中：10~49万元设备	
4.2.2	50~99万元设备	

续 表

序 号	指标名称	数 量
4.2.3	100 万元及以上设备	
—	五、收入与支出（千元）	—
5.1	总收入	
5.1.1	其中：财政补助收入	
5.1.1.1	内：基本支出补助	
5.1.1.2	项目支出补助	
5.1.1.2.1	内：基本建设资金	
5.1.2	上级补助收入	
5.1.3	事业收入	
5.2	总支出	
5.2.1	其中：事业支出	
5.2.2	财政专项支出	
5.2.9.1	总支出中：人员支出	
5.2.9.1.1	其中：基本工资	
5.2.9.1.2	绩效工资	
5.2.9.2	离退休费	
5.3	上缴财政专户的服务收入	
—	六、资产与负债（千元）	—
6.1	总资产	
6.1.1	流动资产	
6.1.2	对外投资	
6.1.3	固定资产	
6.1.4	无形资产	
6.2	负债与净资产	
6.2.1	负债	
6.2.1.1	其中：长期负债	
6.2.2	净资产	
6.2.2.1	其中：事业基金	
6.2.2.2	固定基金	
6.2.2.3	专用基金	

单位负责人：_____ 统计负责人：_____ 填表人：_____ 联系电话_____ 报出日期：___年__月__日

填表说明：1. 本表由采供血机构、健康教育机构、医学科研机构、医学在职培训机构、卫生监测（检测）机构等其他卫生事业单位填报。

2. 本表为年报，报送时间为次年 1 月 20 日前。通过国家卫生统计网络直报系统报送。

1.3.9 二级及以上医院月报表

表　　号：卫统 1-9 表
制表机关：卫生部
批准机关：国家统计局
批准文号：国统制〔2009〕56 号
有效期至：2011 年

组织机构代码□□□□□□□□ - □

机构名称：　　　　　　　　　　　　　　　　年　　　月

序　号	指标名称	数　量
一	**一、人员、床位**	一
1.1	卫生技术人员（人）	
1.1.1	其中：执业（助理）医师	
1.1.2	注册护士	
1.2	实有床位（张）	
1.3.1	实际开放总床日数	
1.3.2	实际占用总床日数	
1.3.3	出院者占用总床日数	
一	**二、收入与支出（千元）**	一
2.1	医疗收入	
2.1.1	门诊收入	
2.1.1.1	其中：检查收入	
2.1.1.2	治疗收入	
2.1.2	住院收入	
2.1.2.1	其中：检查收入	
2.1.2.2	治疗收入	
2.1.2.3	手术收入	
2.2	药品收入	
2.2.1	门诊收入	
2.2.2	住院收入	
2.3	医疗支出	
2.4	药品支出	
一	**三、医疗服务**	一
3.1	总诊疗人次数	
3.1.1	其中：门诊人次数	
3.1.2	急诊人次数	

续 表

序 号	指标名称	数 量
3.1.2.1	内：死亡人数	
3.2	入院人数	
3.3	出院人数	
3.3.1	其中：3 日确诊人数	
3.3.2	死亡人数	
3.4	急诊抢救总人次数	
3.4.1	其中：抢救成功人次数	
3.5	住院危重病人抢救人次数	
3.5.1	其中：抢救成功人次数	
3.6.1	入院与出院诊断符合人数	
3.6.2	入院与出院诊断不符合人数	
3.7	住院病人手术人次数	
3.8.1	住院病人手术前后诊断符合人数	
3.8.2	住院病人手术前后诊断不符合人数	
3.9	医院感染例数	
3.10	无菌手术（Ⅰ级切口）愈合例数	
3.10.1	其中：甲级（Ⅰ/甲）	
3.10.2	乙级（Ⅰ/乙）	
3.10.3	丙级（Ⅰ/丙）	

单位负责人：_____统计负责人：_____填表人：_____联系电话：_____报出日期：___年__月__日

填报说明：1. 本表由二级及以上医院（含妇幼保健院和专科疾病防治院）、未定等级的政府办县级及以上医院填报。

2. 本表为月报（填本月数），报送时间为次月20日前。通过国家卫生统计网络直报系统报送。

1.3.10　其他医疗机构月报表

表　　　号：卫统 1-10 表

制表机关：卫生部

批准机关：国家统计局

批准文号：国统制〔2009〕56 号

有效期至：2011 年

组织机构代码□□□□□□□□ - □

机构名称：＿＿＿＿＿＿＿＿＿＿＿＿＿＿＿＿＿＿　＿＿＿＿＿＿年＿＿＿＿月

序　号	指标名称	数　量
一	**一、人员、床位**	-
1.1	卫生技术人员（人）	
1.1.1	其中：执业（助理）医师	
1.1.2	注册护士	
1.2	实有床位（张）	
1.3.1	实际开放总床日数	
1.3.2	实际占用总床日数	
1.3.3	出院者占用总床日数	
二	**二、收入与支出（千元）（仅限乡镇卫生院和社区卫生服务中心填）**	-
2.1	医疗收入	
2.1.1	门诊收入	
2.1.2	住院收入	
2.2	药品收入	
2.2.1	门诊收入	
2.2.2	住院收入	
2.3	医疗支出	
2.4	药品支出	
三	**三、医疗卫生服务**	-
3.1	总诊疗人次数	
3.1.1	其中：门诊和急诊人次数	
3.2	出院人数	
3.3	代报的诊所（医务室）个数	
3.3.1	代报的诊所（医务室）诊疗人次数	
3.4	代报的村卫生室个数	
3.4.1	代报的村卫生室诊疗人次数	
3.5	代报的社区卫生服务站个数	
3.5.1	代报的社区卫生服务站诊疗人次数	

单位负责人：＿＿＿＿＿统计负责人：＿＿＿＿＿填表人：＿＿＿＿＿联系电话：＿＿＿＿＿报出日期：＿＿＿年＿＿月＿＿日

填报说明：1. 填报单位：一级医院和未定级的县以下医院及非政府办医院、乡镇（街道）卫生院、社区卫生服务中心、一级及未定级的妇幼保健和专科疾病防治机构、疗养院、护理院（站）、门诊部。分支机构（社区卫生服务中心除外）不填报本表，其数字计入所属上级单位中。

2. 第 3.3～3.5.1 项：由县区卫生局代报或指定乡镇卫生院、社区卫生服务中心等机构代报。不得重复统计或遗漏，不含本单位所属分支机构数字。

3. 本表为月报（填本月数），报送时间为次月 20 日前。通过国家卫生统计网络直报系统报送。

1.3.11 卫生人力基本信息调查表

表　　号：卫统 2 表
制表机关：卫生部
批准机关：国家统计局
批准文号：国统制〔2009〕56 号
有效期至：2011 年

组织机构代码 □□□□□□□□ - □

机构名称（签章）：_____

1.1　姓名_____

1.2　身份证件种类（1 身份证　2 军官证　3 港澳台居民通行证　4 护照）□

1.3　身份证件号码 □□□□□□□□□□□□□□□□□□

1.4　出生日期 □□□□年□□月□□日

1.5　性别代码（1 男，2 女）□

1.6　民族_____，代码 □□

1.7　参加工作日期 □□□□年□□月

1.8　办公室电话号码 □□□□□□□□

1.9　手机号码（单位负责人及应急救治专家填写）□□□□□□□□□□□

2.1　所在科室_____，代码□□□□□

2.2　从事专业类别代码 □□
　　　11 执业医师　　12 执业助理医师　　13 见习医师　　21 注册护士　　22 助产士　　31 西药师（士）
　　　32 中药师（士）　　41 检验技师（士）　　42 影像技师（士）　　50 卫生监督员　　69 其他卫生
　　　技术人员　　70 其他技术人员　　80 管理人员　　90 工勤技能人员

2.3　医师执业证书编码（不要求公共卫生类别医师填报）□□□□□□□□□□□□□□□

2.4　医师执业类别代码（1 临床　2 口腔　3 公共卫生　4 中医）□

2.5　医师执业范围代码（可多选，不要求公共卫生类别医师填报）　①□□，②□□，③□□

2.6　是否多地点执业医师（Y 是　N 否）□
　　　第 2 执业单位类别代码（1 医院　2 乡镇卫生院　3 社区卫生服务中心/站　9 其他医疗机构）□
　　　第 3 执业单位类别代码（1 医院　2 乡镇卫生院　3 社区卫生服务中心/站　9 其他医疗机构）□

2.7　行政/业务管理职务代码（1 党委（副）书记　2 院（所、站）长　3 副院（所、站）长　4 科
　　　室主任　　5 科室副主任）□

3.1　专业技术资格（评）名称_____，代码 □□□

3.2　专业技术职务（聘）代码（1 正高　2 副高　3 中级　4 师级/助理　5 士级　9 待聘）□

3.3　学历代码（1 研究生　2 大学本科　3 大专　4 中专及中技　5 技校　6 高中　7 初中及以下）□

3.4　学位代码（1 名誉博士　2 博士　3 硕士　4 学士）□

3.5　所学专业名称_____，代码 □□□□

3.6　专科特长（仅要求医院主任、副主任医师填写）：①_____，②_____，③_____

4.1　本月人员流动情况□□
　　　调入：11 高中等院校毕业生　12 其他卫生机构调入　13 非卫生机构调入　14 军转人员　19 其他
　　　调出：21 调往其他卫生机构　22 考取研究生　23 出国留学　24 退休　25 辞职（辞退）　26 自然减员
　　　　　　29 其他

4.2　调入/调出时间□□□□年□□月

4.3　是否本单位返聘人员（Y 是　N 否）□

_____

单位负责人：_____ 统计负责人：_____ 填表人：_____ 联系电话_____ 报出日期：_____年___月___日

填表说明：1. 本表要求各级各类医疗卫生机构在岗职工（乡村医生和卫生员除外）填报。
　　　　　2. 民族、所在科室、专业技术资格、所学专业只要求录入代码，名称仅供审核用。请核实由身
　　　　　　份证产生的出生日期和性别代码。
　　　　　3. 本表为实时报告。要求卫生机构在人员调入（出）本单位 1 个月内上报增减人员信息，每
　　　　　　年 7～9 月更新所有在岗职工变动信息。通过国家卫生统计网络直报系统报送。

1.3.12 医用设备调查表

表　　号：卫统 3 表
制表机关：卫生部
批准机关：国家统计局
批准文号：国统制〔2009〕56 号
有效期至：2011 年

组织机构代码　□□□□□□□□ – □

机构名称（签章）

---

1. 设备代号 □□
2. 同批购进相同型号设备台数 □□□
3. 设备名称＿＿＿＿＿＿＿＿＿＿＿＿＿＿＿
4. 产地（1 进口　　2 国产/合资）　□
5. 生产厂家＿＿＿＿＿＿＿＿＿＿＿＿＿＿＿
6. 设备型号＿＿＿＿＿＿＿＿＿＿＿＿＿＿＿
7. 购买日期：□□□□年□□月
8. 购进时新旧情况（1 新设备　　2 二手设备）□
9. 购买单价（千元，人民币）□□□□□
10. 理论设计寿命（年）□□
11. 使用情况（1 启用　2 未启用　3 报废）□
12. 急救车是否配备车载卫星定位系统（GPS）（Y 是 N 否）□

单位负责人：＿＿＿＿＿＿统计负责人：＿＿＿＿填表人：＿＿＿＿联系电话＿＿＿＿报出日期：＿＿年＿＿月＿＿日

填表说明：1. 本表由医院、妇幼保健院、专科疾病防治院、乡镇（街道）卫生院、社区卫生服务中心和急救中心（站）填报。

　　　　　2. 本表为实时报告，要求医疗机构在购进、调出或报废设备 1 个月内上报。通过国家卫生统计网络直报系统报送。

1.3.13 医院出院病人调查表

_____年_____季

表　　号：卫统4表
制表机关：卫生部
批准机关：国家统计局
批准文号：国统制〔2009〕56号
有效期至：2011年

组织机构代码□□□□□□□□-□
医院名称_____

1.1　医疗付款方式□
　　　1 城镇职工医保　2 城镇居民医保　3 新农合　4 其他社会保险　5 商业健康保险　6 自费　9 其他
1.2　住院次数□□
1.3　病案号_____
1.4　性别（1 男，2 女）□
1.5　年龄（岁）□□□
1.6　婚姻状况（1 未婚，2 已婚，3 离婚，4 丧偶）□
1.7　职业代码□
2.1　入院日期□□□□年□□月□□日
2.2　入院科别代码□□
3.1　出院日期□□□□年□□月□□日
3.2　出院科别代码□□
4.1　入院时情况（1 危，2 急，3 一般）□
4.2　入院诊断（填 ICD-10 编码）□□□□□
4.3　入院后确诊日期□□□□年□□月□□日
5.1　出院时主要诊断（填 ICD-10 编码）□□□□□
5.1.1　治疗结果（1 治愈，2 好转，3 未愈，4 死亡，5 其他）□
5.2　出院时其他诊断（填 ICD-10 编码）□□□□□
5.2.1　治疗结果（1 治愈，2 好转，3 未愈，4 死亡，5 其他）□
5.3　医院感染名称（填 ICD-10 编码）□□□□□
5.3.1　治疗结果（1 治愈，2 好转，3 未愈，4 死亡，5 其他）□
5.4　损伤和中毒外部原因（填 ICD-10 编码）□□□□□
5.5　手术编码（填 ICD-9-CM3 编码）□□□□□
6.1　住院费用总计（元）□□□□□□
6.1.1　床费　　□□□□□　6.1.2　护理费　□□□□□
6.1.3　西药　　□□□□□　6.1.4　中药　　□□□□□
6.1.5　化验　　□□□□□　6.1.6　诊疗　　□□□□□
6.1.7　手术　　□□□□□　6.1.8　检查　　□□□□□
6.1.9　其他费用□□□□□
7.1　血型（1A 型，2B 型，3AB 型，4O 型，5 其他）□
7.2　输血品种
7.2.1　红细胞　□□□□单位　7.2.2　血小板　□□□□袋
7.2.3　血浆　　□□□□ml　　7.2.4　全血　　□□□□ml
7.2.5　其他　　□□□□ml

单位负责人：_____统计负责人：_____填表人：_____联系电话：_____报出日期：___年__月__日

填表说明：1. 本表要求二级和三级医院、未定等级的政府办县级及以上医院报送出院病人个案数据。省级卫生行政部门每季向卫生部报送辖区内 3 级医院个案数据库，年底报送 830 家样本医院中二级医院个案数据库。

　　　　　2. 本表摘自《住院病案首页》和病人住院费用清单。入院和出院科别代码执行卫生部发布并调整的《医疗机构诊疗科目》。

　　　　　3. 本表为季报，季后 1 个月内报送本季度数据。通过国家卫生统计网络直报系统报送。

1.3.14 采供血情况调查表

表　　号：卫统 5 表
制表机关：卫生部
批准机关：国家统计局
批准文号：国统制〔2009〕56 号
有效期至：2011 年

组织机构代码　□□□□□□□□-□

机构名称（签章）　　　　　　　　_____年_____季

序　号	指　标	数　量
－	**一、血站采供血及制备情况**	－
1.1	血站固定采血点（屋）数	
1.2	血站流动采血车数	
1.3	血站分站或分支机构数	
1.4	血站储血点数	
1.5	本年度采集全血总人次	
1.5.1	其中：自愿无偿献全血人次	
1.5.2	计划无偿献全血人次	
1.5.3	有偿献全血人次	
1.6	本年度机采成分血总人次	
1.6.1	其中：自愿无偿献成分血人次	
1.6.2	计划无偿献成分血人次	
1.6.3	有偿献成分血人次	
1.7	本年度采集全血总量（U）	
1.7.1	其中：自愿无偿献全血量（U）	
1.7.2	计划无偿献全血量（U）	
1.7.3	有偿献全血量（U）	
1.8	本年度机采成分血总量（U）	
1.8.1	其中：自愿无偿献成分血总量（U）	
1.8.2	计划无偿献成分血总量（U）	
1.8.3	有偿献成分血总量（U）	
1.9	用于制备成分血的全血量（U）	
1.10	分离出的成分血量（U）	
－	**二、血站提供临床用血情况**	－
2.1	本年度提供临床用血总量（U）	
2.1.1	其中：提供临床全血量（U）	

序　号	指　　标	数　量
2.1.2	提供临床成分血量（U）	
2.1.2.1	内：浓缩红细胞量（U）	
2.1.2.2	悬浮红细胞量（U）	
2.1.2.3	洗涤红细胞量（U）	
2.1.2.4	去白细胞红细胞量（U）	
2.1.2.5	冰冻红细胞量（U）	
2.1.2.6	手工分离血小板（U）	
2.1.2.7	手工分离白细胞（U）	
2.1.2.8	手工分离血浆量（U）	
2.1.2.9	冷沉淀凝血因子（U）	
2.1.2.10	机采血小板（U）	
2.1.2.11	机采粒细胞（U）	
2.1.2.12	机采外周血干细胞（U）	
2.1.2.13	机采红细胞（U）	
2.1.2.14	机采血浆（U）	
—	三、血站调血情况	—
3.1	调入血液总量（U）	
3.1.1	其中：调入红细胞类血量（U）	
3.1.2	调入机采成分血量（U）	
3.1.3	调入血浆量（U）	
3.1.4	调入其他血量（U）	
3.2	调出血液总量（U）	
3.2.1	其中：调出红细胞类血量（U）	
3.2.2	调出机采成分血量（U）	
3.2.3	调出血浆量（U）	
3.2.4	调出其他血量（U）	
—	四、血液报废情况	—
4.1	报废血液总数（U）	
4.1.1	其中：报废全血数（U）	
4.1.2	报废血液成分数（U）	
—	五、单采血浆站原料血浆采集情况	—
5.1	本年度采集原料血浆总量（吨）	
5.1.1	其中：提供原料血浆量（吨）	

序　号	指　　标	数　量
5.1.2	库存原料血浆量（吨）	
5.2	本年度在册合格供血浆者人数	
5.3	本年度永久淘汰供血浆者人数	
5.3.1	其中：ALT（人）	
5.3.2	HBsAg（人）	
5.3.3	HCV-Ab（人）	
5.3.4	HIV-Ab（人）	
5.3.5	梅毒（人）	
5.3.6	其他（人）	
5.4	单采血浆机数量（台）	
5.5	本年度使用单采血浆耗材（套）	
5.6	本年度采集原料血浆数量（袋）	

单位负责人：_____ 填表人：_____ 联系电话：_____ 报出日期：_____ 年___ 月___ 日

填表说明：1. 本表由血液中心、中心血站、中心血库及单采血浆站填报。第一至第四项由血液中心、中心血站和中心血库填报，第五项由单采血浆站填报。省级卫生行政部门收集本地区数据上报卫生部医政司。

　　　　　2. 本表为季报，报送时间为季后第1个月15日前。报送方式为逐级上报。

1.4 主要指标解释

一、卫生机构调查表

（一）卫生机构及其基本情况

1. 卫生机构：指从卫生、民政、工商行政、机构编制管理部门取得《医疗机构执业许可证》或法人单位登记证书，为社会提供医疗保健、疾病控制、卫生监督服务或从事医学科研和医学在职培训等工作的单位。统计界定原则为：

①医疗机构以卫生行政部门发放的《医疗机构执业许可证》为依据，疾病预防控制中心、卫生监督中心和其他卫生机构以取得法人单位登记证书为依据。卫生机构包括医疗机构、疾病预防控制中心、卫生监督机构和其他卫生机构。医疗机构包括医院、乡镇（街道）卫生院、社区卫生服务中心（站）、疗养院、护理院（站）、门诊部、诊所（医务室、卫生所）、村卫生室、专科疾病防治院（所、站）、妇幼保健院（所、站）、临床检验中心等。疾病预防控制中心包括卫生防疫站、预防保健中心。卫生监督机构包括卫生监督所（局、总队）和卫生监督中心。

②对于一个单位两块牌子的医疗机构，原则上以医疗机构执业许可证为依据。XX 医院（社区卫生服务中心）可按社区卫生服务中心进行编码和统计。

③卫生机构下设的分支机构：取得执业（登记）证书的分支机构要求填报本表，如人员、经费和工作量不能与上级单位分开，仅要求填报第一项（基本情况），其他数字计入上级单位中。未取得执业（登记）证书的分支机构不要求填报本表，分支机构数字计入上级单位中。

④下列机构不要求填报：卫生新闻出版社、卫生社会团体、药品检定所；高中等医药院校本部（附属医院除外）；人口和计划生育部门主管的计划生育指导中心（站）；卫生行政机关；军队卫生机构；香港和澳门特别行政区以及台湾省所属卫生机构。

2. 机构属性代码：机构属性代码由卫生行政部门依据《卫生机构（组织）分类代码证》申报表确定。设置/主办单位中"其他社会组织"包括联营、股份合作制、股份制、港澳台商和外商投资等卫生机构。

3. 医院等级：由政府主管部门评定，级别分为一、二、三级、未定级；等次分为特等（暂不评定）、甲等、乙等、合格、未定。

4. 临床重点专科：由国家、省级和市级临床重点专科评估委员会评定。国家临床重点专科分为Ⅰ级、Ⅱ级。Ⅰ级临床重点专科在全国范围内突出综合优势和整体水平，代表全国最先进的医疗技术水平和服务能力。Ⅱ级临床重点专科突出临床技术特色，在重点方向上有所突破。

5. 建立长期对口支援关系情况：包括万名医师支援农村卫生工程、城市三级医院对口支援县级医院、二级以上医疗卫生机构对口支援乡镇卫生院等。当年支援（受援）医师数、当年接收帮助医师数包括三种情况支援或受援的医师数。

6. 住院医师规范化培训基地医院：由国家和省级卫生行政部门认定的三级医院和少数

具备条件的二级医院。

7. 是否达到建设标准：由上级主管部门按照国家发改委和卫生部下发的《中央预算内专项资金项目－县医院、县中医院、中心乡镇卫生院、村卫生室和社区卫生服务中心建设指导意见》审核达标（包括业务用房面积和设备配置）的各类机构数。达标的县（含县级市）医院和中医院数不包括专科医院（未指定建设标准）。

2009 年以来中央财政专项资金项目建设单位一般视为达到建设标准。

8. 配备国家基本药物（基层部分）品种数：2009 版《国家基本药物目录（基层部分）》药品品种数为 307 种，其中：化学药品（含生物制品）205 种，中成药 102 种。

9. 非目录的药品：指由省级人民政府确定的《国家基本药物目录》（基层部分）之外的药品，主要供基层医疗卫生机构使用。

10. 本单位管理的村卫生室数：指不由本单位设立但由本单位负责业务管理的村卫生室数。

11. 相关代码：组织机构代码采用《全国组织机构代码编制规则（GB/T 11714-1997）》，经济类型代码采用《经济类型分类与代码（GB/T 12402-2000）》，卫生机构类别代码和机构分类管理代码采用《卫生机构（组织）分类与代码（WS218-2002）》，行政区划代码采用《中华人民共和国行政区划代码（GB/T 2260-1999）》，乡镇街道代码采用《县级以下行政区划代码编制规则（GB/T 10114-2003）》，设置/主办单位代码、政府办卫生机构隶属关系代码见附录。

（二）人员数

1. 在岗职工数：指在单位工作并由单位支付工资的人员。包括在编及合同制人员、返聘本单位半年以上人员、临聘本单位半年以上注册护士，不包括离退休人员、退职人员、离开本单位仍保留劳动关系人员、返聘和临聘本单位不足半年人员。多点执业医师一律计入第一执业单位在岗职工人数，不再计入第二、三执业单位在岗职工人数。

2. 卫生技术人员：包括执业医师、执业助理医师、注册护士、药师（士）、检验及影像技师（士）、卫生监督员和见习医（药、护、技）师（士）等卫生专业人员。不包括从事管理工作的卫生技术人员（如院长、副院长、党委书记等）。统计界定原则为：

①执业（助理）医师、注册护士、卫生监督员一律按取得医师、护士、卫生监督员执业证书且实际从事临床或监督工作的人数统计，不包括取得执业证书但从事管理工作的人员（如院长、书记等）。

②除乡镇卫生院在村卫生室工作的执业（助理）医师和注册护士允许重复统计外（卫统 1-2 表和卫统 1-4 表均统计），其他人员不得重复统计。

③其他卫生技术人员：包括见习医（药、护、技）师（士）等卫生专业人员，不包括药剂员、检验员、护理员等。见习医师（士）指毕业于高中等院校医学专业但尚未取得医师执业证书的医师和医士。

3. 其他技术人员：指从事医疗器械修配、卫生宣传、科研、教学等技术工作的非卫生专业人员。

4. 管理人员：指担负领导职责或管理任务的工作人员。包括从事医疗保健、疾病控制、卫生监督、医学科研与教学等业务管理工作的人员；主要从事党政、人事、财务、信息、安全保卫等行政管理工作的人员。

5. 工勤技能人员：指承担技能操作和维护、后勤保障、服务等职责的工作人员。工勤技能人员分为技术工和普通工。技术工包括护理员（工）、药剂员（工）、检验员、收费员、挂号员等，但不包括实验员、技术员、研究实习员（计入其他技术人员），经济员、会计员和统计员等（计入管理人员）。

（三）床位数

1. 编制床位：由卫生行政部门核定的床位数。

2. 实有床位：指年底固定实有床位数，包括正规床、简易床、监护床、超过半年加床、正在消毒和修理床位、因扩建或大修而停用床位。不包括产科新生儿床、接产室待产床、库存床、观察床、临时加床和病人家属陪侍床。

3. 实际开放总床日数：指年内医院各科每日夜晚12点开放病床数总和，不论该床是否被病人占用，都应计算在内。包括消毒和小修理等暂停使用的病床，超过半年的加床。不包括因病房扩建或大修而停用的病床及临时增设病床（半年以内）。

4. 实际占用总床日数：指医院各科每日夜晚12点实际占用病床数（即每日夜晚12点住院人数）总和。包括实际占用的临时加床在内。病人入院后于当晚12点前死亡或因故出院的病人，按实际占用床位1天进行统计，同时统计"出院者占用总床日数"1天，入院及出院人数各1人。

5. 出院者占用总床日数：指所有出院人数的住院床日之总和。包括正常分娩、未产出院、住院经检查无病出院、未治出院及健康人进行人工流产或绝育手术后正常出院者的住院床日数。

6. 全年开设家庭病床总数：指年内撤消的家庭病床总数（即撤床病人总数）。

（四）房屋及基本建设、设备

1. 基本建设、设备各项指标解释与综合医院、乡镇卫生院、社区卫生服务中心（站）和疾病预防控制中心等建设标准一致。危房面积由上级主管部门核定。

2. 房屋建筑面积：指单位购建且有产权证的房屋建筑面积，不包括租房面积。

3. 租房面积：卫生机构使用的、无产权证的房屋建筑面积。无论其是否缴纳租金，均计入租房面积。

4. 万元以上设备：包括医疗设备、后勤设备等在内的全部万元以上设备。

（五）收入与支出、资产与负债

1. 非营利性医院各项指标解释与《医院会计制度》一致；营利性医院与《企业会计制度》一致；其他卫生机构与《事业单位会计制度》、《民间非营利组织会计制度》一致。

2. 财政补助收入中的基本支出补助和项目支出补助按财政补助科目填报。

3. 基本药物收入：指年内使用《国家基本药物目录》内药品取得的收入，不包括由省级人民政府确定的非目录药品收入。医院（卫统1-1表）包括出售《国家基本药物目录》基层部分和其他部分药品收入之和。基层医疗机构（卫统1-2表、卫统1-3表、卫统1-4表）指销售《国家基本药物目录》（基层部分）的收入。

4. 中药收入及中药费：包括中成药和中草药。

5. 人员支出：指医疗和药品支出中的基本工资、绩效工资、津贴、社会保险缴费等，但不包括对个人家庭的补助支出。基本工资指事业单位工作人员的岗位工资和薪级工资。

（六）医疗服务

1. 住院医疗服务有关指标解释与《住院病案首页》"填写说明"一致，依据《住院病案首页》进行统计。

2. 总诊疗人次数：指所有诊疗工作的总人次数，统计界定原则为：①按挂号数统计，包括门诊、急诊、出诊、单项健康检查、健康咨询指导人次。患者1次就诊多次挂号，按实际诊疗次数统计，不包括根据医嘱进行的各项检查、治疗、处置工作量；②未挂号就诊、本单位职工就诊及外出诊不收取挂号费的，按实际诊疗人次统计。预约诊疗人次数包括网上、电话、院内登记、双向转诊等预约诊疗人次之和。不包括体检人次数和接种人次数。

3. 出院人数：指所有住院后出院的人数。包括治愈、好转、未愈、死亡及其他人数。统计界定原则为：①"死亡"：包括已办住院手续后死亡、未办理住院手续而实际上已收容入院的死亡者。②"其他"：指正常分娩和未产出院、未治和住院经检查无病出院、无并发症的人工流产或绝育手术出院者。③3日确诊人数：指入院后确诊日期－入院日期≤3日的出院人数。

4. 急诊、住院危重病人抢救及成功人次数：按实际抢救人次数进行统计。急危重病人经抢救后，治愈、好转或病情得到缓解者，视为抢救成功。病人有数次抢救，最后1次抢救失败而死亡，则前几次抢救计为抢救成功，最后1次为抢救失败。

5. 入院与出院、术前与术后、临床与病理诊断符合人数：指主要诊断完全相符或基本符合的人数。

6. 住院病人手术人次数：指施行手术和操作的住院病人总数。1次住院期间施行多次手术的，按实际手术次数统计。

7. 医院感染例数：指病人住院期间新发生的感染例数。包括住院获得出院后发生的感染，不包括入院前已开始感染或入院时已处于潜伏期的感染。

8. 无菌手术［Ⅰ级切口］愈合例数：指出院病人在住院期间施行的属于Ⅰ级切口（无菌切口）的手术次数，不包括无菌手术后切口未愈合即出院、转院或死亡的手术次数，以住院病案首页为依据。按愈合等级分为：甲级愈合（指切口愈合良好）、乙级愈合（指切口愈合欠佳）、丙级愈合（指切口化脓）。

9. 乡村医生和卫生员：乡村医生指从当地卫生行政部门获得"乡村医生"证书的人员；卫生员是指村卫生室中未获得"乡村医生"证书的人员。

10. 医疗纠纷：指患者及其家属等关系人对医疗机构及其医务人员提供的医疗护理等服务及效果不满意而与医疗机构发生的纠纷。

11. 医疗事故报告例数：按鉴定日期（不以发生日期）统计。

12. 临床用血总量（U）：每200毫升全血统计为1U；手工分离成分血按每袋200毫升全血制备分离统计为1U，机采成分血每1人份统计为1U（采集双人份为2U）；机采血浆按每100毫升1U统计。

（七）基本公共卫生服务

1. 基本公共卫生服务的有关指标解释与《国家基本公共卫生服务项目》一致。此项指标的填报范围为由政府确定的提供基本公共卫生服务项目的医疗机构。

2. 居民健康档案累计建档人数：指按照卫生部关于印发《国家基本公共卫生服务规范（2009年版）》（卫妇社发［2009］98号）中《城乡居民健康档案管理服务规范》要求建立的城乡居民健康档案累计人数。按常住人口统计，不包括已居住本地不足半年的流动人口档案数。

计算机管理人数：指根据卫生部《健康档案基本架构与数据标准（试行）》、《基于健康档案的区域卫生信息平台建设指南（试行）》要求建立的标准化电子健康档案人数。

3. 规范管理慢性病人：指对高血压、糖尿病和重性精神病等确诊患者进行登记管理、定期随访并进行体格检查、用药、饮食运动和心理等健康指导。

（八）分科构成

各科室解释与《医疗机构诊疗科目名录》一致。儿科包括小儿外科和儿童保健科等相关科室，妇产科包括妇女保健科、计划生育科等相关科室。妇幼保健院（所、站）、妇儿（婴）医院和妇产医院只允许填写儿科和妇产科。依此类推。

二、卫生人力基本信息调查表

（一）卫生人力统计界定

本表要求各类卫生机构在岗职工（乡村医生和卫生员除外）填报。包括在编及合同制人员、返聘本单位半年以上人员、临聘本单位半年以上注册护士，取得卫生监督员证书的公务员、村卫生室执业（助理）医师和注册护士。不包括离退休人员、退职人员、离开本单位仍保留劳动关系人员、返聘和临聘本单位不足半年人员。多点执业医师由第一执业单位录入，第二、三执业单位不得重复录入。卫生机构的统计界定与卫统1表一致。

（二）数据录入

1. 身份证填写18位代码，录入时自动校验尾号（校验码）。在地方医疗机构执业的军医，如无身份证可临时填写军官证号码。军官证、通行证和护照无需校验。

2. 医师执业证书编码、执业类别及执业范围代码依据《医师执业证书》填写相应代码；学历、学位及所学专业和专业技术资格（评）代码依据学历、学位及技术资格证书填写相应代码。

3. 所在科室、专业技术资格、所学专业只要求录入代码，名称仅供核对用。行政区划代码、组织机构代码、机构名称、出生日期和性别由系统自动产生，核对订正以调查表为准。

4. 工勤技能人员仅要求填写第1.1～2.2项，第3.3项、第4.1～4.2项。

（三）相关代码

1. 民族代码填写《中国各民族名称的罗马字母拼音写法和代码（GB/T 3304）》中数字代码；专业技术资格代码采用《专业技术职务代码（GB/T 8561）》；学历代码采用《文化程度代码（GB/T 4658）》第1位代码；学位代码采用学位代码（GB/T 6864）第1位代码。

2. 所学专业代码采用（GB/T 16835）部分代码，医学技术包括医学影像学、医学检验、眼视光学及康复治疗等医学技术类专业。

3. 所在科室代码：①业务科室代码：医院、中医机构、妇幼保健和专科疾病防治机构填写《医疗机构诊疗科目名录》4或6位代码；其他医疗机构填写《医疗机构诊疗科目名录》前两位代码。疾病预防控制中心填写《疾病预防控制中心业务科室分类与代码》；卫生监督机构填写《卫生监督机构业务科室分类与代码》。②前三类机构的管理科室和其他卫生机构填写《卫生机构其他科室分类与代码》。

4. 医师执业范围代码：医疗机构医师填《医疗机构医师执业范围代码》。

三、医用设备调查表

1. 设备的统计界定：按实有设备统计，包括安装和未安装设备，不含订购尚未运抵设备。

2. 同批购进相同型号设备台数：指该批设备购进时间、名称、生产厂家、型号及价格等完全一致。

3. 购买单价：指1台设备购买价格，包括设备原值和设备安装等辅助费用。

4. 相关代码：设备代号按附录中《医疗机构上报设备及代码》填写。

四、医院出院病人调查表

1. 出院病人统计界定：指建立"住院病案首页"且年内出院的所有住院者。

2. 本表摘自出院病人《住院病案首页》和住院费用清单。指标解释与《住院病案首页》填写说明、医院财务制度一致。

3. 相关代码：职业代码填写《职业分类与代码》（GB/T6565）的前两位代码。入院科别代码、出院科别代码：填写《医疗机构诊疗科目名录》前两位代码。ICD-10编码指国际疾病分类第10版，ICD-9-CM3编码指国际疾病分类第9版——手术及医疗操作分类（2008版）。

4. 医疗付款方式：城镇职工医保包括公费医疗，其他社会保险包括工伤、生育等保险支付的医疗费用。

5. 治疗结果中"9 其他"：是指未治出院或转院，正常产和无并发症人工流产，住院检查且未治病人。

五、采供血情况调查表

1. 机采成分血：包括机采红细胞、机采血小板、机采粒细胞、机采血浆、机采外周血干细胞等。

2. 献血：自愿无偿献血指不列入计划指标的无偿献血；计划无偿献血指当地政府下达的指令性计划的无偿献血；有偿献血指由血站直接给予金钱补贴的献血（据实报销交通费除外）。

1.5 统计标准

1.5.1 全国组织机构代码编制规则 （GB/T 11714-1997）

1 范围

本标准规定了全国组织机构代码的编码方法，使全国各机关团体企事业单位等组织机构均获得一个唯一的、始终不变的法定代码，以适应政府部门的统一管理和业务单位实现计算机自动化管理的需要。

本标准适用于全国组织机构代码的编制、信息处理和信息交换。

2 代码的结构和表示形式

2.1 代码的结构

全国组织机构代码由八位数字（或大写拉丁字母）本体代码和一位数字（或大写拉丁字母）校验码组成。

2.1.1 本体代码采用系列（即分区段）顺序编码方法。

2.1.2 校验码按下列公式计算：$C_9 = 11 - MOD (\sum C_i \times W_i , 11)$

MOD — 表示求余函数；i — 表示代码字符从左至右位置序号；

C_i — 表示第 i 位置上的代码字符的值，采用附录 A "代码字符集" 所列字符；

C_9 — 表示校验码；

W_i — 表示第 i 位置上的加权因子，其数值如下表：

I	1	2	3	4	5	6	7	8
W_i	3	7	9	10	5	8	4	2

当 MOD 函数值为1（即 $C_9 = 10$）时，校验码应用大写拉丁字母 X 表示；当 MOD 函数值为0（即 $C_9 = 11$）时，校验码仍用0表示。

2.2 代码的表示形式

为便于人工识别，应使用一个连字符 "–" 分隔本体代码与校验码。机读时，连字符省略。表示形式为：

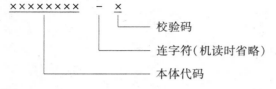

3 自定义区

为满足各系统管理上的特殊需要，本标准规定本体代码 PDY00001-PDY99999 为自定义区，供各系统编制内部组织机构代码使用。自定义区内编制的组织机构代码不作为各系统间信息交换依据。

1.5.2 中华人民共和国行政区划代码 （GB/T 2260-2007）

1 范围

本标准规定了中华人民共和国县及县以上行政区划代码。

本标准适用于对行政区划的标识、信息处理和交换。

2 引用标准

下列标准所包含的条文，通过在本标准中引用而构成为本标准的条文。本标准出版时，所示版本均有效。所有标准都会被修订，使用本标准的各方应探讨使用下列标准最新版本的可能性。

GB/T 15514-1998《中华人民共和国口岸及其有关地点代码》

GB/T 7407-1997《中国及世界主要海运贸易港口代码》

3 数字代码的编制原则和结构

3.1 本标准是用六为数字代码按层次分别表示我国各省（自治区、直辖市、特别行政区）、市（地区、自治州、盟）、县（自治县、市、市辖区、旗、自治旗）的名称。

3.2 本代码从左至右的含义是：

第一、二位表示省（自治区、直辖市、特别行政区）。

第三、四位表示市（地区、自治州、盟及国家直辖市所属市辖区和县的汇总码）。

　　a）01-20，51-70 表示省直辖市；b）21-50 表示地区（自治州、盟）。

第五、六位表示县（市辖区、县级市、旗）。

　　a）01-18 表示市辖区或地区（自治州、盟）辖县级市；b）21-80 表示县（旗）；c）81-99 表示省直辖县级市。

为了保证代码唯一性，以利于电子计算机较长时间地存储数据，行政区划若有变更，原代码废止。

4 字母代码的编码规则和结构

行政区划字母代码遵循科学性、统一性、实用性编码原则，参照县及县以上行政区划地名的汉语拼音，用三位字母缩写表示。

4.1 省、直辖市、自治区、特别行政区一级行政区划用两位字母表示。

4.2 其中采用《中华人民共和国口岸及其有关地点代码》或《中国及世界主要海运贸易港口代码》国家标准的字母码用＊号标出。

4.3 少数民族地名取其民族拼音缩写表示，并在代码表中用＊＊标出。

5 代码表

5.1 省、自治区、直辖市、特别行政区代码见表1。

5.2 各省、自治区、直辖市、特别行政区代码表略。

5.3 台湾省、香港和澳门特别行政区的代码表暂缺。

表1 省、自治区、直辖市、特别行政区代码表

名 称	数字码	字母码	名 称	数字码	字母码
北京市	110000	BJ	湖南省	430000	HN
天津市	120000	TJ	广东省	440000	GD
河北省	130000	HE	广西壮族自治区	450000	GX
山西省	140000	SX	海南省	460000	HI
内蒙古自治区	150000	NM	重庆市	500000	CQ
辽宁省	210000	LN	四川省	510000	SC
吉林省	220000	JL	贵州省	520000	FZ
黑龙江省	230000	HL	云南省	530000	YN
上海市	310000	SH	西藏自治区	540000	XZ
江苏省	320000	JS	陕西省	610000	SN
浙江省	330000	ZJ	甘肃省	620000	GS
安徽省	340000	AH	青海省	630000	QH
福建省	350000	FJ	宁夏回族自治区	640000	NX
江西省	360000	JX	新疆维吾尔族自治区	650000	XJ
山东省	370000	SD	台湾省	710000	TW
河南省	410000	HA	香港特别行政区	810000	HK
湖北省	420000	HB	澳门特别行政区	820000	MO

1.5.3 县级以下行政区划代码编制规则
（GB/T 10114-2003）

1 范围

本标准规定了县级以下行政区划代码的编制规则。本标准适用于编制县级以下的行政区划代码。

依据本标准编制的县级以下行政区划代码可作为 GB/T 2260 的补充和延拓，与 GB/T 2260 配合使用。

2 规范性引用文件

下列文件中的条款通过本标准的引用而成为本标准的条款。凡是注日期的引用文件，其随后所有的修改单（不包括勘误的内容）或修订版均不适用于本标准，然而，鼓励根据本标准达成协议的各方研究是否可使用这些文件的最新版本。凡是不注日期的引用文件，其最新版本适用于本标准。

GB/T 2260 中华人民共和国行政区划代码，GB/T 7027-2002 信息分类和编码的基本原则与方法，GB/T 20001.3-2001 标准编写规则第 3 部分：信息分类编码。

3 定义 本标准使用下列术语和定义。

3.1 县级以行政区划，指镇、乡、民族乡。

注：①街道（地区）办事处〔以下简称街道（地区）〕作为市辖区或不设区的市、县人民政府的派出机关，其所辖区域在本标准中按县级以下行政区划来对待；②某些省份设置的民族镇，在本标准中按镇来对待；③苏木作为内蒙古自治区的墓层行政区域单位在本标准中按乡来对待。

3.2 行政区划专名，行政区划名称中用来区分各个行政区划实体词。

3.3 行政区划通名，行政区划名称中用来区分行政区划实体类别的词。

4 编码规则

4.1 代码结构：县级以下行政区划代码分两段由九位数字构成，其结构如下：

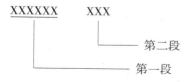

4.2 编码方法

4.2.1 县级以下行政区划代码的第一段采用 GB/T 2260。中的六位数字代码，表示县级及县级以上行政区划。

4.2.2 县级以下行政区划代码的第二段采用系列顺序码，由三位数字构成，具体划分为：

001-099 表示街道（地区）　　100-199 表示镇（民族镇）　　200-399 表示乡、民族乡、苏木

4.3 编码规则

4.3.1 县级以下行政区划代码应按行政隶属关系和 4、2.2 列出的区划类型，统一排序后进行编码。

4.3.2 在编制县级以下行政区划代码时，当只表示县及县以上行政区划时，4.1 所示代码结构的第二段应为三个数字0，用九位数字表示，以保证代码长度的一致性。

4.3.3 当 GB/T 2260。中的代码发生变更时，县级 N 下行政区划代码所对应的第一段应作相应的改变。

4.3.4 县级以下行政区划代码所表示的行政区划，在其专名或驻地改变时，其代码不变；而当其隶属关系或通名改变时，则须重新赋码。

4.3.5 县级以下行政区划代码所表示的行政区划被撤销或重新赋码后，原代码作废，作废代码不得再赋予其他的行政区划，以保证代码的唯一性。

5 代码表格式

5.1 为使行政区划代码标准文本格式整齐统一，应按照 GBJT 2260 和 GB/T 20001.3 和以下规定的格式编写和印刷：

名 称	代 码	名 称	代 码	名 称	代 码
XX 市	XXXX00000				
市辖区	XXXX01000				
XX 区	XXXXXX000	XX 县级市	XXXXXX000	XX 县	XXXXXX000
XX 街道（或地区）	XXXXXX001	XX 街道（或地区）	XXXXXX001	XX 街道（或地区）	XXXXXX001
XX 镇（或民族镇）	XXXXXX1XX	XX 镇（或民族镇）	XXXXXX1XX	XX 镇（或民族镇）	XXXXXX1XX
XX 乡（或民族乡、苏木）	XXXXXX2XX	XX 乡（或民族乡、苏木）	XXXXXX2XX	XX 乡（或民族乡、苏木）	XXXXXX2XX

5.2 在代码表中，行政区划名称应采用法定名称。

6 标准的实施：各省、自治区、直辖市标准化管理机构负责组织相关部门共同编制本区域内的县级以下行政区划代码，作为地方标准发布，并报本标准归口单位备案。

1.5.4 卫生机构（组织）分类与代码（WS218-2002）

1 范围

    1.1 本标准规定了卫生机构（组织）的分类原则、分类、代码结构及编码方法等。

    1.2 本标准适用于卫生行业管理、卫生机构分类、卫生统计与信息咨询、医疗机构执业许可登记等。

2 规范性引用文件

    下列标准所包含的条文，通过在本标准中引用而构成本标准的条文。所有标准都会被修订，使用本标准的各方应探讨使用下列标准最新版本的可能性。

    GB/T 11714 全国组织机构代码编制规则   GB/T 2260 中华人民共和国行政区划代码

    GB/T 12402 经济类型分类与代码   GB/T 4754 国民经济行业分类

3 卫生机构（组织）定义

    卫生机构（组织）是指从卫生行政部门取得《医疗机构执业许可证》，或从民政、工商行政、机构编制管理部门取得法人单位登记证书，为社会提供医疗保健、疾病控制、卫生监督等服务或从事医学科研、医学教育等卫生单位和卫生社会团体。不包括卫生行政机构、香港和澳门特别行政区以及台湾所属卫生机构（组织）。

4 分类原则

    4.1 分类原则参照 GB/T4754 和其他有关国家标准。

    4.2 按照国内通行的经济和社会活动同质性原则划分机构类别。

    4.3 与我国现阶段卫生机构发展状况相适应。

    4.4 医疗机构分类参照 1994 年国务院第 149 号令《医疗机构管理条例》配套文件——《医疗机构基本标准》。

5 卫生机构分类：卫生机构按行政区划、机构登记注册类型、卫生机构（组织）类别和机构分类管理四类属性分类。

    5.1 行政区划和机构登记注册类型完全引用国家标准和通用统计分类。

    5.2 卫生机构（组织）类别系卫生机构分类的主体。卫生机构（组织）按类别分为医院、社区卫生服务中心（站）、卫生院、门诊部（诊所、医务室、村卫生室）、急救中心（站）、采供血机构、妇幼保健院（所、站）、专科疾病防治院（所、站）、疾病预防控制中心（防疫站）、卫生监督所、卫生监督检验（监测、检测）所（站）、医学科学研究机构、医学教育机构、健康教育所（站）、其他卫生机构和卫生社会团体 16 大类，大类下面根据需要再划分为中类和小类。

    5.3 机构分类管理划分为非营利性医疗机构、营利性医疗机构和其他卫生机构三类。

6 卫生机构代码

    6.1 代码结构：卫生机构（组织）代码由 22 位数字（或英文字母）组成，包括 9 位组织机构代码和 13 位机构属性代码。机构属性代码由行政区划代码（6 位）、经济类型代码（2 位）、卫生机构（组织）类别代码（4 位）和机构分类管理代码（1 位）四部分组成。卫生机构代码表示形式如下：

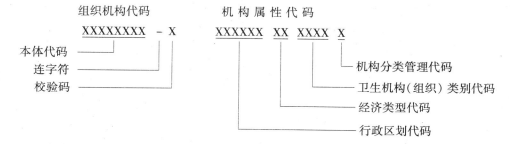

6.2 编码方法

6.2.1 组织机构代码由8位本体代码、连字符和1位校验码组成，引用GB/T 11714。组织机构代码为每一单位始终不变的、唯一法定代码，除代表某一机构外，无任何其他含义。有关部门也将组织机构代码称为法人代码。

6.2.1.1 全国绝大部分卫生法人单位已取得《全国组织机构代码证》。尚未办理《全国组织机构代码证》的卫生机构（非独立法人的医疗机构除外），依据属地原则从当地组织机构代码管理中心办理此证，以取得本单位的组织机构代码。

6.2.1.2 GB/T 11714规定"PDY00001- PDY99999"为自定义区，供各行业编制内部组织机构代码用，不作为行业间信息交换的依据。因此，执业的非独立法人医疗机构代码由卫生行政部门赋予，其编码规则如下：

a. 代码结构为"PDYXXXXX - X"。其中"PDY"固定不变；"XXXXX"系五位数字码，从00001-99999，由县（区）级卫生行政部门按照医疗机构执业许可登记顺序统一编号；"X"系校验码，计算方法与法人代码一致。

b. "机构代码"＋"行政区划代码"作为这类机构不变的、唯一的法定代码。已经注销（撤销）的机构代码应予废置，不得重新赋予其他机构。

6.2.2 机构属性代码共13位，由6位行政区划代码、2位机构登记注册类型代码、4位卫生机构类别代码、1位机构分类管理代码四部分组成。

6.2.2.1 行政区划代码由6位数字组成，完全引用GB/T2260。

6.2.2.2 经济类型代码由2位数字组成，部分引用GB/T12402。引用原则如下：

a. 卫生行业经济类型较为简单，本标准仅引用大、中类两位代码。

b. 目前国家政策不允许设立下列经济类型卫生机构，故本标准暂不使用相应代码，即："15 有限责任（公司）"、"23 港澳台独资"、"24 港澳台投资股份有限（公司）"、"29 其他港澳台投资"、"33 外资"、"34 国外投资股份有限（公司）"、"39 其他国外投资"。

6.2.2.3 卫生机构（组织）类别代码系本标准的主体代码，由4位数字（或英文字母）组成（见附录A）。本标准采用线性分类和层次编码法，将卫生机构（组织）按其服务性质划分为大类、中类和小类。

a. 大类用一个英文字母编码，即用字母ABC…顺次代表不同大类。为避免字母"I"和数字"1"混淆，大类不使用字母"I"。

b. 中类、小类依据等级制和完全十进制，用2层3位阿拉伯数字表示。中类由一位数字表示，从1开始按升序编码，最多编到9。小类由三位数字表示，第一位码表示中类数码；第二、三位为小类数码，从10开始按升序编码。如"A"表示大类"医院"，"A5"表示中类"专科医院"，"A511"表示小类"口腔医院"。

c. 如果中类不再细分，则它们后面的代码补"0"直到第四位。

d. 个别卫生机构小类下面再细分类，则按细分类编码，不编"XXX0"代码。例如：各类中医专科医院不编代码"A220"，应根据其类别在"A221-A229"中选择代码。

e. 小类尽可能留有一定空码，以适应今后增加或调整类目需要。

6.2.2.4 机构分类管理代码由1位数字组成（见附录）。

7 分类代码表

7.1 卫生机构（组织）类别代码表见附录A（规范性附录）

7.2 机构分类管理代码表附录（规范性附录）

代码	机构分类管理类型	说　明
1	非营利性医疗机构	指《医疗机构执业许可证》注明为"非营利性"的医疗机构
2	营利性医疗机构	指《医疗机构执业许可证》注明为"营利性"的医疗机构
9	其他卫生机构	指未实行分类管理的其他各类卫生机构

附录 A　卫生机构类别代码表

大类代码	中类代码	小类代码	类别名称	说　明
A			**医院**	
	A1	A100	综合医院	
	A2		中医医院	
		A210	中医（综合）医院	
		A220	中医专科医院	
		A221	肛肠医院	
		A222	骨伤医院	包括正骨医院
		A223	针灸医院	
		A224	按摩医院	
		A229	其他中医专科医院	
	A3	A300	中西医结合医院	
	A4		民族医院	
		A411	蒙医院	
		A412	藏医院	
		A413	维医院	
		A414	傣医院	
		A419	其他民族医院	
	A5		专科医院	不含中医专科医院
		A511	口腔医院	包括牙科医院
		A512	眼科医院	
		A513	耳鼻喉科医院	包括五官科医院
		A514	肿瘤医院	
		A515	心血管病医院	
		A516	胸科医院	
		A517	血液病医院	
		A518	妇产（科）医院	包括妇婴（儿）医院
		A519	儿童医院	

大类代码	中类代码	小类代码	类别名称	说　明
		A520	精神病医院	含20张床以上精神卫生中心
		A521	传染病医院	
		A522	皮肤病医院	包括性病医院
		A523	结核病医院	
		A524	麻风病医院	
		A525	职业病医院	
		A526	骨科医院	
		A527	康复医院	
		A528	整形外科医院	包括整容医院
		A529	美容医院	
		A539	其他专科医院	
	A6	A600	疗养院	不包括休养所
	A7		护理院（站）	
		A710	护理院	
		A720	护理站	
B			**社区卫生服务中心（站）**	
	B1	B100	社区卫生服务中心	
	B2	B200	社区卫生服务站	
C			**卫生院**	
	C1	C100	街道卫生院	
	C2		乡镇卫生院	
		C210	中心卫生院	
		C220	乡卫生院	
D			**门诊部、诊所、医务室、村卫生室**	包括卫生所（室）
	D1		门诊部	
		D110	综合门诊部	
		D120	中医门诊部	
		D121	中医（综合）门诊部	
		D122	中医专科门诊部	
		D130	中西医结合门诊部	
		D140	民族医门诊部	
		D150	专科门诊部	不含中医专科门诊部
		D151	普通专科门诊部	

大类代码	中类代码	小类代码	类别名称	说　明
		D152	口腔门诊部	
		D153	眼科门诊部	
		D154	医疗美容门诊部	
		D155	精神卫生门诊部	
		D159	其他专科门诊部	
	D2		诊所	
		D211	普通诊所	
		D212	中医诊所	
		D213	中西医结合诊所	
		D214	民族医诊所	
		D215	口腔诊所	
		D216	医疗美容诊所	
		D217	精神卫生诊所	
		D229	其他诊所	
	D3	D300	卫生所（室）	
	D4	D400	医务室	
	D5	D500	中小学卫生保健所	
	D6	D600	村卫生室	
E			**急救中心（站）**	
	E1	E100	急救中心	
	E2	E200	急救中心站	
	E3	E300	急救站	
F			**采供血机构**	
	F1		血站	
		F110	血液中心	
		F120	中心血站	
		F130	基层血站、中心血库	
	F2	F200	单采血浆站	
G			**妇幼保健院（所、站）**	包括妇幼保健中心
	G1	G100	妇幼保健院	
	G2	G200	妇幼保健所	包括妇女、儿童保健所
	G3	G300	妇幼保健站	包括妇幼保健中心
	G4	G400	生殖保健中心	

65

大类代码	中类代码	小类代码	类别名称	说　明
H			**专科疾病防治院（所、站）**	
	H1		专科疾病防治院	
		H111	传染病防治院	
		H112	结核病防治院	
		H113	职业病防治院	
		H119	其他专科疾病防治院	
	H2		专科疾病防治所（站、中心）	
		H211	口腔病防治所（站、中心）	包括牙病防治所（站）
		H212	精神病防治所（站、中心）	
		H213	皮肤病防治所（站、中心）	包括性病防治所（站）
		H214	结核病防治所（站、中心）	
		H215	麻风病防治所（站、中心）	
		H216	职业病防治所（站、中心）	
		H217	寄生虫病防治所（站、中心）	
		H218	地方病防治所（站、中心）	
		H219	血吸虫病防治所（站、中心）	
		H220	药物戒毒所（中心）	
		H229	其他专科疾病防治所（站、中心）	
J			**疾病预防控制中心（防疫站）**	
	J1	J100	疾病预防控制中心	
	J2	J200	卫生防疫站	
	J3	J300	卫生防病中心	
	J4	J400	预防保健中心	
K	K1	K100	**卫生监督所（局）**	
L			**卫生监督检验（监测、检测）所（站）**	
	L1	L100	卫生（综合）监督检验（监测、检测）所（站）	
	L2	L200	环境卫生监督检验（监测、检测）所（站）	
	L3	L300	放射卫生监督检验（监测、检测）所（站）	
	L4	L400	劳动(职业、工业)卫生监督检验(监测检测)所(站)	
	L5	L500	食品卫生监督检验（监测、检测）所（站）	
	L6	L600	学校卫生监督检验（监测、检测）所（站）	
	L9	L900	其他卫生监督检验（监测、检测）所（站）	
M			**医学科学研究机构**	

大类代码	中类代码	小类代码	类别名称	说　明
	M1	M100	医学科学（研究）院（所）	
	M2	M200	预防医学研究院（所）	
	M3	M300	中医（药）研究院（所）	
	M4	M400	中西医结合研究所	
	M5	M500	民族医（药）学研究所	
	M6		医学专科研究所	
		M611	基础医学研究所	
		M612	病毒学研究所	
		M613	老年医学研究所	
		M614	肿瘤（防治）研究所	
		M615	心血管病研究所	
		M616	血液学研究所	
		M617	整形外科研究所	
		M618	精神卫生研究所	
		M619	放射医学研究所	
		M620	医学生物学研究所	
		M621	生物医学工程研究所	
		M622	实验动物研究所	
		M623	结核病防治研究所	
		M624	皮肤病与性病防治研究所	
		M625	寄生虫病防治研究所	
		M626	地方病防治研究所	
		M627	血吸虫病防治研究所	
		M628	流行病学研究所	
		M629	医学微生物学研究所	
		M630	环境卫生研究所	
		M631	劳动卫生（职业病）研究所	
		M632	营养与食品卫生研究所	
		M633	儿少卫生研究所	
		M634	医学信息研究所	
		M649	其他医学专科研究所	
	M7	M700	药学研究所	包括药用植物研究所
N			**医学教育机构**	N1 和 N2 类编码不再使用

大类代码	中类代码	小类代码	类别名称	说　明
	N1		医学普通高中等学校	
		N110	医学普通高等学校	
		N111	医学院（医学大学）	不含综合大学医学部
		N112	中医（药）学院	包括中医药大学
		N113	民族医（药）学院	
		N119	其他医学普通高等学校	
		N120	医学普通中等专业学校	
		N121	卫生学校	
		N122	中医（药）学校	
		N123	民族医（药）学校	
		N124	护士学校	
		N129	其他医学普通中等专业学校	
	N2		医学成人学校	
		N210	医学成人高等学校	
		N211	职工医学院	
		N212	卫生管理干部学院	
		N219	其他医学成人高等学校	
		N220	医学成人中等学校	
		N221	卫生职业（工）中等专业学校	
		N222	中医（药）职业中等专业学校	
		N223	卫生进修学校	
		N229	其他医学成人中等学校	
	N3	N300	医学在职培训机构	含各类卫生培训中心
O			健康教育所（站、中心）	
	O1	O100	健康教育所	
	O2	O200	健康教育站（中心）	包括卫生宣教馆
P			其他卫生机构	
	P1		临床检验中心（所、站）	
		P110	临床检验中心	
		P120	临床检验所（站）	
	P2		卫生新闻出版社	
		P210	卫生图书出版社	
		P220	卫生报纸出版社	

大类代码	中类代码	小类代码	类别名称	说 明
		P230	卫生杂志社	
		P290	其他卫生新闻出版社	
	P9		其他卫生事业机构	
		P911	精神病收容所	
		P912	麻风村	
		P913	卫生消毒站	包括消杀灭站
		P914	乡防保组	
		P915	农村改水中心	
		P916	计划生育技术服务中心（站）	
		P917	卫生机关服务中心	
		P918	卫生统计信息中心	含卫生信息管理中心
		P919	医学考试中心	
		P920	卫生人才交流中心	
		P921	医学科技交流中心	
		P939	其他	
Q			**卫生社会团体**	
	Q1	Q100	红十字会	
	Q2	Q200	医学会	含各类卫生专业学会
	Q3	Q300	卫生协会	
		Q311	输血协会	
		Q312	医师协会	
		Q339	其他卫生协会	
	Q9	Q900	其他卫生社会团体	

1.5.5 经济类型分类与代码 (GB/T 12402-2000)

代码	经济类型	说　明
10	**内资**	资金主要来源于内地的经济组织
11	国有全资	全部资产（资金）归国家所有，并按国家有关规定登记注册的非公司制的经济组织（不含有限责任公司中的国有独资公司和联营中的国有联营）和国家和政党机关
12	集体全资	全部资产归集体所有，并按国家有关规定登记注册的经济组织（不含有限责任、股份合作和联营中的集体联营）
13	股份合作	以合作制为基础，由职工共同出资入股，吸收一定比例社会资产投资组建；实行自主经营，自负盈亏，共同劳动，按劳分配与按股分红的一种集体经济组织
14	联营	两个及以上相同或不同的经济类型的经济组织，按自愿、平等、互利原则共同投资组成的非公司型经济组织
15	有限责任公司	根据国家有关规定登记注册，由两个以上，五十个以下股东共同出资，每个股东以其所认缴的出资额对公司承担有限责任，公司以其全部资产对其债务承担有限责任的经济组织。包括国有独资公司及其他有限责任公司
16	股份有限公司	根据国家有关规定登记注册，其全部注册资本由等额股份构成并通过发行股票筹集资本，股东以其认购的股份对公司承担有限责任，公司以其全部资产对其债务承担责任的经济组织
17	私有	由自然人投资设立或由自然人控股，以雇佣劳动为基础的赢利性经济组织
19	其他内资	以上未包括的内资经济类型
20	**港澳台投资**	资本(资金)部分（达国家规定比例以上）或全部来源于港澳台的经济组织
21	内地和港澳台合资	港澳台地区投资者与内地经济组织依照国家有关规定，按合资合同规定的比例投资设立、分配利润和分担风险的经济组织
22	内地和港澳台合作	港澳台地区投资者与内地经济组织依照国家有关规定，按合作合同的约定进行投资或提供条件设立、分配利润和分担风险的经济组织
23	港澳台独资	依照国家有关规定，在内地由港澳台地区独资者全额投资设立的经济组织
24	港澳台投资股份有限公司	根据国家有关规定，经外经贸部依法批准设立，其中港澳台投资者的股本占公司注册资本25%以上的股份有限公司
29	其他港澳台投资	以上未包括的港、澳、台投资经济组织
30	**国外投资**	资本(资金)部分（达到国家规定比例以上）或全部来源于国外的经济组织
31	中外合资	国外法人或个人与内地经济组织依照国家有关规定，按合资合同规定比例投资设立、分配利润和分担风险的经济组织

代码	经济类型	说 明
32	中外合作	依照国家有关规定，按合作合同的约定进行投资或提供条件设立、分配利润和分担风险的经济组织
33	外资	依照国家有关规定，在内地由外国投资者全额投资设立的经济组织
34	国外投资股份有限公司	根据国家有关规定，经外经贸部依法批准设立，其中外资的股本占公司注册资本 25% 以上的股份有限公司
39	其他国外投资	以上未包括的国外投资的经济组织
90	**其他**	以上未包括的经济组织

注：①卫生行业经济类型仅采用 GB/T12402 前两位代码；
　　②卫生行业暂不使用代码 15、23、24、29、33、34、39。

1.5.6　性别分类及代码（GB/T 2261-2003）

代码	性别	说 明
0	未知的性别	
1	男	
2	女	
9	未说明的性别	

1.5.7　婚姻状况代码（GB/T 4766-1984）

代码	名称	说 明
1	未婚	
2	已婚	
3	丧偶	
4	离婚	
9	其他	

1.5.8 中国各民族名称的罗马字母拼写法和代码
（GB/T3304-1991）

数字代码	民族名称	数字代码	民族名称
1	汉族	29	柯尔克孜族
2	蒙古族	30	土族
3	回族	31	达斡尔族
4	藏族	32	仫佬族
5	维吾尔族	33	羌族
6	苗族	34	布朗族
7	彝族	35	撒拉族
8	壮族	36	毛难族
9	布依族	37	仡佬族
10	朝鲜族	38	锡伯族
11	满族	39	阿昌族
12	侗族	40	普米族
13	瑶族	41	塔吉克族
14	白族	42	怒族
15	土家族	43	乌孜别克族
16	哈尼族	44	俄罗斯族
17	哈萨克族	45	鄂温克族
18	傣族	46	德昂族
19	黎族	47	保安族
20	傈僳族	48	裕固族
21	佤族	49	京族
22	畲族	50	塔塔尔族
23	高山族	51	独龙族
24	拉祜族	52	鄂伦春族
25	水族	53	赫哲族
26	东乡族	54	门巴族
27	纳西族	55	珞巴族
28	景颇族	56	基诺族

注：不采用罗马字母拼写法。

1.5.9 学历代码（文化程度代码 GB 4658-2006）

代码（第1位）	名　　称
1	研究生
2	大学本科
3	大学专科及专科学校
4	中专及中技
5	技工学校
6	高中
7	初中及以下

1.5.10 学位代码（GB/T 6864-2003）

代码（第1位）	名　　称
1	名誉博士
2	博士
3	硕士
4	学士

注：卫生系统暂不使用代码"1"（名誉博士）。

1.5.11 所学专业 (GB/T 16835-1997)

代码	名 称	说 明
01	哲学	
02	经济学	
03	法学	
04	教育学	
05	文学	
06	历史学	
07	理学	
08	工学	
09	农学	
10	医学	
101	基础医学	
102	预防医学	
103	临床医学与医学技术	
1031	临床医学	包括儿科医学、精神病学与精神卫生、放射医学
1032	医学技术	医学影像学、医学检验学、医学营养学、麻醉学
104	口腔医学	
105	中医学	包括民族医学
106	法医学	
107	护理学	包括中医护理
108	药学	包括中药学
109	管理类	

1.5.12 专业技术职务代码 （GB/T 8561-2001）

代码	职务及等级名称	代码	职务及等级名称
1	高等学校教师	94	助理农艺师
11	教授	95	农业技术员
12	副教授	10	农业技术人员（兽医）
13	讲师	102	高级兽医师
14	助教	103	兽医师
2	中等专业学校教师	104	助理兽医师
22	高级讲师（中专）	105	兽医技术员
23	讲师（中专）	11	农业技术人员（畜牧）
24	助理讲师（中专）	112	高级畜牧师
25	教员（中专）	113	畜牧师
3	技工学校教师（讲师）	114	助理畜牧师
32	高级讲师（技校）	115	畜牧技术员
33	讲师（技校）	12	经济专业人员
34	助理讲师（技校）	122	高级经济师
35	教员（技校）	123	经济师
4	技工学校教师（实习指导）	124	助理经济师
42	高级实习指导教师	125	经济员
43	一级实习指导教师	13	会计专业人员
44	二级实习指导教师	132	高级会计师
45	三级实习指导教师	133	会计师
5	中学教师	134	助理会计师
52	高级教师（中学）	135	会计员
53	一级教师（中学）	14	统计专业人员
54	二级教师（中学）	142	高级统计师
55	三级教师（中学）	143	统计师
7	实验技术人员	144	助理统计师
72	高级实验师	145	统计员
73	实验师	15	出版专业人员（编审）
74	助理实验师	151	编审
75	实验员	152	副编审
8	工程技术人员	153	编辑
82	高级工程师	154	助理编辑
83	工程师	16	出版专业人员（编辑）
84	助理工程师	163	技术编辑
85	技术员	164	助理技术编辑
9	农业技术人员（农艺）	165	技术设计员
92	高级农艺师	17	出版专业人员（校对）
93	农艺师	173	一级校对

代码	职务及等级名称	代码	职务及等级名称
174	二级校对	255	护士
175	三级校对	26	卫生技术人员（技师）
18	翻译人员	261	主任技师
181	译审	262	副主任技师
182	副译审	263	主管技师
183	翻译	264	技师
184	助理翻译	265	技士
19	新闻专业人员（记者）	27	工艺美术人员
191	高级记者	272	高级工艺美术师
192	主任记者	273	工艺美术师
193	记者	274	助理工艺美术师
194	助理记者	275	工艺美术员
20	编辑	28	艺术人员（演员）
201	高级编辑	281	一级演员
202	主任编辑	282	二级演员
203	编辑	283	三级演员
204	助理编辑	284	四级演员
22	播音员	29	艺术人员（演奏员）
221	播音指导	291	一级演奏员
222	主任播音员	292	二级演奏员
223	一级播音员	293	三级演奏员
224	二级播音员	294	四级演奏员
225	三级播音员	30	艺术人员（编剧）
23	卫生技术人员（医疗）	301	一级编剧
231	主任医师	302	二级编剧
232	副主任医师	303	三级编剧
233	主治医师	304	四级编剧
234	医师	31	艺术人员（导演）
235	医士	311	一级导演
24	卫生技术人员（药剂）	312	二级导演
241	主任药师	313	三级导演
242	副主任药师	314	四级导演
243	主管药师	32	艺术人员（指挥）
244	药师	321	一级指挥
245	药士	322	二级指挥
25	卫生技术人员（护理）	323	三级指挥
251	主任护师	324	四级指挥
252	副主任护师	33	艺术人员（作曲）
253	主管护师	331	一级作曲
254	护师	332	二级作曲

代码	职务及等级名称	代码	职务及等级名称
333	三级作曲	414	一级教师（小学）
334	四级作曲	415	二级教师（小学）
34	艺术人员（美术）	416	三级教师（小学）
341	一级美术师	42	船舶技术人员（驾驶）
342	二级美术师	422	高级船长
343	三级美术师	423	船长（大副）
344	美术员	424	二副
35	艺术人员（舞美设计）	425	三副
351	一级舞美设计师	43	船舶技术人员（轮机）
352	二级舞美设计师	432	高级轮机长
353	三级舞美设计师	433	轮机长（大管轮）
354	舞美设计员	434	二管轮
36	艺术人员（舞台技术）	435	三管轮
362	主任舞台技师	44	船舶技术人员（电机）
363	舞台技师	442	高级电机员
364	舞台技术员	443	通用电机员（一等电机员）
37	体育教练	444	二等电机员
371	国家级教练	45	船舶技术人员（报务）
372	主教练	452	高级报务员
373	教练	453	通用报务员
374	助理教练	454	二等报务员
38	海关人员	455	限用报务员
382	高级关务监督	46	民用航空飞行技术人员（驾驶）
383	关务监督	462	一级飞行员
384	助理关务监督	463	二级飞行员
385	监督员	464	三级飞行员
39	律师	465	四级飞行员
391	一级律师	47	民用航空飞行技术人员（领航）
392	二级律师	472	一级领航员
393	三级律师	473	二级领航员
394	四级律师	474	三级领航员
395	律师助理	475	四级领航员
40	公证员	48	民用航空飞行技术人员（通信）
401	一级公证员	482	一级飞行通信员
402	二级公证员	483	二级飞行通信员
403	三级公证员	484	三级飞行通信员
404	四级公证员	485	四级飞行通信员
405	公证员助理	49	民用航空飞行技术人员（机械）
41	小学教师	492	一级飞行机械员
413	高级教师（小学）	493	二级飞行机械员

代码	职务及等级名称	代码	职务及等级名称
494	三级飞行机械员	66	档案专业人员
495	四级飞行机械员	661	研究馆员（档案）
50	民用航空飞行技术人员（引航）	662	副研究馆员（档案）
502	高级引航员	663	馆员（档案）
503	一、二级引航员	664	助理馆员（档案）
504	三、四级引航员	665	管理员（档案）
61	自然科学研究人员	67	群众文化专业人员
611	研究员（自然科学）	671	研究馆员（群众文化）
612	副研究员（自然科学）	672	副研究馆员（群众文化）
613	助理研究员（自然科学）	673	馆员（群众文化）
614	研究实习员（自然科学）	674	助理馆员（群众文化）
62	社会科学研究人员	675	管理员（群众文化）
621	研究员（社会科学）	68	审计专业人员
622	副研究员（社会科学）	682	高级审计师
623	助理研究员（社会科学）	683	审计师
624	研究实习员（社会科学）	684	助理审计师
64	图书资料专业人员	685	审计员
641	研究馆员（图书）	69	法医专业人员
642	副研究馆员（图书）	691	主任法医师
643	馆员（图书）	692	副主任法医师
644	助理馆员（图书）	693	主检法医师
645	管理员（图书）	694	法医师
65	文博专业人员	695	法医士
651	研究馆员（文博）	98	思想政治工作人员
652	副研究馆员（文博）	982	高级政工师
653	馆员（文博）	983	政工师
654	助理馆员（文博）	984	助理政工师
655	管理员（文博）		

1.5.13 职业分类与代码（GB/T6565-1999）

代 码	分 类 名 称	代 码	分 类 名 称
0	**国家机关、党群组织、企业、事业单位负责人**	44	饭店、旅游及健身娱乐场所服务人员
		45	运输服务人员
01	中国共产党中央委员会和地方各级组织负责人	46	医疗卫生辅助服务人员
		47/48	社会服务和居民生活服务人员
02	国家机关及其工作机构负责人	49	其他商业、服务业人员
03	民主党派和社团及其工作机构负责人	5	**农林牧渔水利业生产人员**
04	事业单位负责人	51	种植业生产人员
05	企业负责人	52	林业生产及野生动植物保护人员
1/2	**专业技术人员**	53	畜牧业生产人员
11/12	科学研究人员	54	渔业生产人员
13/14/15/16	工程技术人员	55	水利设施管理养护人员
17	农业技术人员	59	其他农林牧渔水利业生产人员
18	飞机和船舶技术人员	6/7/8/9	**生产、运输设备操作人员及有关人员**
19	卫生专业技术人员	61	勘探及矿物开采人员
21	经济业务人员	62/63	金属冶炼、轧制人员
22	金融业务人员	64/65	化工产品生产人员
23	法律专业人员	66	机械制造加工人员
24	教学人员	67/68/69	机电产品装配人员
25	文学艺术工作人员	71	机械设备修理人员
26	体育工作人员	72	电力设备安装、运行、检修及供点人员
27	新闻出版、文化工作人员	73	电子元器件与设备制造、装配、调试及维修人员
28	宗教职业者		
29	其他专业技术人员	74	橡胶和塑料制品生产人员
3	**办事人员和有关人员**	75	纺织、针织、印染人员
31	行政办公人员	76	裁剪、缝纫和皮革、毛皮制品加工制作人员
32	安全保卫和消防人员		
33	邮政和电信业务人员	77	粮油、食品、饮料生产加工及饲料生产加工人员
39	其他办事人员和有关人员		
4	**商业、服务业人员**	78	烟草及其制品加工人员
41	购销人员	79	药品生产人员
42	仓储人员	81	木材加工、人造板生产、木制品制作及制浆、造纸和纸制品生产加工人员
43	餐饮服务人员		

代 码	分类名称	代 码	分类名称
82	建筑材料生产、加工人员	91	运输设备操作人员及有关人员
83	玻璃、陶瓷、搪瓷及其制品生产加工人员	92	环境监测与废物处理人员
		93	检验、计量人员
84	广播影视制作、播放及文物保护作业人员	99	其他生产、运输设备操作人员及有关人员
85	印刷人员	X0	军人
86	工艺、美术品制作人员	Y0	不便分类的其他从业人员
87	文化教育、体育用品制作人员	Z0	学龄前儿童、学生、离退休等无职业人员
88/89	工程施工人员		

注：①只采用前2位职业代码；②取前2位代码，1类人员存在重码，如"科学研究人员"可编"11"或"12"。

1.5.14 疾病分类与代码（GB/T 14396-2001）

1 范围

本标准规定了疾病、损伤和中毒及其外部原因、与保健机构接触的非医疗理由和肿瘤形态学的分类与代码。

本标准适用于统计、医疗卫生、公安、民政、保险福利等部门各级行政管理机构对疾病、伤残、死亡原因等进行宏观管理和统计分析，也适用于各医学科学领域进行有关资料的收集、整理和分析。

2 定义

本标准采用下列定义：疾病分类（classification of diseases）。疾病分类是将各种疾病按照某些既定的原则归入类目及系统的方法。

3 符号

本标准在某些疾病或其他诊断用语的代码后跟有剑号"†"或星号"＊"。

3.1 剑号"†"：代表诊断疾病的原因，在单原因的统计中，必须对该代码进行汇总和统计。

3.2 星号"＊"：代表该诊断疾病的临床表现，不对该代码进行统计。

3.3 方括号"［ ］"：方括号中的内容为括号前面诊断名称的同义词、代用词、注释短语或指示短语。

3.4 圆括号"（ ）"：圆括号中的词为括号前面诊断名称的辅助词，不管圆括号内的修饰词是否出现都不影响编码。

3.5 外文对应词：本标准在中文诊断名称后面均列出相应的英文名称。当其中文含义可以通过上文获得时，英文名称略有省略。

4 分类原则与编码方法

4.1 分类采用以病因为主、解剖部位及其他为辅的基本原则。

4.2 编码形式：采用"字母数字编码"形式的三位代码和四位代码表示，但肿瘤的形态学编码除外。即采用字母数字混合编码的第一位为英文字母，后面的几位数为阿拉伯数字。

4.2.1 疾病（包括症状、体征和其他不明确情况）的编码范围从 A00～R99。

4.2.2 损伤和中毒性质的编码范围从 S00～T98。

4.2.3 损伤和中毒外部原因的编码范围从 V01～Y98。

4.2.4 影响健康状态和与保健机构接触的因素的编码范围从 Z00～Z99。

4.2.5 肿瘤的形态学编码采用英文字母"M"加三位数字或四位数字表示，从 M800～M998。在四位数后加"/"和一位数字，表示肿瘤的性质：

    a）/0：表示良性肿瘤；

    b）/1：表示良性或恶性未肯定（交界恶性）；

    c）/2：表示原位癌；

    d）/3：表示原发部位的恶性肿瘤；

    e）/6：表示继发部位的恶性肿瘤；

    f）/9：表示未肯定是否是原发或继发部位的恶性肿瘤。

注：①疾病分类与代码表（略）；②本标准的疾病分类与代码等效采用世界卫生组织的《疾病和有关健康问题的国际统计分类（ICD-10）》。

1.5.15 设置/主办单位代码

代码	设置/主办单位名称	说　明
1	卫生行政部门	包括高等院校附属医院
2	其他行政部门	指公安、民政、司法等行政部门
3	企业	包括国有、集体、联营、私有、台港澳投资、国外投资等经济类型企业
4	事业单位	
5	社会团体	
6	其他社会组织	
7	个人	不包括私有企业所办医疗机构

注：已移交卫生行政部门的红十字会医院按"1"编码。

1.5.16 政府办卫生机构隶属关系代码

代码	设置/主办单位名称	说　明
1	中央属	即部属
2	省、自治区、直辖市属	
3	省辖市（地区、州、盟、直辖市区）属	省辖市即地级市
4	县级市（省辖市区）属	包括地（州、盟）辖市
5	县（旗）属	包括自治县
6	街道属	
7	镇属	
8	乡属	

注：由县卫生局主管的乡镇卫生院编码为"5"，由县级市或区卫生局主管的乡镇卫生院按"4"编码。

1.5.17 医疗卫生机构业务科室分类与代码

1. 医疗机构诊疗科目名录（以A开头）

代码	诊疗科目	代码	诊疗科目
01	预防保健科	06.04	妇女心理卫生专业
02	全科医疗科	06.05	妇女营养专业
03	内科	06.06	其他
03.01	呼吸内科专业	07	儿科
03.02	消化内科专业	07.01	新生儿专业
03.03	神经内科专业	07.02	小儿传染病专业
03.04	心血管内科专业	07.03	小儿消化专业
03.05	血液内科专业	07.04	小儿呼吸专业
03.06	肾病学专业	07.05	小儿心脏病专业
03.07	内分泌专业	07.06	小儿肾病专业
03.08	免疫学专业	07.07	小儿血液病专业
03.09	变态反应专业	07.08	小儿神经病学专业
03.10	老年病专业	07.09	小儿内分泌专业
03.11	其他	07.10	小儿遗传病专业
04	外科	07.11	小儿免疫专业
04.01	普通外科专业	07.12	其他
04.01.01	肝脏移植项目	08	小儿外科
04.01.02	胰腺移植项目	08.01	小儿普通外科专业
04.01.03	小肠移植项目	08.02	小儿骨科专业
04.02	神经外科专业	08.03	小儿泌尿外科专业
04.03	骨科专业	08.04	小儿胸心外科专业
04.04	泌尿外科专业	08.05	小儿神经外科专业
04.04.01	肾脏移植项目	08.06	其他
04.05	胸外科专业	09	儿童保健科
04.05.01	肺脏移植项目	09.01	儿童生长发育专业
04.06	心脏大血管外科专业	09.02	儿童营养专业
04.06.01	心脏移植项目	09.03	儿童心理卫生专业
04.07	烧伤科专业	09.04	儿童五官保健专业
04.08	整形外科专业	09.05	儿童康复专业
04.09	其他	09.06	其他
05	妇产科	10	眼科
05.01	妇科专业	11	耳鼻咽喉科
05.02	产科专业	11.01	耳科专业
05.03	计划生育专业	11.02	鼻科专业
05.04	优生学专业	11.03	咽喉科专业
05.05	生殖健康与不孕症专业	11.04	其他
05.06	其他	12	口腔科
06	妇女保健科	12.01	口腔内科专业
06.01	青春期保健专业	12.02	口腔颌面外科专业
06.02	围产期保健专业	12.03	正畸专业
06.03	更年期保健专业	12.04	口腔修复专业

代码	诊疗科目	代码	诊疗科目
12.05	口腔预防保健专业	30.03	临床生化检验专业
12.06	其他	30.04	临床免疫、血清学专业
13	皮肤科	30.05	临床细胞分子遗传学专业
13.01	皮肤病专业	30.06	其他
13.02	性传播疾病专业	31	病理科
13.03	其他	32	医学影像科
14	医疗美容科	32.01	X线诊断专业
15	精神科	32.02	CT诊断专业
15.01	精神病专业	32.03	磁共振成像诊断专业
15.02	精神卫生专业	32.04	核医学专业
15.03	药物依赖专业	32.05	超声诊断专业
15.04	精神康复专业	32.06	心电诊断专业
15.05	社区防治专业	32.07	脑电及脑血流图诊断专业
15.06	临床心理专业	32.08	神经肌肉电图专业
15.07	司法精神专业	32.09	介入放射学专业
15.08	其他	32.10	放射治疗专业
16	传染科	32.11	其他
16.01	肠道传染病专业	50	中医科
16.02	呼吸道传染病专业	50.01	内科专业
16.03	肝炎专业	50.02	外科专业
16.04	虫媒传染病专业	50.03	妇产科专业
16.05	动物源性传染病专业	50.04	儿科专业
16.06	蠕虫病专业	50.05	皮肤科专业
16.07	其他	50.06	眼科专业
17	结核病科	50.07	耳鼻咽喉科专业
18	地方病科	50.08	口腔科专业
19	肿瘤科	50.09	肿瘤科专业
20	急诊医学科	50.10	骨伤科专业
21	康复医学科	50.11	肛肠科专业
22	运动医学科	50.12	老年病科专业
23	职业病科	50.13	针灸科专业
23.01	职业中毒专业	50.14	推拿科专业
23.02	尘肺专业	50.15	康复医学专业
23.03	放射病专业	50.16	急诊科专业
23.04	物理因素损伤专业	50.17	预防保健科专业
23.05	职业健康监护专业	50.18	其他
23.06	其他	51	民族医学科
24	临终关怀科	51.01	维吾尔医学
25	特种医学与军事医学科	51.02	藏医学
26	麻醉科	51.03	蒙医学
27	疼痛科	51.04	彝医学
28	重症医学科	51.05	傣医学
30	医学检验科	51.06	其他
30.01	临床体液、血液专业	52	中西医结合科
30.02	临床微生物学专业	69	其他业务科室

《医疗机构诊疗科目名录》使用说明

一、本《名录》依据临床一、二级学科及专业名称编制，是卫生行政部门核定医疗机构诊疗科目，填写《医疗机构执业许可证》和《医疗机构申请执业登记注册书》相应栏目的标准。

二、医疗机构实际设置的临床专业科室名称不受本《名录》限制，可使用习惯名称和跨学科科室名称，如"围产医学科"、"五官科"等。

三、诊疗科目分为"一级科目"和"二级科目"。一级科目一般相当临床一级学科，如"内科"、"外科"等；二级科目一般相当临床二级学科，如"呼吸内科"、"消化内科"等。为便于专科医疗机构使用，部分临床二级学科列入一级科目。

四、科目代码由"××·××"构成，其中小数点前两位为一级科目识别码，小数点后两位为二级科目识别码。

五、《医疗机构申请执业登记注册书》的"医疗机构诊疗科目申报表"填报原则：

1. 申报表由申请单位填报。表中已列出全部诊疗科目及其代码，申请单位在代码前的"□"内以划"√"方式填报。

2. 医疗机构凡在某一级科目下设置二级学科（专业组）的，应填报到所列二级科目；未划分二级学科（专业组）的，只填报到一级诊疗科目，如"内科"、"外科"等。

3. 只开展专科病诊疗的机构，应填报专科病诊疗所属的科目，并在备注栏注明专科病名称，如颈椎病专科诊疗机构填报"骨科"，并于备注栏注明"颈椎病专科"。

4. 在某科目下只开展门诊服务的，应在备注栏注明"门诊"字样。如申报肝炎专科门诊时，申报"肝炎专业"并在备注栏填注"门诊"。

六、《医疗机构申请执业登记注册书》"核准登记事项"的诊疗科目栏填写原则：

1. 由卫生行政部门在核准申报表后填写。

2. 一般只需填写一级科目。

3. 在某一级科目下只开展个别二级科目诊疗活动的，应直接填写所设二级科目，如某医疗机构在精神科下仅开设心理咨询服务，则填写精神科的二级科目"临床心理专业"。

4. 只开展某诊疗科目下个别专科病诊疗的，应在填写的相应科目后注明专科病名称，如"骨科（颈椎病专科）"。

5. 只提供门诊服务的科目，应注明"门诊"字样，如"肝炎专业门诊"。

七、《医疗机构执业许可证》的"诊科科目"栏填写原则与《医疗机构申请执业登记注册书》"核准登记事项"相应栏目相同。

八、名词释义与注释

代码	诊疗科目	注　　释
01.	预防保健科	含社区保健、儿童计划免疫、健康教育等
02.	全科医疗科	由医务人员向病人提供综合（不分科）诊疗服务和家庭医疗服务的均属此科目，如基层诊所、卫生所（室）等提供的服务
08.	小儿外科	仅在外科提供部分儿童手术，未独立设立本专业的，不填报本科目
23.	职业病科	二级科目只供职业病防治机构使用。综合医院经批准设职业病科的，不需再填二级科目
25.	特种医学与军事医学	含航天医学、航空医学、航海医学、潜水医学、野战外科学、军队各类预防和防护学科等
32.09	介入放射学专业	在各临床科室开展介入放射学检查和治疗的，均应在《医疗机构申请执业登记证书》的"医疗机构诊疗科目申报表"中申报本科目

2．疾病预防控制中心业务科室分类与代码（以 B 开头）

代码	科室名称	代码	科室名称
01	传染病预防控制科（中心）	11	农村改水技术指导科（中心）
02	性病艾滋病预防控制科（中心）	12	疾病控制与应急处理办公室
03	结核病预防控制科（中心）	13	食品卫生科
04	血吸虫预防控制科（中心）	14	环境卫生所
05	慢性非传染性疾病预防控制科（中心）	15	职业卫生科
06	寄生虫病预防控制科（中心）	16	放射卫生科
07	地方病控制科（中心）	17	学校卫生科
08	精神卫生科（中心）	18	健康教育科（中心）
09	妇幼保健科	19	预防医学门诊
10	免疫规划科（中心）	69	其他业务科室

3．卫生监督机构业务科室分类与代码（以 C 开头）

代码	科室名称	代码	科室名称
01	综合卫生监督科	07	稽查科（大队）
02	产品卫生监督科	08	许可受理科
03	职业卫生监督科	09	放射卫生监督科
04	环境卫生监督科	10	学校卫生监督科
05	传染病执法监督科	11	食品安全监督科
06	医疗服务监督科	69	其他

4．卫生机构其他科室分类与代码（以 D 开头）

代码	科室名称	代码	科室名称
71	护理部	84	设备科
72	药剂科（药房）	85	信息科（中心）
73	感染科	86	医政科
74	输血科（血库）	87	教育培训科
81	办公室	88	总务科
82	人事科	89	新农合管理办公室
83	财务科	99	其他科室

1.5.18 医师执业范围代码（以 A 开头）

代码	专业名称	代码	专业名称
11	内科专业	25	特种医学与军事医学专业
12	外科专业	26	计划生育技术服务专业
13	妇产科专业	31	口腔科专业
14	儿科专业	41	公共卫生类别专业
15	眼耳鼻咽喉科专业	51	中医专业
16	皮肤科与性病科专业	52	中西医结合专业
17	精神卫生专业	53	蒙医专业
18	职业病专业	54	藏医专业
19	医学影像和放射治疗专业	55	维医专业
20	医学检验、病理专业	56	傣医专业
21	全科医学专业	57	朝医专业
22	急救医学专业	58	壮医专业
23	康复医学专业	59	省级卫生行政部门规定的其他专业
24	预防保健专业		

注：公共卫生类别医师不填医师执业范围代码。

1.5.19　医疗机构上报设备与代码

设备代码	设 备 名 称	单 位	说　明
以 A 开头	（一）医院、妇幼保健院、专科疾病防治院	－	
01	800mA 及以上数字减影血管造影 X 线机	台	DSA
02	800mA 及以上医用 X 线诊断机（不含 DSA）	台	
03	500～800mA 医用 X 线诊断机	台	不含 800mA
04	移动式 X 线诊断机	台	
05	X 线电子计算机断层扫描装置	台	CT
06	X 线－正电子发射计算机断层扫描仪	台	PET-CT，包括 PET
07	单光子发射型电子计算机断层扫描仪	台	SPECT
08	医用电子直线加速器	台	LA
09	医用电子回旋加速治疗系统	台	MM50
10	质子治疗系统	台	
11	伽玛射线立体定位治疗系统	台	γ－刀
12	钴 60 治疗机	台	
13	医用磁共振成像设备（核磁）	台	MRI
14	彩色脉冲多普勒超声诊断仪	台	
15	B 型超声诊断仪	台	
16	医学图像存档传输系统	套	PACS
17	危重病人监护系统	套	ICU（成套填报）
18	有创呼吸机	台	
19	无创呼吸机	台	
20	高压氧仓	台	
21	人工肾透析装置	台	
22	牙科综合治疗台	台	
23	全自动生化分析仪	台	
24	血液酸碱气体分析仪	台	血气分析仪
25	救护车	辆	
99	其他单价在 500 万元以上的医用设备	－	
以 B 开头	（二）乡镇卫生院、社区卫生服务中心		
01	200～500mA 医用 X 线诊断机	台	
02	心电图机	台	
03	呼吸机	台	

设备代码	设 备 名 称	单 位	说 明
04	心电监护仪	台	
05	B 超	台	
06	离心机	台	
07	自动生化分析仪	台	
08	分光光度计	台	
09	麻醉机	台	
10	电冰箱	台	
11	救护车	辆	
12	多普勒胎儿诊断仪	台	
13	计算机（便携及台式机）	台	
以 C 开头	（三）急救中心（站）	—	
01	急救指挥车	辆	
02	运转型急救车	辆	
03	监护型急救车	辆	
04	负压急救车	辆	

1.5.20 医院疾病名称目录

序号	疾病名称	ICD-10 编码
1	总　　计	A00-T98，Z00-Z99
2	1. 传染病和寄生虫病小计	A00-B99；U04
3	其中：肠道传染病	A00-A09
4	内：霍乱	A00
5	伤寒和副伤寒	A01
6	细菌性痢疾	A03
7	结核病	A15-A19
8	内：肺结核	A15.0-15.3，A16.0-16.2
9	白喉	A36
10	百日咳	A37
11	猩红热	A38
12	性传播模式疾病	A50-A64
13	内：梅毒	A50-A53
14	淋球菌感染	A54
15	乙型脑炎	A83.0
16	斑疹伤寒	A75
17	手足口病	B08.4
18	病毒性肝炎	B15-B19
19	人类免疫缺陷病毒（HIV）	B20-B24
20	血吸虫病	B65
21	丝虫病	B74
22	钩虫病	B76
23	2. 肿瘤小计	C00-D48
24	恶性肿瘤	C00-C97
25	其中：鼻咽恶性肿瘤	C11
26	食管恶性肿瘤	C15
27	胃恶性肿瘤	C16
28	小肠恶性肿瘤	C17
29	结肠恶性肿瘤	C18
30	直肠和肛门恶性肿瘤	C19-C21
31	肝和肝内胆管恶性肿瘤	C22

序号	疾病名称	ICD-10 编码
32	喉恶性肿瘤	C32
33	气管、支气管、肺恶性肿瘤	C33-C34
34	骨、关节软骨恶性肿瘤	C40-C41
35	乳房恶性肿瘤	C50
36	女性生殖器官恶性肿瘤	C51-C58
37	男性生殖器官恶性肿瘤	C60-C63
38	泌尿道恶性肿瘤	C64-C68
39	脑恶性肿瘤	C71
40	白血病	C91-C95
41	原位癌	D00-D09
42	其中：子宫颈原位癌	D06
43	良性肿瘤	D10-D36
44	其中：皮肤良性肿瘤	D22-D23
45	乳房良性肿瘤	D24
46	子宫平滑肌瘤	D25
47	卵巢良性肿瘤	D27
48	前列腺良性肿瘤	D29.1
49	甲状腺良性肿瘤	D34
50	交界恶性和动态未知肿瘤	D37-D48
52	3. 血液、造血器官及免疫疾病小计	D50-D89
53	其中：贫血	D50-D64
54	4. 内分泌、营养和代谢疾病小计	E00-E89
55	其中：甲状腺机能亢进	E05
56	糖尿病	E10-E14
57	5. 精神和行为障碍小计	F00-F99
58	其中：依赖性物质引起的精神和行为障碍	F10 -F19
59	酒精引起的精神和行为障碍	F10
60	精神分裂症、分裂型和妄想性障碍	F20-F29
61	情感障碍	F30-F39
62	6. 神经系统疾病小计	G00-G99
63	其中：中枢神经系统炎性疾病	G00-G09
64	帕金森病	G20
65	癫痫	G40-G41

序号	疾病名称	ICD-10 编码
66	7. 眼和附器疾病小计	H00-H59
67	其中：晶状体疾病	H25-H28
68	内：老年性白内障	H25
69	视网膜脱离和断裂	H33
70	青光眼	H40-H42
71	8. 耳和乳突疾病小计	H60-H95
72	其中：中耳和乳突疾病	H65-H75
73	9. 循环系统疾病小计	I00-I99
74	其中：急性风湿热	I00-I02
75	慢性风湿性心脏病	I05-I09
76	高血压	I10-I15
77	内：高血压性心脏和肾脏病	I11-I13
78	缺血性心脏病	I20-I25
79	内：心绞痛	I20
80	急性心肌梗死	I21-I22
81	肺栓塞	I26
82	心律失常	I47-I49
83	心力衰竭	I50
84	脑血管病	I60-I69
85	内：颅内出血	I60-I62
86	脑梗死	I63
87	大脑动脉闭塞和狭窄	I66
88	静脉炎和血栓形成	I80-I82
89	下肢静脉曲张	I83
90	10. 呼吸系统疾病小计	J00-J99
91	其中：急性上呼吸道感染	J00-J06
92	流行性感冒	J09-J11
93	内：人禽流感	J09
94	肺炎	J12-J18
95	慢性鼻窦炎	J32
96	慢性扁桃体和腺样体疾病	J35
97	慢性下呼吸道疾病	J40-47
98	内：哮喘	J45-J46

序号	疾病名称	ICD-10 编码
99	外部物质引起的肺病	J60-J70
100	11. 消化系统疾病小计	K00-K93
101	其中：口腔疾病	K00-K14
102	胃及十二指肠溃疡	K25-K27
103	阑尾炎	K35-K37
104	疝	K40-K46
105	内：腹股沟疝	K40
106	肠梗阻	K56
107	酒精性肝病	K70
108	肝硬化	K74
109	胆石病和胆囊炎	K80-K81
110	急性胰腺炎	K85
111	12. 皮肤和皮下组织疾病小计	L00-L99
112	其中：皮炎及湿疹	L20-L30
113	牛皮癣	L40
114	荨麻疹	L50
115	13. 肌肉骨骼系统和结缔组织疾病小计	M00-M99
116	其中：炎性多关节病	M05-M14
117	内：类风湿性关节炎	M05-M06
118	痛风	M10
119	其他关节病	M15-M19
120	系统性结缔组织病	M30-M36
121	内：系统性红斑狼疮	M32
122	脊椎关节强硬	M47
123	椎间盘疾病	M50-51
124	骨密度和骨结构疾病	M80-M85
125	内：骨质疏松	M80-M81
126	骨髓炎	M86
127	14. 泌尿生殖系统疾病小计	N00-N99
128	其中：肾小球疾病	N00-N08
129	肾盂肾炎	N10-N12
130	肾衰竭	N17-N19
131	尿石病	N20-N23

序号	疾病名称	ICD-10 编码
132	膀胱炎	N30
133	尿道狭窄	N35
134	男性生殖器官疾病	N40-N51
135	内：前列腺增生	N40
136	乳房疾患	N60-N64
137	女性盆腔炎性疾病	N70-N77
138	子宫内膜异位	N80
139	女性生殖器脱垂	N81
140	15. 妊娠、分娩和产褥期小计	O00-O99
141	其中：异位妊娠	O00
142	医疗性流产	O04
143	妊娠高血压	O13-O15
144	前置胎盘、胎盘早剥和产前出血	O44-O46
145	梗阻性分娩	O64-O66
146	分娩时会阴、阴道裂伤	O70，O71.4
147	产后出血	O72
148	顺产	O80，O84.0
149	16. 起源于围生期疾病小计	P00-P96
150	其中：产伤	P10-P15
151	新生儿窒息	P21
152	新生儿吸入综合征	P24
153	围生期感染	P35-P39
154	胎儿和新生儿溶血性疾病	P55
155	新生儿硬肿症	P83.0
156	17. 先天性畸形、变形和染色体异常小计	Q00-Q99
157	其中：神经系统先天性畸形	Q00-Q07
158	循环系统先天性畸形	Q20-Q28
159	内：先天性心脏病	Q20-Q24
160	唇裂和腭裂	Q35-Q37
161	消化系统先天性畸形	Q38-Q45
162	生殖泌尿系统先天性畸形	Q50-Q64
163	肌肉骨骼系统先天性畸形	Q65-Q79
164	18. 症状、体征与检验异常小计	R00-R99

序号	疾病名称	ICD-10 编码
165	19. 损伤和中毒小计	S00-T98
166	其中：骨折	S02，S12，S22，S32，S42，S52，S62，S72，S82，S92，T02，T08，T10，T12，T14.2
167	内：颅骨和面骨骨折	S02
168	股骨骨折	S72
169	多部位骨折	T02
170	颅内损伤	S06
171	烧伤和腐蚀伤	T20-T32
172	药物、药剂和生物制品中毒	T36-T50
173	非药用物质的毒性效应	T51-T65
174	医疗并发症	T80-T88
175	内：手术和操作并发症	T81
176	假体装置、植入物和移植物并发症	T82-T85
177	20. 其他接受医疗服务小计	Z00-Z99

第二部分

全国卫生监督调查制度

2.1 总说明

一、调查目的

了解各地公共场所、生活饮用水、消毒产品等生产、从业单位的基本信息及卫生管理状况，全面掌握各地依据相关法律法规实施行政处罚的相关情况，加强卫生监督管理。

二、统计范围

1. 建设项目卫生审查信息卡：开展卫生审查的新建、改建、扩建的建设项目。

2. 被监督单位信息卡：发放卫生许可证的单位。

3. 卫生监督案件查处信息卡：依据相关法律法规实施行政强制或其他行政措施及行政处罚的信息。

三、主要内容

公共场所、生活饮用水、消毒产品、学校、职业病危害、放射工作单位的卫生管理、案件查处情况，传染病防治、医疗卫生、采供血案件查处情况。

四、报告期

实时报告，报送日期为监督（结案、许可证变动）后 5 日内。报送方式为网络直报。

五、调查方法及报告单位

调查方法为全面调查，报告单位为各级卫生监督机构。

2.2 报表目录

表号	表名	报告期别	填报范围	报送单位	报送日期及方式
卫统 6 表	建设项目卫生审查信息卡	实时	开展卫生审查的新建、改建、扩建的建设项目	各级卫生监督机构	监督后 5 日内网络直报
卫统 7 表	经常性卫生监督信息卡	实时	开展经常性监督的被监督单位	同上	监督后 5 日内网络直报
卫统 8 表	卫生监督监测信息卡	实时	开展监测、抽检的被监督单位	同上	获得监测结果后 5 日内网络直报
卫统 9 表	公共场所卫生被监督单位信息卡	实时	发放公共场所卫生许可证的单位	同上	许可证变动 5 日内网络直报
卫统 10 表	公共场所卫生监督案件查处信息卡	实时	全国以《公共场所卫生管理条例》作为主要法律依据实施的卫生行政处罚案	同上	结案后 5 日内网络直报
卫统 11 表	生活饮用水卫生被监督单位信息卡	实时	发放生活饮用水或涉及饮用水卫生安全产品卫生许可证（批件）的单位	同上	许可证变动 5 日内网络直报
卫统 12 表	生活饮用水卫生监督案件查处信息卡	实时	全国以生活饮用水卫生法律法规作为主要法律依据实施的卫生行政处罚案	同上	结案后 5 日内网络直报
卫统 13 表	消毒产品被监督单位信息卡	实时	发放消毒产品卫生许可证的生产单位	同上	许可证变动 5 日内网络直报
卫统 14 表	学校卫生被监督单位信息卡	实时	全国小学及小学以上各级各类学校	同上	投用后 5 日内网络直报
卫统 15 表	学校卫生监督案件查处信息卡	实时	全国以《学校卫生工作条例》作为主要法律依据实施的卫生行政处罚案	同上	结案后 5 日内网络直报
卫统 16 表	职业卫生被监督单位信息卡	实时	存在职业病危害的用人单位	同上	检查后 5 日内网络直报
卫统 17 表	职业卫生技术机构被监督单位信息卡	实时	具有相应资质的职业卫生技术服务、职业健康检查和职业病诊断机构	同上	许可证变动 5 日内网络直报
卫统 18 表	职业卫生监督案件查处信息卡	实时	以职业病防治法律法规作为主要法律依据实施的卫生行政处罚案	同上	结案后 5 日内网络直报

表号	表名	报告期别	填报范围	报送单位	报送日期及方式
卫统 19 表	放射卫生被监督单位信息卡	实时	生产、使用、销售放射性同位素或射线装置的单位	同上	监督后 5 日内网络直报
卫统 20 表	放射卫生监督案件查处信息卡	实时	以职业病防治和放射卫生法律法规作为主要法律依据实施的卫生行政处罚案	同上	结案后 5 日内网络直报
卫统 21 表	传染病防治监督案件查处信息卡	实时	以传染病防治法律法规作为主要法律依据实施的卫生行政处罚案	同上	同上
卫统 22 表	医疗卫生监督案件查处信息卡	实时	以中华人民共和国执业医师法、母婴保健法、医疗机构管理条例、乡村医生从业管理条例、护士条例等作为法律依据实施的卫生行政处罚案	同上	同上
卫统 23 表	无证行医案件查处信息卡	实时	全国范围内以中华人民共和国执业医师法、母婴保健法、医疗机构管理条例、乡村医生从业管理条例等作为主要法律依据实施的卫生行政处罚	同上	同上
卫统 24 表	采供血卫生监督案件查处信息卡	实时	以中华人民共和国献血法、血液制品管理条例等作为主要法律依据实施的卫生行政处罚案	同上	同上

2.3 调查表式

2.3.1 建设项目卫生审查信息卡

申请单位：_____

注册地址：_____

地址：_____

行政区划代码：□□□□□□

申请单位组织机构代码：□□□□□□□□ – □

申请单位经济类型代码：□□

表　　号：卫统 6 表

制表机关：卫生部

批准机关：国家统计局

批准文号：国统制〔2010〕5 号

有效期至：2012 年

一、基本情况

法定代表人（负责人）：_____　身份证件号：□□□□□□□□□□□□□□□□□□

项目名称：_____

建筑面积：□□□□□□□㎡　投资规模：□□□□□□□.□□万元

二、监督情况

1. 专业类别：（1）公共场所卫生□　（2）生活饮用水卫生□　（3）职业卫生□
　　　　　　（4）放射卫生□　（5）学校卫生□　（6）其他□

2. 项目性质：（1）新建□　（2）改建□　（3）扩建□　（4）技术改造□　（5）技术引进□

3. 监督内容：

（1）职业卫生、放射卫生

建设项目的职业病危害类别：轻微□　一般□　严重□

职业病危害预评价卫生审核（预评价报告的备案）：

审核：通过□　未通过□　审核日期：□□□□年□□月□□日

未审核 □　　　备案 □　备案日期：□□□□年□□月□□日

职业病防护设施设计卫生审查（仅指职业病危害严重的项目）：

审查：通过□　未通过□　审查日期：□□□□年□□月□□日

未审查□

职业病防护设施竣工卫生验收（控制效果评价报告的备案）：

审核：通过□　未通过□　审核日期：□□□□年□□月□□日

未审核 □　　备案 □　备案日期：□□□□年□□月□□日

（2）其他专业

选址卫生审查：

审查：通过□　未通过□　审查日期：□□□□年□□月□□日

未审查□

设计卫生审查：

审查：通过□　未通过□　审查日期：□□□□年□□月□□日

未审查□

竣工验收：

验收：通过□　未通过□　验收日期：□□□□年□□月□□日

未验收□

报告单位：_____　报告单位负责人：_____　报告人：_____　报告日期：_____

填报说明：

报告范围：全国范围内，实际开展卫生审查的新建、改建、扩建的建设项目，均应填写本信息卡。

报告单位：由各级卫生监督机构负责填报。

报告时限：应在建设项目（包括跨年度的建设项目）每完成一个阶段的预防性卫生监督后 5 日内填报；在完成下一阶段的预防性卫生监督后，对上次填报的内容进行补充完善。一个建设项目同时涉及职业卫生、放射卫生等多专业内容时，应分别填报。

2.3.2 经常性卫生监督信息卡

被监督单位（个人）：_____ 表　　号：卫统 7 表

注册地址：_____ 制表机关：卫生部

地址：_____ 批准机关：国家统计局

行政区划代码：□□□□□□ 批准文号：国统制［2010］5 号

被监督单位组织机构代码：□□□□□□□□ - □ 有效期至：2012 年

被监督单位经济类型代码：□□

一、基本情况

　　法定代表人（负责人）：_____　身份证件号：□□□□□□□□□□□□□□□□□□

二、专业类别

　　1. 公共场所卫生：宾馆□　饭馆□　旅店□　招待所□　车马店□　咖啡馆□　酒吧□　茶座□　公共浴室□
　　　　　　　　　　理发店□　美容店□　影剧院□　录像厅（室）□　游艺厅（室）□　舞厅□　音乐厅□
　　　　　　　　　　体育场（馆）□　游泳场（馆）□　公园□　展览馆□　博物馆□　美术馆□　图书馆□
　　　　　　　　　　商场（店）□　书店□　候诊室□　候车（机、船）室□　公共交通工具□

　　2. 生活饮用水卫生：（1）集中式供水□：城市□　乡镇□　（2）二次供水□

　　3. 职业卫生：用人单位□　职业卫生技术服务机构□　职业健康检查机构□
　　　　　　　　职业病诊断机构□　职业病诊断鉴定委员会组成人员□

　　4. 放射卫生：医用辐射单位□　非医用辐射单位□

　　5. 学校卫生：初等教育□　中等教育□　高等教育□　其他教育□

　　6. 医疗卫生：医院□　妇幼保健院□　社区卫生服务机构□　卫生院□　疗养院□　门诊部□　诊所□
　　　　　　　　村卫生室□　急救中心（站）□　临床检验机构□　专科疾病防治机构□
　　　　　　　　护理院（站）□　其他□

　　7. 其他：采供血机构□　消毒产品生产经营单位□　其他有关单位和个人□

三、监督日期

　　监督日期：□□□□年□□月□□日

报告单位：_____　报告单位负责人：_____　报告人：_____　报告日期：_____

填报说明：

　　报告范围：全国范围内的被监督单位开展经常性监督，均应填写本信息卡。

　　报告单位：由各级卫生监督机构负责填报。

　　报告时限：对被监督单位每完成一次卫生监督检查后 5 日内填报。

2.3.3 卫生监督监测信息卡

被采样单位（个人）：_____

注册地址：_____

地址：_____

行政区划代码：□□□□□□

被采样单位组织机构代码：□□□□□□□□ - □

被采样单位经济类型代码：□□

表　　号：卫统 8 表

制表机关：卫生部

批准机关：国家统计局

批准文号：国统制〔2010〕5 号

有效期至：2012 年

一、基本情况

法定代表人（负责人）：_____　身份证件号：□□□□□□□□□□□□□□□□□□

二、监测情况

1. 公共场所卫生：宾馆□ 饭馆□ 旅店□ 招待所□ 车马店□ 咖啡馆□ 酒吧□ 茶座□ 公共浴室□
理发店□ 美容店□ 影剧院□ 录像厅（室）□ 游艺厅（室）□ 舞厅□ 音乐厅□
体育场（馆）□ 游泳场（馆）□ 公园□ 展览馆□ 博物馆□ 美术馆□ 图书馆□
商场（店）□ 书店□ 候诊室□ 候车（机、船）室□ 公共交通工具□

　　公共用品用具：监测件数□□□□　合格件数□□□□

　　非用品：监测项数□□□□　合格项数□□□□

2. 生活饮用水卫生：

（1）集中式供水□：城市□　乡镇□

（2）二次供水□

（3）涉及饮用水卫生安全产品生产企业□：输配水设备□　防护材料□　水处理材料□
化学处理剂□　水质处理器□

　　监测件数□□□□　合格件数□□□□

3. 消毒产品：

（1）消毒剂类□：粉剂消毒剂□　片剂消毒剂□　颗粒剂消毒剂□　液体消毒剂□
喷雾剂消毒剂□　凝胶消毒剂□

（2）消毒器械类□：压力蒸汽灭菌器□　环氧乙烷灭菌器□
戊二醛灭菌柜□　等离子体灭菌器□　臭氧消毒柜□
电热消毒柜□　静电空气消毒机□　紫外线杀菌灯□
紫外线消毒器□　甲醛消毒器□　酸性氧化电位水生成器□　次氯酸钠发生器□
二氧化氯发生器□　臭氧发生器、臭氧水发生器□　其他消毒器械□
生物指示物□　化学指示物□　灭菌包装物□

（3）卫生用品类□：纸巾（纸）□　卫生巾/护垫/尿布等排泄物卫生用品□　纸质餐饮具□
抗（抑）菌制剂□
隐形眼镜护理用品□　化妆棉□　湿巾/卫生湿巾□　其他卫生用品□

　　监测件数□□□□　合格件数□□□□

报告单位：_____　报告单位负责人：_____　报告人：_____　报告日期：_____

填报说明：

　　报告范围：全国范围内被监督单位开展监测、抽检，均应填写本信息卡。

　　报告单位：由各级卫生监督机构负责填报。

　　报告时限：对被监督单位每完成一次卫生监督监测并出具监测结果后 5 日内填报。

2.3.4 公共场所卫生被监督单位信息卡

被监督单位（个人）：_____

注册地址：_____

地址：_____

行政区划代码：□□□□□□

被监督单位组织机构代码：□□□□□□□□-□

被监督单位经济类型代码：□□

表　　号：卫统 9 表

制表机关：卫生部

批准机关：国家统计局

批准文号：国统制〔2010〕5 号

有效期至：2012 年

一、基本情况

　　法定代表人（负责人）：_____ 身份证件号：□□□□□□□□□□□□□□□□□□

　　职工总数□□□□□ 从业人员数□□□□□ 持健康合格证明人数□□□□□

　　营业面积□□□□□□□m²

二、单位类别

　　宾馆□ 饭馆□ 旅店□ 招待所□ 车马店□ 咖啡馆□ 酒吧□ 茶座□ 公共浴室□ 理发店□

　　美容店□ 影剧院□ 录像厅（室）□ 游艺厅（室）□ 舞厅□ 音乐厅□ 体育场（馆）□

　　游泳场（馆）□ 公园□ 展览馆□ 博物馆□ 美术馆□ 图书馆□ 商场（店）□ 书店□

　　候诊室□ 候车（机、船）室□ 公共交通工具□

三、集中空调和饮用水

　　1. 集中空调通风系统：有□（定期清洗：是□否□） 无□

　　2. 饮用水：集中式供水□（其中：管道分质供水□） 二次供水□ 分散式供水□ 其他□

四、经营状况

　　1. 营业□ 2. 关闭□

五、卫生许可情况

　　1. 卫生许可证号：_____

　　2. 新发□ 变更□ 延续□ 注销□

　　　日期：□□□□年□□月□□日

六、公共场所卫生监督量化分级管理等级评定情况

　　A 级□ B 级□ C 级□ 不予评级□ 未评级□

报告单位：_____ 报告单位负责人：_____ 报告人：_____ 报告日期：_____

填报说明：

　　报告范围：已经发放公共场所卫生许可证的单位均应填报本信息卡。

　　报告单位：由各级卫生监督机构负责填报。

　　报告时限：本信息卡应在完成公共场所卫生许可证发证、变更、延续、注销后 5 日内填报。对已建卡的单位，信息卡内容有变动的，必须填报。

2.3.5 公共场所卫生监督案件查处信息卡

被查处单位（个人）：_____

注册地址：_____

地址：_____

行政区划代码：□□□□□□

被查处单位组织机构代码：□□□□□□□□－□

被查处单位经济类型代码：□□

表　　号：卫统 10 表

制表机关：卫生部

批准机关：国家统计局

批准文号：国统制〔2010〕5 号

有效期至：2012 年

一、基本情况

法定代表人（负责人）：_____　身份证件号：□□□□□□□□□□□□□□□□□□

二、单位类别

宾馆□　饭馆□　旅店□　招待所□　车马店□　咖啡馆□　酒吧□　茶座□　公共浴室□　理发店□
美容店□　影剧院□　录像厅（室）□　游艺厅（室）□　舞厅□　音乐厅□　体育场（馆）□
游泳场（馆）□　公园□　展览馆□　博物馆□　美术馆□　图书馆□　商场（店）□　书店□
候诊室□　候车（机、船）室□　公共交通工具□

三、案件查处情况

1. 案件来源

（1）在卫生监督检查中发现的□　（2）卫生机构监测报告的□　（3）社会举报的□

（4）上级卫生行政机关交办的□　（5）下级卫生行政机关报请的□　（6）有关部门移送的□

2. 违法事实（可多选）：

（1）未取得"卫生许可证"，擅自营业的□

（2）卫生质量不符合国家卫生标准和要求，而继续营业的□

（3）未获得"健康合格证"，从事直接为顾客服务的□

（4）拒绝卫生监督的□

（5）其他违法行为□

3. 处罚程序：（1）简易程序□　（2）一般程序：听证□

4. 处罚过程：立　案　日　期：□□□□年□□月□□日

决定书送达日期：□□□□年□□月□□日

5. 行政处罚决定（可多选）　处罚文号或编号：_____

（1）警告□　（2）罚款□罚款金额□□□□元　（3）停业整顿□　（4）吊销卫生许可证□

6. 行政强制及其他措施（可多选）：（1）责令改正□　（2）其他□

7. 行政复议：维持□　撤销□　变更□　限期履行职责□　确认具体行政行为违法□

8. 行政诉讼：驳回□　维持□　撤销□　部分撤销□　变更□　限期履行职责□

9. 结案情况：（1）执行方式：自觉履行□　强制执行□

（2）执行结果：完全履行□　不完全履行□　未履行□

（3）不作行政处罚□

（4）结案日期：□□□□年□□月□□日

四、其他处理情况

1. 移送司法机关□　2. 通报其他部门□　3. 其他□

报告单位：_____　报告单位负责人：_____　报告人：_____　报告日期：_____

填报说明：

报告范围：依据《公共场所卫生管理条例》查处的卫生监督案件，均应填写本信息卡。

报告单位：由各级卫生监督机构负责填报。

报告时限：

（1）一般程序案件：实行"一案一卡两次报告"制度。第一次应在送达行政处罚决定书之日起5日内填报。第二次应在结案之日起5日内对原信息卡就结案相关情况作补充上报（跨年度结案的案件也应填报）。

（2）简易程序案件以及不作行政处罚的立案案件：应在结案之日起5日内填报。

（3）对履行行政处罚决定后发生行政复议或/和行政诉讼的案件：应在结案之日起5日内填报。

（4）行政强制及其他措施：立案的案件实施强制及其他措施的按照本条第（2）、（3）项要求填报。仅采取行政强制及其他措施的非行政处罚案件，应在相应文书送达之日起5日内填报。

2.3.6 生活饮用水卫生被监督单位信息卡

被监督单位（个人）：_____

注册地址：_____

地址：_____

行政区划代码：□□□□□□

被监督单位组织机构代码：□□□□□□□□-□

被监督单位经济类型代码：□□

表　　号：卫统 11 表
制表机关：卫生部
批准机关：国家统计局
批准文号：国统制〔2010〕5 号
有效期至：2012 年

一、基本情况

法定代表人（负责人）：_____　身份证件号：□□□□□□□□□□□□□□□□□□

职工总数□□□□　从业人员数□□□□　持健康合格证明人数□□□□

日供水能力□□□□□□□吨　供水人口数□□□.□□万人

二、单位类别

1. 集中式供水□：城市□　乡镇□

2. 二次供水□

3. 涉及饮用水卫生安全产品生产企业□：

输配水设备品种□□　　防护材料品种□□　　水处理材料品种□□

化学处理剂品种□□　　水质处理器品种□□

三、消毒

1. 消毒方式：氯化消毒□　二氧化氯消毒□　臭氧消毒□　紫外线消毒□　其他□

2. 加药方式：机械加药□　部分机械加药□　人工加药□

四、水源水类型

1. 地表水：江河□　湖泊□　水库□　窖水□　其他□

2. 地下水：浅层□　深层□　泉水□　其他□

五、制水工艺（可多选）

1. 混凝沉淀□　2. 过滤□　3. 消毒□　4. 深度处理□　5. 特殊处理□

六、检验能力

1. 检验室：有□　无□

2. 检验员数□□

3. 检验内容：微生物指标□　毒理学指标□　感官性状和一般化学指标□　放射性指标□

4. 可检项目□□□项

七、生产经营状况

1. 营业□　2. 关闭□

八、卫生许可情况

1. 卫生许可证号：_____

2. 新发□　变更□　延续□　注销□　日期：□□□□年□□月□□日

报告单位：_____　报告单位负责人：_____　报告人：_____　报告日期：_____

填报说明：

报告范围：已经发放生活饮用水或涉及饮用水卫生安全产品卫生许可证（批件）的单位，均应填报本信息卡。

报告单位：由各级卫生监督机构负责填报。

报告时限：本信息卡应在完成卫生许可证（批件）发证、变更、延续、注销后 5 日内填报。对已建卡的单位，信息卡内容有变动的，必须填报。

2.3.7 生活饮用水卫生监督案件查处信息卡

被查处单位（个人）：_____

注册地址：_____

地址：_____

行政区划代码：□□□□□□

被查处单位组织机构代码：□□□□□□□□－□

被查处单位经济类型代码：□□

表　　号：卫统 12 表

制表机关：卫生部

批准机关：国家统计局

批准文号：国统制〔2010〕5 号

有效期至：2012 年

一、基本情况

　　法定代表人（负责人）：_____　身份证件号：□□□□□□□□□□□□□□□□□□

二、单位类别

　　1. 集中式供水□：城市□　乡镇□　2. 二次供水□　3. 涉及饮用水卫生安全产品生产企业□

三、案件查处情况

　　1. 案件来源

　　　　（1）在卫生监督检查中发现的□　（2）卫生机构监测报告的□　　（3）社会举报的□

　　　　（4）上级卫生行政机关交办的□　（5）下级卫生行政机关报请的□　（6）有关部门移送的□

　　2. 违法事实：（可多选）

　　　　（1）违反供、管水人员健康管理的有关规定□

　　　　（2）新、改、扩建项目未经卫生部门参加选址、设计审查和竣工验收擅自供水□

　　　　（3）未取得卫生许可证擅自供水□

　　　　（4）生产或者销售无卫生许可批件的涉水产品□

　　　　（5）生活饮用水不符合卫生标准□

　　　　（6）其他违法行为□

　　3. 处罚程序：（1）简易程序□　（2）一般程序□：听证□

　　4. 处罚过程：立　案　日　期：□□□□年□□月□□日

　　　　　　　　　决定书送达日期：□□□□年□□月□□日

　　5. 行政处罚决定：（可多选）　处罚文号或编号：_____

　　　　（1）罚款□　罚款金额□□□□□元　（2）其他□

　　6. 行政强制及其他措施：（可多选）　（1）责令限期改进□　（2）其他□

　　7. 行政复议：维持□　撤销□　变更□　限期履行职责□　确认具体行政行为违法□

　　8. 行政诉讼：驳回□　维持□　撤销□　部分撤销□　变更□　限期履行职责□

　　9. 结案情况：

　　　　（1）执行方式：自觉履行□　强制执行□

　　　　（2）执行结果：完全履行□　不完全履行□　未履行□

　　　　（3）不作行政处罚□

　　　　（4）结案日期：□□□□年□□月□□日

四、其他处理情况

　　1. 移送司法机关□　　2. 通报有关部门□　　3. 其他□

报告单位：_____　报告单位负责人：_____　报告人：_____　报告日期：_____

填报说明：

　　报告范围：依据《生活饮用水卫生监督管理办法》查处的卫生监督案件，均应填写本信息卡。

　　报告单位：由各级卫生监督机构负责填报。

　　报告时限：

　　（1）一般程序案件：实行"一案一卡两次报告"制度。第一次应在送达行政处罚决定书之日起 5 日内填报。第二次应在结案之日起 5 日内对原信息卡就结案相关情况作补充上报（跨年度结案的案件也应填报）。

　　（2）简易程序案件以及不作行政处罚的立案案件：应在结案之日起 5 日内填报。

　　（3）对履行行政处罚决定后发生行政复议或/和行政诉讼的案件：应在结案之日起 5 日内填报。

　　（4）行政强制及其他措施：立案的案件实施强制及其他措施的按照本条第（2）、（3）项要求填报。仅采取行政强制及其他措施的非行政处罚案件，应在相应文书送达之日起 5 日内填报。

2.3.8 消毒产品被监督单位信息卡

被监督单位（个人）：_____   表   号：卫统 13 表

注册地址：_____   制表机关：卫生部

地址：_____   批准机关：国家统计局

行政区划代码：□□□□□□   批准文号：国统制〔2010〕5 号

被监督单位组织机构代码：□□□□□□□□－□   有效期至：2012 年

被监督单位经济类型代码：□□

一、基本情况

    法定代表人（负责人）：_____ 身份证件号：□□□□□□□□□□□□□□□□□□

    职工总数□□□□ 从业人员数□□□□ 持健康合格证明人数□□□

    建筑总面积□□□□m² 其中：生产车间使用面积□□□□m²

二、产品种类（填写产品品种的数量）

    1. 消毒剂类□：粉剂消毒剂□□   片剂消毒剂□□   颗粒剂消毒剂□□

               液体消毒剂□□   喷雾剂消毒剂□□   凝胶消毒剂□□

    2. 消毒器械类□：压力蒸汽灭菌器□□ 环氧乙烷灭菌器□□ 戊二醛灭菌柜□□ 等离子体灭菌器□□

               臭氧消毒柜□□ 电热消毒柜□□ 静电空气消毒机□□ 紫外线杀菌灯□□

               紫外线消毒器□□ 甲醛消毒器□□ 酸性氧化电位水生成器□□

               次氯酸钠发生器□□ 二氧化氯发生器□□ 臭氧发生器、臭氧水发生器□□

               其他消毒器械□□ 生物指示物□□ 化学指示物□□ 灭菌包装物□□

    3. 卫生用品类□：纸巾（纸）□□ 卫生巾/护垫/尿布等排泄物卫生用品□□ 纸质餐饮具□□

               抗（抑）菌制剂□□ 隐形眼镜护理用品□□ 化妆棉□□ 湿巾/卫生湿巾□□

               其他卫生用品□□

三、检验能力

    1. 检验室：有□ 无□

    2. 检验员数□□ 其中培训合格人数□□

    3. 检验内容：理化指标□ 微生物指标□

四、生产经营状况

    1. 营业□ 2. 关闭□

五、卫生许可情况

    1. 卫生许可证号：_____

    2. 新发□ 变更□ 延续□ 注销□ 日期：□□□□年□□月□□日

    3. 持有效的消毒产品卫生许可批件数□□□

报告单位：_____ 报告单位负责人：_____ 报告人：_____ 报告日期：_____

填报说明：

    报告范围：已经发放消毒产品卫生许可证的生产单位均应填报本信息卡。

    报告单位：由各级卫生监督机构负责填报。

    报告时限：本信息卡应在完成消毒产品卫生许可证发证、变更、延续、注销后 5 日内填报。对已建卡
          的单位，信息卡内容有变动的，必须填报。

2.3.9 学校卫生被监督单位信息卡

被监督单位（个人）：＿＿＿＿＿＿＿＿＿＿＿＿＿

注册地址：＿＿＿＿＿＿＿＿＿＿＿＿＿＿＿＿＿＿

地址：＿＿＿＿＿＿＿＿＿＿＿＿＿＿＿＿＿＿＿＿

行政区划代码：□□□□□□

被监督单位组织机构代码：□□□□□□□□ - □

被监督单位经济类型代码：□□

表　　号：卫统 14 表

制表机关：卫生部

批准机关：国家统计局

批准文号：国统制［2010］5 号

有效期至：2012 年

一、基本情况

法定代表人（负责人）：＿＿＿＿＿＿＿　身份证件号：□□□□□□□□□□□□□□□□□□

学生总数□□□□□□　其中：男生□□□□□□　女生□□□□□□

住宿学生数□□□□□□　教职员工数□□□□□

二、学校类别

1. 初等教育□　2. 中等教育□　3. 高等教育□　4. 其他教育□

三、办学性质

1. 公办□　2. 民办□　3. 其他□

四、校内辅助设施数

1. 学生集体食堂□□　2. 学生宿舍（间）□□　3. 洗浴场所□□　4. 学生厕所（蹲位）□□□

5. 游泳场所□□　　6. 体育馆□□　　7. 图书馆（阅览室）□□

五、饮用水

1. 集中式供水□　2. 二次供水□　3. 分质供水□　4. 分散式供水□　5. 其他□

六、健康管理

1. 校医院（室）、卫生室数□□□　卫生专业技术人员数□□　保健室数□□□　保健教师数□□

2. 学生体检数□□□□□□

3. 学生健康档案：有□　无□

4. 学生常见病防治：开展□　部分开展□　未开展□

5. 急、慢性传染病、地方病防控：开展□　未开展□

6. 开设健康教育课：是□　否□

7. 突发公共卫生事件应急预案：有□　无□

报告单位：＿＿＿＿＿＿　报告单位负责人：＿＿＿＿＿＿　报告人：＿＿＿＿＿＿　报告日期：＿＿＿＿＿＿

填报说明：

报告范围：全国范围内，小学及小学以上的学校，应填写本信息卡。

报告单位：由各级卫生监督机构负责填报。

报告时限：新建学校应在投用后 5 日内填报本信息卡。同一学校有两个以上（含两个）办学地点的，则应填两份以上信息卡。对已建卡的学校，信息卡内容有变动的，必须填报。

2.3.10 学校卫生监督案件查处信息卡

被查处单位（个人）：_____

注册地址：_____

地址：_____

行政区划代码：□□□□□□

被查处单位组织机构代码：□□□□□□□□ - □

被查处单位经济类型代码：□□

表　　号：卫统 15 表

制表机关：卫生部

批准机关：国家统计局

批准文号：国统制［2010］5 号

有效期至：2012 年

一、基本情况

法定代表人（负责人）：_____　身份证件号：□□□□□□□□□□□□□□□□□□

二、学校类别

1. 初等教育□　2. 中等教育□　3. 高等教育□　4. 其他教育□

三、办学性质

1. 公办□　2. 民办□　3. 其他□

四、案件查处情况

1. 案件来源：

    （1）在卫生监督检查中发现的□　（2）卫生机构监测报告的□　（3）社会举报的□

    （4）上级卫生行政机关交办的□　（5）下级卫生行政机关报请的□　（6）有关部门移送的□

2. 违法事实：（可多选）

    （1）学校环境质量以及黑板、课桌椅的设置不符合国家有关标准□

    （2）学校未按照有关规定为学生设置厕所和洗手设施□

    （3）寄宿制学校未为学生提供相应的洗漱、洗澡等卫生设施□

    （4）未为学生提供充足的符合卫生标准的饮用水□

    （5）学校体育场地和器材不符合卫生和安全要求使学生健康受到损害□

    （6）组织学生参加劳动致使学生健康受到损害□

    （7）供学生使用的文具、娱乐器具、保健用品不符合国家有关卫生标准□

    （8）拒绝或者妨碍学校卫生监督员实施卫生监督□

    （9）其他违法行为□

3. 处罚程序：（1）简易程序□　（2）一般程序：听证□

4. 处罚过程：立　案　日　期：□□□□年□□月□□日

          决定书送达日期：□□□□年□□月□□日

5. 行政处罚决定：（可多选）　处罚文号或编号：_____

    （1）警告□　（2）其他□

6. 行政强制及其他措施：（可多选）（1）责令限期改进□　（2）其他□

7. 行政复议：维持□　撤销□　变更□　限期履行职责□　确认具体行政行为违法□

8. 行政诉讼：驳回□　维持□　撤销□　部分撤销□　变更□　限期履行职责□

9. 结案情况：（1）执行方式：自觉履行□　强制执行□

          （2）执行结果：完全履行□　不完全履行□　未履行□

          （3）不作行政处罚□

          （4）结案日期：□□□□年□□月□□日

五、其他处理情况

移送司法机关□

报告单位：_____　报告单位负责人：_____　报告人：_____　报告日期：_____

填报说明：

    报告范围：全国范围内以《学校卫生工作条例》作为主要法律依据实施的卫生行政处罚案，均应填写本信息卡。

    报告单位：由各级卫生监督机构负责填报。

    报告时限：

    （1）一般程序案件：实行"一案一卡两次报告"制度。第一次应在送达行政处罚决定书后 5 日内填报。第二次应在结案后的 5 日内对原报告卡就结案相关情况作补充报告（跨年度结案的案件也应填报）。

    （2）简易程序案件、不作行政处罚的立案案件：应在结案时报一次。

    （3）对履行行政处罚决定后发生行政复议或/和行政诉讼的案件，对结案情况进行补报。

2.3.11 职业卫生被监督单位信息卡

被监督单位（个人）：_____

注册地址：_____

地址：_____

行政区划代码：☐☐☐☐☐☐

被监督单位组织机构代码：☐☐☐☐☐☐☐☐－☐

被监督单位经济类型代码：☐☐

表　　号：卫统 16 表

制表机关：卫生部

批准机关：国家统计局

批准文号：国统制〔2010〕5 号

有效期至：2012 年

一、基本情况

法定代表人（负责人）：_____　身份证件号：☐☐☐☐☐☐☐☐☐☐☐☐☐☐☐☐☐☐

职工总数☐☐☐☐☐

二、单位类别（行业）

煤炭☐　石油和天然气☐　石化☐　电力☐　核工业☐　金属☐　机械☐　　电子☐　化工☐

医药☐　建材☐　交通☐　铁道☐　水利☐　农业☐　　轻工☐　森林工业☐　纺织☐　其他☐

三、接触职业病危害因素人数

接触职业病危害因素总人数☐☐☐☐☐

　1. 接触粉尘类人数☐☐☐☐☐　　　　其中接触矽尘人数☐☐☐☐☐

　2. 接触化学物质类人数☐☐☐☐☐　　其中接触高毒和极度、高度危害化学物质人数☐☐☐☐

　3. 接触物理因素类人数☐☐☐☐☐　　其中接触噪声人数☐☐☐☐☐

　4. 接触生物因素类人数☐☐☐☐☐

四、职业健康监护

1. 职业健康监护档案：全部建立☐　部分建立☐　未建立☐

2. 职业健康检查

　上 岗 前：应检人数☐☐☐☐☐　　实检人数☐☐☐☐☐　　检出职业禁忌人数☐☐☐

　在岗期间：应检人数☐☐☐☐☐　　实检人数☐☐☐☐☐　　检出疑似职业病人数☐☐☐

　　　　　　检出职业禁忌或健康损害人数☐☐☐

　离 岗 时：应检人数☐☐☐☐☐　　实检人数☐☐☐☐☐　　检出疑似职业病人数☐☐☐

　　　　　　检出职业禁忌或健康损害人数☐☐☐

　应急体检：应检人数☐☐☐☐☐　　实检人数☐☐☐☐☐　　检出疑似职业病人数☐☐☐

　　　　　　检出职业禁忌或健康损害人数☐☐☐

3. 现有职业病人数☐☐☐☐☐　本年度新确诊病人数☐☐☐　死亡病人数☐☐☐

五、生产经营状况

1. 营业☐　2. 关闭☐

报告单位：_____　报告单位负责人：_____　报告人：_____　报告日期：_____

填报说明：

　报告范围：全国范围内，存在职业病危害的用人单位，应填写本信息卡。

　报告单位：由各级卫生监督机构负责填报。

　报告时限：凡新增的单位，应在检查后 5 日内填报。对已建卡的单位，信息卡内容有变动的，必须
　　　　　　填报。

2.3.12 职业卫生技术机构被监督单位信息卡

被监督单位（个人）：＿＿＿＿＿＿＿＿＿＿＿＿

注册地址：＿＿＿＿＿＿＿＿＿＿＿＿＿＿＿＿＿

地址：＿＿＿＿＿＿＿＿＿＿＿＿＿＿＿＿＿＿＿

行政区划代码：□□□□□□

被监督单位组织机构代码：□□□□□□□□－□

被监督单位经济类型代码：□□

表　　号：卫统 17 表

制表机关：卫生部

批准机关：国家统计局

批准文号：国统制〔2010〕5 号

有效期至：2012 年

一、基本情况

法定代表人（负责人）：＿＿＿＿＿＿　身份证件号：□□□□□□□□□□□□□□□□□□

职工总数□□□□　职业卫生业务人员数□□□□　其中外聘人员数□□□□

二、批准的业务范围及本年度的工作量

1. 职业卫生技术服务：（可多选）

　（1）建设项目职业病危害评价□　资质等级：甲□　乙□

　　　　其中建设项目职业病危害（放射防护）评价□　资质等级：甲□　乙□

　（2）职业病危害因素检测与评价□

　（3）化学品毒性鉴定□　资质等级：甲□　乙□　丙□　丁□

　（4）放射卫生防护检测与评价□

　（5）放射防护器材和含放射性产品检测□

　（6）职业病防护设施与职业病防护用品的效果评价□

　（7）个人剂量监测□

2. 职业健康检查□　本年度检查人数□□□□□　检出疑似职业病人数□□□□□

　　　　　　　　　　检出职业禁忌或健康损害人数□□

3. 职业病诊断□　本年度受理人数□□□□□　确诊病例数□□□□□

三、机构的资质

1. 职业卫生技术服务资质证号：

（1）建设项目职业病危害评价证号＿＿＿＿＿＿＿＿＿＿＿＿＿＿＿

　　　新发□ 变更□ 延续□ 注销□　日期：□□□□年□□月□□日

（2）化学品毒性鉴定证号＿＿＿＿＿＿＿＿＿＿＿＿＿＿＿＿＿＿＿

　　　新发□ 变更□ 延续□ 注销□　日期：□□□□年□□月□□日

（3）放射防护器材和含放射性产品的检测证号＿＿＿＿＿＿＿＿＿＿

　　　新发□ 变更□ 延续□ 注销□　日期：□□□□年□□月□□日

（4）职业病危害因素检测与评价证号＿＿＿＿＿＿＿＿＿＿＿＿＿＿

　　　新发□ 变更□ 延续□ 注销□　日期：□□□□年□□月□□日

（5）放射卫生防护检测与评价证号＿＿＿＿＿＿＿＿＿＿＿＿＿＿＿

　　　新发□ 变更□ 延续□ 注销□　日期：□□□□年□□月□□日

（6）职业病防护设施与防护用品的效果评价证号＿＿＿＿＿＿＿＿＿

　　　新发□ 变更□ 延续□ 注销□　日期：□□□□年□□月□□日

（7）个人剂量监测证号＿＿＿＿＿＿＿＿＿＿＿＿＿＿＿＿＿＿＿＿

　　　新发□ 变更□ 延续□ 注销□　日期：□□□□年□□月□□日

2. 职业健康检查机构批准证书号＿＿＿＿＿＿＿＿＿＿＿＿＿＿＿＿＿

　　新发□ 变更□ 延续□ 注销□　日期：□□□□年□□月□□日

3. 职业病诊断机构批准证书号

　　新发□ 变更□ 延续□ 注销□　日期：□□□□年□□月□□日

四、人员的资质

1. 职业卫生技术服务专业技术人数□□□　资质证书持有人数□□□

2. 职业健康检查专业技术人数□□□　　　执业医师人数□□□

3. 职业病诊断专业技术人数□□□　　具有职业病诊断资格的执业医师人数□□□

报告单位：＿＿＿＿＿　报告单位负责人：＿＿＿＿＿　报告人：＿＿＿＿＿　报告日期：＿＿＿＿＿

填报说明：

　　报告范围：全国范围内，具有相应资质的职业卫生技术服务、职业健康检查和职业病诊断机构，应填写本信息卡。

　　报告单位：由各级卫生监督机构负责填报。

　　报告时限：本信息卡应在完成相应资质证书发证、变更、延续、注销后 5 日内填报。对已建卡的单位，信息卡内容有变动的，必须填报。

2.3.13 职业卫生监督案件查处信息卡

被查处单位（个人）：＿＿＿＿＿＿＿＿＿＿＿＿＿ 表　　号：卫统 18 表

注册地址：＿＿＿＿＿＿＿＿＿＿＿＿＿＿＿＿＿ 制表机关：卫生部

地址：＿＿＿＿＿＿＿＿＿＿＿＿＿＿＿＿＿＿＿ 批准机关：国家统计局

行政区划代码：□□□□□□ 批准文号：国统制〔2010〕5 号

被查处单位组织机构代码：□□□□□□□□-□ 有效期至：2012 年

被查处单位经济类型代码：□□

一、基本情况

法定代表人（负责人）：＿＿＿＿＿ 身份证件号：□□□□□□□□□□□□□□□□□□

二、单位类别

1. 用人单位□

　　所属行业：煤炭□ 石油和天然气□ 石化□ 电力□ 核工业□ 金属□ 机械□ 电子□ 化工□
　　医药□ 建材□ 交通□ 铁道□ 水利□ 农业□ 轻工□ 森林工业□ 纺织□ 其他□

2. 职业卫生技术服务机构□

3. 职业健康检查机构□

4. 职业病诊断机构□

5. 职业病诊断鉴定委员会组成人员□　　6. 其他□

三、案件查处情况

1. 案件来源

　　（1）在卫生监督检查中发现的□　（2）职业卫生技术机构报告的□　（3）社会举报的□

　　（4）上级卫生行政机关交办的□　（5）下级卫生行政机关报请的□　（6）有关部门移送的□

2. 违法事实：（可多选）

　　（1）违反建设项目职业病危害评价制度的有关规定：预评价□ 设计审查□ 控制效果评价□ 竣工验收□

　　（2）用人单位未采取劳动者职业健康监护方面的管理措施□

　　（3）未将职业健康检查结果如实告知劳动者□

　　（4）用人单位未按照规定组织职业健康检查或安排未经职业健康检查的劳动者从事接触职业病危
　　　　害的作业或者禁忌作业□

　　（5）未按照规定安排职业病、疑似职业病病人进行诊治□

　　（6）用人单位或医疗卫生机构未按照规定报告职业病、疑似职业病□

　　（7）用人单位违法造成劳动者生命健康的严重损害□

　　（8）用人单位拒绝卫生行政部门监督检查□

　　（9）未经批准或超出批准范围从事：职业卫生技术服务□　职业健康检查□　职业病诊断□

　　（10）出具虚假证明文件□

　　（11）职业病诊断鉴定委员会组成人员收受职业病诊断争议当事人的财物或者其他好处□

　　（12）其他违法行为□

3. 处罚程序：（1）简易程序□　（2）一般程序□：听证□

4. 处罚过程：立　案　日　期：□□□□年□□月□□日

　　　　　　　决定书送达日期：□□□□年□□月□□日

5. 行政处罚决定：（可多选）　处罚文号或编号：＿＿＿＿＿＿＿＿＿＿＿＿＿

　　（1）警告□　（2）罚款□ 罚款金额□□□□□□□元

　　（3）没收违法所得□ 没收金额□□□□□□□元　（4）没收收受的财物□　（5）其他□

6. 行政强制及其他措施：（可多选）

　　（1）责令限期改正□　（2）责令停止产生职业病危害的作业□

　　（3）提请人民政府按有关规定责令停建、关闭□　（4）其他□

7. 行政复议：维持□ 撤销□ 变更□ 限期履行职责□ 确认具体行政行为违法□

8. 行政诉讼：驳回□　维持□　撤销□　部分撤销□　变更□　限期履行职责□
9. 结案情况：（1）执行方式：自觉履行□　强制执行□
　　　　　　　（2）执行结果：完全履行□　不完全履行□　未履行□
　　　　　　　（3）不作行政处罚□
　　　　　　　（4）结案日期：□□□□年□□月□□日

四、其他处理情况

1. 移送司法机关□
2. 行政处分：警告□□人 记过□□人 记大过□□人 责令改正和通报批评□□人
　　　　　　　降级□□人 撤职□□人 开除□□人
3. 通报有关部门□　　4. 其他□

报告单位：＿＿＿＿＿＿　报告单位负责人：＿＿＿＿＿　报告人：＿＿＿＿＿　报告日期：＿＿＿＿＿

填报说明：

　　报告范围：全国范围内，以职业病防治法律法规作为主要法律依据实施的卫生行政处罚案，应填写本信息卡。

　　报告单位：由各级卫生监督机构负责填报。

　　报告时限：

　　（1）一般程序案件：实行"一案一卡两次报告"制度。第一次应在送达行政处罚决定书后5日内填报。第二次应在结案后的5日内对原信息卡就结案相关情况作补充报告（跨年度结案的案件也应填报）。

　　（2）简易程序案件、不作行政处罚的立案案件：应在结案时报一次。

　　（3）对履行行政处罚决定后发生行政复议或行政诉讼的案件，对结案情况进行补报。

2.3.14　放射卫生被监督单位信息卡

被监督单位（个人）：_____

注册地址：_____

地址：_____

行政区划代码：□□□□□□

被监督单位组织机构代码：□□□□□□□□－□

被监督单位经济类型代码：□□

表　　号：卫统 19 表

制表机关：卫生部

批准机关：国家统计局

批准文号：国统制〔2010〕5 号

有效期至：2012 年

一、基本情况

法定代表人（负责人）：_____　身份证件号：□□□□□□□□□□□□□□□□□□

职工总数□□□□□　　放射工作人员数□□□□

二、单位类别

1. 医用辐射单位□　　2. 非医用辐射单位□（生产□　使用□　销售□）

三、放射性同位素和射线装置的种类、数量

1. 医用辐射单位（可多选）

（1）放射治疗

γ射线立体定向治疗系统□□台　X 立体定向治疗系统□□台　医用加速器□□台　钴-60 机□□台

深部 X 射线机□□台　　　　　后装治疗机□□台　　　　其他放射治疗设备□□台

（2）核医学

PET 影像诊断设备□□台　　　SPECT 影像诊断设备□□台　PET-CT 影像诊断设备□□台

γ相机影像诊断设备□□台　含源骨密度仪□□台　敷贴器□□台　其他核医学设备□□台

所用核素^{18}F□　^{99m}Tc□　^{131}I□　其他核素□　籽粒插植治疗□　放射性药物治疗□

（3）介入放射学

DSA（≥800mA）□□台　DSA（＜800mA）□□台　其他介入放射诊疗影像设备□□台

（4）X 射线影像诊断

X 射线 CT 影像诊断设备□□台　乳腺影像诊断设备（含屏/片机、乳腺 CR、乳腺 DR）□□台

普通 X 射线影像诊断设备□□台　CR 影像诊断设备□□台　　DR 影像诊断设备□□台

牙科影像诊断设备□□台

2. 非医用辐射单位（可多选）

（1）放射性同位素：γ辐照装置□□台　γ探伤机□□台　其他密封源设备□□台

（2）非密封源应用□

（3）射线装置：X 射线工业探伤□□台　非医用加速器□□台　其他□□台

（4）核设施　□

四、放射诊疗许可情况

1. 放射诊疗许可证号：_____

2. 新发□　变更□　延续□　注销□　　日期：□□□□年□□月□□日

五、放射工作人员培训与健康监护

1. 持有《放射工作人员证》数□□□□

2. 放射工作人员职业健康档案：全部建立□　部分建立□　未建立□

3. 上　岗　前：培训人数□□　　应体检人数□□　　实体检人数□□　　　检出职业禁忌人数□□

4. 在岗期间：培训人数□□□　应体检人数□□□　实体检人数□□□□

检出疑似放射病病人数□□　检出职业禁忌或健康损害人数□□

5. 离　岗　时：应体检人数□□□　实体检人数□□□　检出疑似放射病病人数□□

6. 应急体检：应体检人数□□□　实体检人数□□□　检出疑似放射病病人数□□

7. 现有放射病病人数□□　本年度新确诊人数□□　死亡病人数□□

六、放射工作人员个人剂量监测

1. 放射工作人员个人剂量监测档案：全部建立□　部分建立□　未建立□

2. 个人剂量应监测人数□□□　实监测人数□□□　个人剂量≥20mSv 人数□□□

报告单位：_____ 报告单位负责人：_____ 报告人：_____ 报告日期：_____

填报说明：

报告范围：全国范围内，生产、使用、销售放射性同位素或射线装置的单位，应填写本信息卡。

报告单位：由各级卫生监督机构负责填报。

报告时限：凡新增的放射工作单位，应在监督检查或卫生许可后 5 日内填报。对已建卡单位，单位基本情况发生变化时，应填报一次。

2.3.15 放射卫生监督案件查处信息卡

被查处单位（个人）：_____　　　　表　　号：卫统 20 表

注册地址：_____　　制表机关：卫生部

地址：_____　　批准机关：国家统计局

行政区划代码：□□□□□□　　　　　　　　　　　　　　批准文号：国统制〔2010〕5 号

被查处单位组织机构代码：□□□□□□□□ – □　　　　有效期至：2012 年

被查处单位经济类型代码：□□

一、基本情况

　　法定代表人（负责人）：_____　　身份证件号：□□□□□□□□□□□□□□□□□□

二、单位类别

　　1. 医用辐射单位□　　2. 非医用辐射单位□（生产□ 使用□ 销售□）

三、案件查处情况

　　1. 案件来源：

　　　　（1）在卫生监督检查中发现的□　　（2）职业卫生技术机构报告的□　　（3）社会举报的□

　　　　（4）上级卫生行政机关交办的□　　（5）下级卫生行政机关报请的□　　（6）有关部门移送的□

　　2. 违法事实：（可多选）

　　　　（1）未取得放射诊疗许可从事放射诊疗工作□

　　　　（2）未办理诊疗科目登记或者未按照规定进行校验□

　　　　（3）未经批准擅自变更放射诊疗项目或者超出批准范围从事放射诊疗工作□

　　　　（4）违反建设项目职业病危害评价制度的有关规定：预评价□ 设计审查□ 控制效果评价□ 竣工验收□

　　　　（5）未给从事放射工作的人员办理《放射工作人员证》□

　　　　（6）未按照规定对放射工作人员进行职业健康检查，未建立职业健康监护档案□

　　　　（7）未按照规定对放射工作人员进行个人剂量监测，未建立个人剂量档案□

　　　　（8）未按照规定组织放射工作人员培训□

　　　　（9）未按照规定使用安全防护装置和个人防护用品□

　　　　（10）购置、使用不合格或者国家有关部门规定淘汰的放射诊疗设备□

　　　　（11）使用不具备相应资质的人员从事放射诊疗工作□

　　　　（12）发生放射事件并造成人员健康严重损害□

　　　　（13）发生放射事件未立即采取应急救援和控制措施，或者未按照规定及时报告的□

　　　　（14）其他违法行为□

　　3. 处罚程序：（1）简易程序□　　（2）一般程序□：听证□

　　4. 处罚过程：立　案　日　期：□□□□年□□月□□日

　　　　　　　　　决定书送达日期：□□□□年□□月□□日

　　5. 行政处罚决定：（可多选）　　处罚文号或编号：_____

　　　　（1）警告□　（2）罚款□罚款金额□□□□□□□元　（3）吊销许可证□　（4）其他□

　　6. 行政强制及其他措施：（可多选）　　（1）责令限期改正□　　（2）其他□

　　7. 行政复议：维持□ 撤销□ 变更□ 限期履行职责□ 确认具体行政行为违法□

　　8. 行政诉讼：驳回□ 维持□ 撤销□ 部分撤销□ 变更□ 限期履行职责□

　　9. 结案情况：（1）执行方式：自觉履行□ 强制执行□

　　　　　　　　　（2）执行结果：完全履行□ 不完全履行□ 未履行□

（3）不作行政处罚□

（4）结案日期：□□□□年□□月□□日

四、其他处理情况

1．移送司法机关□　　2．通报有关部门□　　3．其他□

报告单位：_____　报告单位负责人：_____　报告人：_____　报告日期：_____

填报说明：

报告范围：全国范围内，以职业病防治和放射卫生法律法规作为主要法律依据实施的卫生行政处罚案，
　　　　　应填写本信息卡。

报告单位：由各级卫生监督机构负责填报。

报告时限：

（1）一般程序案件：实行"一案一卡两次报告"制度。第一次应在送达行政处罚决定书后5日内填报。
　　　第二次应在结案后的5日内对原信息卡就结案相关情况作补充报告（跨年度结案的案件也应填
　　　报）。

（2）简易程序案件、不作行政处罚的立案案件：应在结案时报一次。

（3）对履行行政处罚决定后发生行政复议或行政诉讼的案件，对结案情况进行补报。

2.3.16 传染病防治监督案件查处信息卡

被查处单位（个人）：_____   表　　号：卫统 21 表
注册地址：_____   制表机关：卫生部
地址：_____   批准机关：国家统计局
行政区划代码：□□□□□□   批准文号：国统制〔2010〕5 号
被查处单位组织机构代码：□□□□□□□□ - □   有效期至：2012 年
被查处单位经济类型代码：□□

一、基本情况
    法定代表人（负责人）：_____ 身份证件号：□□□□□□□□□□□□□□□□□□
二、单位类别
    1. 疾病预防控制机构□ 2. 医疗机构□ 3. 采供血机构□ 4. 消毒产品生产单位□
    5. 消毒产品经营单位□ 6. 其他有关单位□ 7. 个人□
三、案件查处情况
    1. 案件来源：（1）在卫生监督检查中发现的□ （2）卫生机构监测报告的□ （3）社会举报的□
                （4）上级卫生行政机关交办的□ （5）下级卫生行政机关报请的□ （6）有关部门移送的□
    2. 违法事实：
    （1）违反《中华人民共和国传染病防治法》的规定
        ①违反传染病疫情监测信息报告管理规定□
        ②未依据职责采取、承担传染病疫情的预防控制措施□
        ③未按规定提供医疗救治□，违反消毒隔离制度□、病历管理规定□
        ④违反规定导致经血液传播疾病的发生□
        ⑤非法采集或组织他人出卖血液□
        ⑥在国家确认的自然疫源地违法兴建大型建设项目□
        ⑦用于传染病防治的消毒产品不符合国家卫生标准和卫生规范的□
        ⑧导致或可能导致传染病传播、流行的□
            因素：饮用水□ 涉水产品□ 消毒产品□ 血液制品□ 被污染的其他物品□
    （2）违反《突发公共卫生事件应急条例》的规定□
    （3）违反《医疗废物管理条例》的规定□
    （4）违反《病原微生物实验室生物安全管理条例》的规定□
    （5）违反《疫苗流通和预防接种管理条例》的规定□
    （6）违反《艾滋病防治条例》的规定□
    （7）违反《血吸虫病防治条例》的规定□
    （8）违反《消毒管理办法》的规定□
    （9）其他违法行为□
    3. 处罚程序：（1）简易程序□ （2）一般程序□：听证□
    4. 处罚过程：立案日期：□□□□年□□月□□日，决定书送达日期：□□□□年□□月□□日
    5. 行政处罚决定：（可多选） 处罚文号或编号：_____
        （1）警告□ （2）罚款□ 罚款金额□□□□□□□元
        （3）没收违法所得□ 没收金额□□□□□□□元 （4）暂扣或吊销许可证□
        （5）吊销执业证书□ （6）其他□
    6. 行政强制及其他措施：（可多选） （1）责令限期改正□ （2）责令停止有关活动□
        （3）封闭公共饮用水源、封存食品及相关物品或暂停销售的临时控制措施□ （4）取缔□
        （5）提请人民政府责令停建、关闭□ （6）其他□
    7. 行政复议：维持□ 撤销□ 变更□ 限期履行职责□ 确认具体行政行为违法□
    8. 行政诉讼：驳回□ 维持□ 撤销□ 部分撤销□ 变更□ 限期履行职责□
    9. 结案情况：（1）执行方式：自觉履行□ 强制执行□
            （2）执行结果：完全履行□ 不完全履行□ 未履行□
            （3）不作行政处罚□
            （4）结案日期：□□□□年□□月□□日

四、其他处理情况

1. 移送司法机关□
2. 行政处分：警告□□人　记过□□人　记大过□□人　降级□□人　撤职□□人　开除□□人

报告单位：＿＿＿＿＿＿＿　报告单位负责人：＿＿＿＿＿＿　报告人：＿＿＿＿＿＿　报告日期：＿＿＿＿＿＿

填报说明：

报告范围：全国范围内以传染病防治法律法规作为主要法律依据实施的卫生行政处罚案，应填写本信息卡。

报告单位：由各级卫生监督机构负责填报。

报告时限：

（1）一般程序案件：实行"一案一卡两次报告"制度。第一次应在送达行政处罚决定书后5日内填报。第二次应在结案后的5日内对原信息卡就结案相关情况作补充报告（跨年度结案的案件也应填报）。

（2）简易程序案件、不作行政处罚的立案案件：应在结案时报一次。

（3）对履行行政处罚决定后发生行政复议或行政诉讼的案件，对结案情况进行补报。

2.3.17 医疗卫生监督案件查处信息卡

被查处单位（个人）：＿＿＿＿＿＿＿＿＿＿＿＿＿

注册地址：＿＿＿＿＿＿＿＿＿＿＿＿＿＿＿＿＿

地址：＿＿＿＿＿＿＿＿＿＿＿＿＿＿＿＿＿＿＿

行政区划代码：□□□□□□

被查处单位组织机构代码：□□□□□□□□－□

被查处单位经济类型代码：□□

表　　　号：卫统22表

制表机关：卫生部

批准机关：国家统计局

批准文号：国统制〔2010〕5号

有效期至：2012年

一、基本情况

法定代表人（负责人）：＿＿＿＿＿＿　身份证件号：□□□□□□□□□□□□□□□□□□

二、单位类别

医院□　妇幼保健院□　社区卫生服务机构□　卫生院□　疗养院□　门诊部□　诊所□

村卫生室□　急救中心（站）□　临床检验机构□　专科疾病防治机构□　护理院（站）□　其他□

医疗机构执业许可证号：＿＿＿＿＿＿＿＿＿＿＿＿＿＿＿＿＿

母婴保健技术服务执业许可证号：＿＿＿＿＿＿＿＿＿＿＿＿＿＿＿＿

＿＿＿＿＿＿＿＿＿＿＿＿＿＿＿＿＿

三、个人类别

1. 卫生技术人员：（1）医师□　（2）药师□　（3）护士□　（4）医技□　（5）乡村医生□

　执业证书编码：＿＿＿＿＿＿＿＿＿＿＿＿＿＿＿

2. 非卫生技术人员□

四、案件查处情况

1. 案件来源：

（1）在卫生监督检查中发现的□　（2）卫生机构监测报告的□　（3）社会举报的□

（4）上级卫生行政机关交办的□　（5）下级卫生行政机关报请的□　（6）有关部门移送的□

2. 违法事实：（可多选）

（1）未取得医疗机构许可证擅自执业□

（2）逾期不校验医疗机构执业许可证□

（3）出卖、转让、出借医疗机构执业许可证□

（4）诊疗活动超出登记范围□

（5）使用非卫生技术人员从事医疗卫生技术工作□

（6）出具虚假证明文件□

（7）违法发布医疗广告□

（8）使用未取得护士执业证书人员或使用未变更执业地点、延续执业注册有效期的护士从事护理活动□

（9）造成、发生医疗事故□

（10）未取得母婴保健技术许可擅自从事母婴保健技术服务活动□

（11）未获许可开展人类辅助生殖技术□

（12）擅自购置、违规使用大型医用设备□

（13）以不正当手段，非法取得执业证书□

（14）违反医疗技术规范□

（15）未取得资格证明或未经注册从事医疗工作□

（16）其他违法行为□

3. 处罚程序：（1）简易程序□　（2）一般程序□：听证□

4. 处罚过程：立　案　日　期：□□□□年□□月□□日

　　　　　　决定书送达日期：□□□□年□□月□□日

5. 行政处罚决定：（可多选）　处罚文号或编号：＿＿＿＿＿＿＿＿＿＿＿＿＿

（1）警告□　（2）罚款□　罚款金额□□□□□□□元

（3）没收违法所得□　没收违法所得金额□□□□□□□□元　（4）没收药品器械□

（5）吊销执业许可证□　（6）吊销诊疗科目□　（7）吊销执业证书□　（8）其他□

6. 行政强制及其他措施：（可多选） （1）责令停止执业□ （2）责令限期补办校验手续□
   （3）责令暂停执业活动□ 时间□□月 （4）取缔□ （5）其他□
7. 行政复议：维持□ 撤销□ 变更□ 限期履行职责□ 确认具体行政行为违法□
8. 行政诉讼：驳回□ 维持□ 撤销□ 部分撤销□ 变更□ 限期履行职责□
9. 结案情况：（1）执行方式：自觉履行□ 强制执行□
   　　　　　　（2）执行结果：完全履行□ 不完全履行□ 未履行□
   　　　　　　（3）不作行政处罚□
   　　　　　　（4）结案日期：□□□□年□□月□□日

五、其他处理情况
1. 移送司法机关□
2. 行政处分：警告□□人 记过□□人 记大过□□人 降级□□人 撤职□□人 开除□□人

报告单位：_____ 报告单位负责人：_____ 报告人：_____ 报告日期：_____

填报说明：
报告范围：全国范围内以《中华人民共和国执业医师法》、《中华人民共和国母婴保健法》、《医疗机构管理条例》、《乡村医生从业管理条例》、《护士条例》等作为主要法律依据对各级各类医疗机构及医疗机构内各类医务人员实施的卫生行政处罚案，应填写本信息卡。

报告单位：由各级卫生监督机构负责填报。

报告时限：

（1）一般程序案件：实行"一案一卡两次报告"制度。第一次应在送达行政处罚决定书后5日内填报。第二次应在结案后的5日内对原信息卡就结案相关情况作补充报告（跨年度结案的案件也应填报）。

（2）简易程序案件、不作行政处罚的立案案件：应在结案时报一次。

（3）对履行行政处罚决定后发生行政复议或行政诉讼的案件，对结案情况进行补报。

2.3.18 无证行医案件查处信息卡

被查处单位（个人）：_____

注册地址：_____

地址：_____

行政区划代码：☐☐☐☐☐☐

被查处单位组织机构代码：☐☐☐☐☐☐☐☐－☐

被查处单位经济类型代码：☐☐

表　　号：卫统 23 表
制表机关：卫生部
批准机关：国家统计局
批准文号：国统制〔2010〕5 号
有效期至：2012 年

一、基本情况

法定代表人（负责人）：_____　身份证件号：☐☐☐☐☐☐☐☐☐☐☐☐☐☐☐☐☐☐

二、单位类别

1. 非医疗机构☐　2. 非卫生技术人员☐

三、违法地点和以往处罚情况

1. 固定场所：自有☐　租赁☐　2. 流动场所☐
2. 曾因非法行医被行政处罚次数：0 次☐　　　1 次☐　　　2 次及以上☐

四、案件查处情况

1. 案件来源：
   （1）在卫生监督检查中发现的☐　（2）卫生机构监测报告的☐　　（3）社会举报的☐
   （4）上级卫生行政机关交办的☐　（5）下级卫生行政机关报请的☐　（6）有关部门移送的☐
2. 违法事实：（可多选）
   （1）未取得《医疗机构执业许可证》开展诊疗活动的☐
   （2）未取得医生执业资格的非法行医情形☐
   　　①未取得或者以非法手段取得医师资格从事医疗活动的☐
   　　②个人未取得《医疗机构执业许可证》开办医疗机构的☐
   　　③被依法吊销医师执业证书期间从事医疗活动的☐
   　　④未取得乡村医生执业证书，从事乡村医疗活动的☐
   　　⑤家庭接生员实施家庭接生以外的医疗行为的☐
3. 处罚程序：（1）简易程序☐　（2）一般程序☐：听证☐
4. 处罚过程：立　案　日　期：☐☐☐☐年☐☐月☐☐日
   　　　　　　决定书送达日期：☐☐☐☐年☐☐月☐☐日
5. 处罚决定：（可多选）　　处罚文号或编号：_____
   （1）罚款☐　　　罚款金额☐☐☐☐☐☐☐元
   （2）没收违法所得☐　　没收违法所得金额☐☐☐☐☐☐☐元
   （3）没收药品器械 ☐
6. 行政强制及其他措施：取缔☐　责令停止执业活动☐　其他☐
7. 行政复议：维持☐　撤销☐　变更☐　限期履行职责☐　确认具体行政行为违法☐
8. 行政诉讼：驳回☐　维持☐　撤销☐　部分撤销☐　变更☐　限期履行职责☐
9. 结案情况：（1）执行方式：自觉履行☐　　　强制执行☐
   　　　　　　（2）执行结果：完全履行☐　　不完全履行☐　　未履行☐

五、其他处理情况

1. 移送司法机关：是 ☐　否☐　　2. 移送其他部门☐

报告单位：_____　报告单位负责人：_____　报告人：_____　报告日期：_____

填报说明：

报告范围：全国范围内以《中华人民共和国执业医师法》、《中华人民共和国母婴保健法》、《医疗机构管理条例》、《乡村医生从业管理条例》等作为主要法律依据实施的卫生行政处罚，应填写本信息卡。

报告单位：由各级卫生监督机构负责填报。

报告时限：

（1）一般程序案件：实行"一案一卡两次报告"制度。第一次应在送达行政处罚决定书后 5 日内填报。第二次应在结案后的 5 日内对原信息卡就结案相关情况作补充报告（跨年度结案的案件也应填报）。

（2）简易程序案件、不作行政处罚的立案案件：应在结案时报一次。

（3）对履行行政处罚决定后发生行政复议或行政诉讼的案件，对结案情况进行补报。

2.3.19 采供血卫生监督案件查处信息卡

被查处单位（个人）：＿＿＿＿＿＿＿＿＿＿＿＿

注册地址：＿＿＿＿＿＿＿＿＿＿＿＿＿＿＿＿

地址：＿＿＿＿＿＿＿＿＿＿＿＿＿＿＿＿＿＿

行政区划代码：□□□□□□

被查处单位组织机构代码：□□□□□□□□－□

被查处单位经济类型代码：□□

表　　号：卫统 24 表

制表机关：卫生部

批准机关：国家统计局

批准文号：国统制〔2010〕5 号

有效期至：2012 年

一、基本情况

法定代表人（负责人）：＿＿＿＿＿　身份证件号：□□□□□□□□□□□□□□□□□□

采供血执业许可证号：＿＿＿＿＿＿＿＿＿＿＿

医疗机构执业许可证号：＿＿＿＿＿＿＿＿＿＿

二、单位类别

1. 一般血站：血液中心□ 中心血站□ 中心血库□

2. 特殊血站：脐带血造血干细胞库□ 其他类型血库□ 3. 单采血浆站□ 4. 其他□

三、个人类别

1. 医师□ 2. 护士□ 3. 医技人员□ 4. 其他□

四、案件查处情况

1. 案件来源：

（1）在卫生监督检查中发现的□ （2）卫生机构监测报告的□ （3）社会举报的□

（4）上级卫生行政机关交办的□ （5）下级卫生行政机关报请的□ （6）有关部门移送的□

2. 违法事实：（可多选）

（1）非法采集、供应、倒卖血液、血浆□

（2）非法组织他人出卖血液□

（3）血站、医疗机构出售无偿献血的血液□

（4）涂改、伪造、转让供血浆证□

（5）包装、储存、运输不符合国家规定的卫生标准和要求□

（6）向医疗机构提供不符合国家规定标准的血液□

（7）将不符合国家规定标准的血液用于患者□

（8）违反血站、单采血浆站其他规定的

①工作人员未取得相关岗位执业资格或者未经执业注册而从事采供血、浆工作□

②未按国家规定对献血者、供血浆者进行健康检查、检测的□

③未向献血者、供血浆者履行规定的告知义务□

④采集冒名顶替者、健康检查不合格者血液（血浆）以及超量、频繁采集血液（浆）的□

⑤使用的药品、体外诊断试剂、一次性卫生器材不符合国家有关规定的□

⑥重复使用一次性卫生器材的□

⑦不按规定保存工作记录的□

⑧未按规定保存血液标本的□

⑨对检测不合格或者报废的血液（浆），未按有关规定处理的□

（9）其他违法行为□

3. 处罚程序：（1）简易程序□ （2）一般程序□：听证□

4. 处罚过程：立　案　日　期：□□□□年□□月□□日

　　　　　　决定书送达日期：□□□□年□□月□□日

5. 行政处罚决定：（可多选）　处罚文号或编号：＿＿＿＿＿＿＿

（1）警告□ （2）罚款□ 罚款金额□□□□□□元

（3）没收违法所得□ 没收金额□□□□□□元

（4）没收从事违法活动的器材、设备□ （5）吊销许可证□ （6）其他□

6. 行政强制及其他措施：（可多选）（1）责令改正□（2）限期整顿□（3）取缔□（4）其他□

7. 行政复议：维持□　撤销□　变更□　限期履行职责□　确认具体行政行为违法□
8. 行政诉讼：驳回□　维持□　撤销□　部分撤销□　变更□　限期履行职责□
9. 结案情况：（1）执行方式：自觉履行□　强制执行□
　　　　　　　（2）执行结果：完全履行□　不完全履行□　未履行□
　　　　　　　（3）不作行政处罚□
　　　　　　　（4）结案日期：□□□□年□□月□□日

五、其他处理情况

1. 移送司法机关□
2. 行政处分：警告□□人　记过□□人　记大过□□人　降级□□人　撤职□□人　开除□□人

报告单位：_____　报告单位负责人：_____　报告人：_____　报告日期：_____

填报说明：

报告范围：全国范围内以《中华人民共和国献血法》、《血液制品管理条例》、《血站管理办法》、《单采血浆站管理办法》等作为主要法律依据实施的卫生行政处罚案，应填写本信息卡。

报告单位：本信息卡由各级卫生监督机构负责填报。

报告时限：

（1）一般程序案件：实行"一案一卡两次报告"制度。第一次应在送达行政处罚决定书后5日内填报。第二次应在结案后的5日内对原信息卡就结案相关情况作补充报告（跨年度结案的案件也应填报）。

（2）简易程序案件、不作行政处罚的立案案件：应在结案时报一次。

（3）对履行行政处罚决定后发生行政复议或行政诉讼的案件，对结案情况进行补报。

2.4 主要指标解释

一、建设项目卫生审查信息卡

1. 申请单位：改建、扩建的建设项目应填写经过注册的申请单位的全称。新建的建设项目应填写经批准的单位全称或建设项目投资方的单位全称。

2. 注册地址：指申请单位工商营业执照或其他法定证照登记注册的地址。未登记注册的不填。地址：指建设项目的实际所在地址。

行政区划代码：指"地址"项对应的行政区划代码（详见《中华人民共和国行政区划代码》GB/T2260-2002）。

3. 申请单位组织机构代码：指申请单位的《组织机构代码证》上的代码。未取得《组织机构代码证》的不填。

4. 申请单位经济类型代码：按照国家标准《经济类型分类与代码》（GB/T12402-2000）规定填写。

5. 法定代表人（负责人）：如果申请单位是法人单位，应填法定代表人姓名，其他单位填负责人或业主姓名。

6. 身份证件号：指用于表明申请单位法定代表人（负责人）身份的证件号码，包括居民身份证、护照、台胞证、回乡证等。

7. 项目名称：指建设工程项目的全称。

8. 投资规模：指建设工程项目的总投资。外币的应换算成人民币。

9. 专业类别：指建设工程项目相应的卫生专业类别，不能列入（1）～（5）项的归入"其他"。如：医院、采供血机构等建设项目。

10. 项目性质：①新建：指新设计、新施工的建设项目；②改建：指在原有基础上进行改造的项目；③扩建：指在原建筑的基础上扩大建筑规模的项目，包括一次性计划设计分期建成使用的项目。职业卫生的技术改造、技术引进项目填入相应的项目中。

11. 监督内容：按照"有则填、无则不填"的原则，分步填写"审核（查）、未审核（查）、备案、未备案、验收、未验收、通过、未通过"的相应内容。如，一个建设项目仅进行到选址卫生审查阶段，则只要在"选址卫生审查"的相应项内打"√"，"设计卫生审查"和"竣工验收"的内容不填。

12. 审核（查）、备案、验收时间：指出具相应批复、认可书或意见书等的日期。

二、被监督单位信息卡

1. 被监督单位：应填写经过注册或者依法核准的被监督单位的全称。如该单位未经注册则填被监督单位业主的姓名。

2. 注册地址：指被监督单位工商营业执照或其他法定证照登记注册的地址。未登记注册的不填。地址：指被监督单位卫生许可证上载明的经营地址。

3. 行政区划代码：指"地址"项对应的行政区划代码（详见《中华人民共和国行政区划代码》GB/T2260-2002）。

4. 被监督单位组织机构代码：指被监督单位的《组织机构代码证》上的代码。未取得《组织机构代码证》的不填。

5. 被监督单位经济类型代码：按照国家标准《经济类型分类与代码》（GB/T12402-2000）规定填写。

6. 法定代表人（负责人）：如果被监督单位是法人单位，应填写法人代表姓名，非法人单位填写负责人或业主姓名。

7. 身份证件号：指用于表明被监督单位法定代表人身份的证件号码，包括居民身份证、护照、台胞证、回乡证等。

8. 职工总数：指被监督单位在职职工的总人数，包括新参加及临时工作人员。

9. 从业人员数：指被监督单位直接为顾客服务的职工人数。从业人员数应≤职工总数。

10. 营业面积：指公共场所的使用面积。

11. 饮用水：填报被监督单位提供的饮用水情况。供应多种类别的饮用水时，以其主要供应的饮用水类别统计。

12. 经营状况："营业"指正在经营和间歇经营的状态。"关闭"指歇业、注销、撤销、吊销所致的非经营状态。"关闭"的单位今后不再进行信息统计汇总。

13. 卫生许可情况中日期：指新发、变更、延续或注销卫生许可证的日期。

14. 公共场所卫生监督量化分级管理等级评定情况：指本年度被监督单位参加公共场所卫生监督量化分级管理评定的级别情况。

15. 日供水能力：指集中式供水单位的设计日供水量。

16. 供水人口数：指供水受益人口总数。

17. 集中式供水：指根据《生活饮用水卫生标准》（GB5749-2006）等规定，自水源集中取水，通过输配水管网送到用户或者公共取水点的供水方式，包括自建设施供水。为用户提供日常饮用水的供水站和为公共场所、居民社区提供的分质供水也属于集中式供水。①城市：指设区的市的建城区和县城的集中式供水；②乡镇：指包括乡镇的集中式供水。

18. 二次供水：指集中式供水在入户之前经再度储存、加压和消毒或深度处理，通过管道或者容器输送给用户的供水。

19. 消毒：按照集中式供水单位制水过程中采用的消毒和加药方式填入相应项内。

20. 水源水类型：①地表水是降水在地表径流和汇集后形成的水体；②地下水指潜藏在地表下的水体，包括浅层地下水、深层地下水、泉水等。

21. 制水工艺：按照集中式供水单位实际的制水工艺填入相应项内。

22. 检验能力：指被监督单位为实施自身产品卫生质量检验而配备的检验机构的情况。按相关要求填写内容。

23. 产品种类：填写被监督单位本年度生产产品的品种数量。

24. 持有效的消毒产品卫生许可批件数：指被监督单位取得省级以上卫生行政部门批准的在有效期内的消毒产品卫生许可批件数量。

25. 学生总数：学校在册的学生人数。

26. 教职员工数：指学校在职的教职员工总数。

27. 学校类别：按照学校的实际类别填入相应项内。对中、小学一体化办学等综合性学校填入"其他"项内。可参考《国民经济行业分类》（GB/T4754-2002）。

130

28. 校内辅助设施数：以校园内实际数为准，包括有独立营业执照的单位。

29. 饮用水：填报被监督单位提供的饮用水情况。供应多种类别的饮用水时，以其主要供应的饮用水类别统计。供应桶装饮用水的计入"分质供水"栏内，不供应饮用水或供应其他类型的饮用水的计入"其他"栏内。

30. 卫生室、保健室：根据《国家学校体育卫生条件试行基本标准》，卫生室是指取得《医疗机构执业许可证》的学校卫生机构，保健室是指未取得《医疗机构执业许可证》的学校卫生机构。

31. 学生健康档案：指学生健康体检的档案。

32. 学生常见病防治：指按照《学校卫生工作条例》规定实施的常见病防治工作情况。

33. 接触职业病危害因素总人数：指被监督单位中接触职业病危害因素的总人数。如果一名劳动者同时接触两种以上的危害因素时，在接触职业病危害因素总人数统计中，应按一人进行统计填报。接触职业病危害因素总人数应≤职工总数。

34. 接触各种职业病危害因素人数：在职业活动中，接触不同职业病危害因素的人数分别填入相应项内。如果一名劳动者同时接触两种以上的职业病危害因素时，在接触不同职业病危害因素人数统计中应各按一人统计。接触各种职业病危害因素人数之和应≥接触职业病危害因素总人数。

35. 职业健康监护档案：用人单位对应实施职业健康监护的对象按规定进行职业健康检查并建立个人健康档案的填入"全部建立"项内；未全部实施的填入"部分建立"项内；未实施的填入"未建立"项内。

36. 应检人数：指本年度按照国家有关规定应进行职业健康检查的劳动者人数。应检人数应≤接触人数。

37. 实检人数：指应检人数中，按照国家有关规定实际进行职业健康检查的人数。实检人数应≤应检人数。

38. 检出职业禁忌、健康损害或疑似职业病人数：指实检人数中，检出的职业禁忌、健康损害或疑似职业病人数。检出人数应≤实检人数。

39. 现有职业病人数：指被监督单位现有的通过职业病诊断确诊的职业病人总数，包括往年诊断和当年新诊断的病人。

40. 本年度新确诊病人数：指本年度确诊的新的职业病人数。

41. 死亡病人数：指本年度职业病人中的死亡人数。

42. 批准的业务范围：指被监督单位所取得的职业卫生技术服务、职业健康检查、职业病诊断等资质证书上所批准可开展的业务范围。

43. 本年度的工作量：指一个统计年度内完成的，所取得职业卫生相应资质范围内的职业卫生相关工作量情况。

44. 机构的资质：在取得相应的机构资质内填空。日期：指新发、变更、延续或注销的日期。

45. 人员的资质：指相应的专业技术从业人数和持有效资质证书人数。持有效资质证书人数应≤专业技术从业人数。

46. 放射工作人员数：指被监督单位实际从事放射工作的人员总数。放射工作人员数应≤职工总数。

47. 放射性同位素和射线装置的种类、数量：将被监督单位实际生产、使用、销售的放射性同位素和射线装置的数量填入相应项内。

48. 放射诊疗许可情况：指医用辐射单位的放射诊疗许可情况。"日期"指新发、变更、延续或注销的日期。

49. 持有《放射工作人员证》数：指放射工作人员中持有《放射工作人员证》的人数。持有《放射工作人员证》数应≤放射工作人员数。

50. 职业健康（剂量监测）档案：放射工作单位对应实施职业健康监护（个人剂量监测）的对象按规定进行健康体检（剂量监测）并建立职业健康档案的填入"全部建立"项内；未全部实施的填入"部分建立"项内；未实施的填入"未建立"项内。

51. 检出职业禁忌、健康损害或疑似放射病人数：指实检人数中，检出的职业禁忌、健康损害或疑似放射病的人数。检出人数应≤实检人数。

52. 现有放射病病人数：指被监督单位现有的通过职业病诊断确诊的放射病人总数，包括往年诊断和当年新诊断的病人。

三、监督案件查处信息卡

1. 地址：指行政处罚决定书认定的地址。当场行政处罚案件的地址为案发地址。

2. 一般程序、听证：举行了听证的案件应在"一般程序"和"听证"项内打"√"。虽进入听证程序但因被处罚单位（个人）放弃听证等原因未举行听证的，仅须在"一般程序"项内打"√"。

3. 处罚文号：指行政处罚决定书上书写的处罚文号或编号全称。

4. 行政复议、行政诉讼：凡进入行政复议或/和行政诉讼程序的，在相应的复议或/和诉讼结果项内打"√"。

5. 其他处理情况：指根据案件的性质及行政部门的职责分工，按相关规定移送司法机关或其他行政机关的案件。

第三部分

全国疾病控制调查制度

3.1 总 说 明

一、调查目的

了解重大疾病发病及防治工作、免疫规划疫苗接种、居民死因情况，为制定疾病预防控制政策和规划提供依据。

二、统计范围

1. 结核病、血吸虫病、地方病和职业病发病及防治工作情况：各省（区、市）、血吸虫流行地区、有地方病防治任务地区。

2. 居民病伤死亡原因：死因统计点。

三、主要内容

结核病、血吸虫病、地方病和职业病发病及防治工作情况，居民病伤死亡原因等。

四、调查频率及调查方式

1. 结核病、血吸虫病、地方病和职业病发病及防治工作情况：调查频率为月报、季报及年报，一般为全面调查。

2. 居民病伤死亡原因：报告期为年报。

五、上报方式

1. 结核病、血吸虫病、职业病为网络直报；地方病调查表通过电子邮件或邮寄打印表逐级上报。

2. 居民病伤死亡原因调查表：开展死因统计的市（区）、县卫生局或疾控中心根据《死亡医学证明书》、《法医鉴定书》及在家死亡的调查记录整理、填报本报告卡，建立居民死因原始资料数据库，于次年2月20日以前将居民死因原始资料数据库和人口数导入卫生部死因统计报告平台。

3.2 报表目录

表号	表名	报告期别	填报范围	报送单位	报送日期及方式
卫统 25 表	国家免疫规划疫苗常规预防接种情况调查表	周报/月报	各省、自治区、直辖市	同上	每次接种 5 日内逐级上报
卫统 26 表	居民病伤死亡原因报告卡（死亡医学证明书）	年报	死因统计点	县区卫生局、疾控中心	次年 2 月 20 日前网络报告
卫统 26-1 表	部分县（区、县级市）人口数和出生人数				
卫统 26-2 表	居民病伤死亡原因汇总表				
卫统 27 表	结核病人登记调查表	年报	各省、自治区、直辖市	同上	次年 2 月底以前逐级上报
卫统 28 表	血吸虫病防治工作调查表	年报	血吸虫病流行村	血防专业机构	次月 15 日和次年 1 月 15 日前网络直报
卫统 29 表	疟疾防治工作调查表	年报	有疟疾病例报告（包括输入病例）的县（市/区）	疾控机构	6 月 30 日和次年 1 月 20 日前网络直报
卫统 30 表	包虫病防治工作调查表	年报	包虫病流行的省、自治区	同上	次年 1 月 15 日前网络直报
卫统 31 表	土源性线虫病防治工作调查表	年报	各省、自治区、直辖市	同上	同上
卫统 32-1 表	克山病防治工作调查表	年报	有克山病防治任务的省、自治区、直辖市	疾控机构	次年 1 月 10 日前逐级上报
卫统 32-2 表	大骨节病防治工作调查表	年报	有大骨节病防治任务的省、自治区、直辖市	同上	同上
卫统 32-3 表	碘缺乏病防治工作调查表	年报	有碘缺乏病防治任务的省、自治区、直辖市	同上	同上
卫统 32-4 表	高碘性甲状腺肿防治工作调查表	年报	有高碘性甲状腺肿病防治任务的省、自治区、直辖市	同上	同上

表号	表名	报告期别	填报范围	报送单位	报送日期及方式
卫统 32-5 表	地方性氟中毒（水型）防治工作调查表	年报	有地方性氟中毒（水型）防治任务的省、自治区、直辖市	同上	同上
卫统 32-6 表	地方性氟中毒（燃煤污染型）防治工作调查表	年报	有地方性氟中毒（燃煤污染型）防治任务的省、自治区、直辖市	同上	同上
卫统 32-7 表	地方性砷中毒（水型）防治工作调查表	年报	有地方性砷中毒（水型）防治任务的省、自治区、直辖市	同上	同上
卫统 32-8 表	地方性砷中毒（燃煤污染型）防治工作调查表	年报	有地方性砷中毒（燃煤污染型）防治任务的省、自治区、直辖市	同上	同上
卫统 33-1 表	尘肺病报告卡	半年报	各省、自治区、直辖市	职业病诊断资质的医疗机构和职业病防治机构	7 月 10 日和次年 1 月 10 日前网络直报
卫统 33-2 表	职业病报告卡	半年报	各省、自治区、直辖市	职业病诊断资质的医疗机构和职业病防治机构	同上
卫统 33-3 表	农药中毒报告卡	半年报	各省、自治区、直辖市	医疗机构	7 月 10 日和次年 1 月 10 日前网络直报
卫统 33-4 表	职业性放射性疾病报告卡	半年报	各省、自治区、直辖市	职业性放射性疾病诊断资质的医疗机构和放射工作单位	7 月 10 日和次年 1 月 10 日前网络直报
卫统 33-5 表	放射机构人员个人剂量监测报告卡	年报	各省、自治区、直辖市	县级以上卫生行政部门或有监测资质的个人剂量监测机构	次年 1 月 10 日前网络直报

续 表

表号	表名	报告期别	填报范围	报送单位	报送日期及方式
卫统 34-1 表	职业卫生重大公共卫生事件报告卡	月报	各省、自治区、直辖市	职业病防治机构	突发公共卫生事件终止后 2 周内网络直报
卫统 34-2 表	放射卫生重大公共卫生事件报告卡	月报	各省、自治区、直辖市	发生放射卫生重大事件的单位或医疗机构	同上
卫统 35-1 表	有毒有害作业工人健康监护卡	半年报	各省、自治区、直辖市	职业健康检查机构	7 月 10 日和次年 1 月 10 日前网络直报
卫统 35-2 表	作业场所职业病危害因素监测卡	半年报	各省、自治区、直辖市	职业卫生技术服务机构	同上
卫统 35-3 表	放射工作单位职业健康管理报告卡	年报	各省、自治区、直辖市	放射工作单位	每年 10 月 30 日前网络直报

3.3 调 查 表 式

3.3.1 国家免疫规划疫苗常规预防接种情况调查表
（接种单位使用）

20 ___ 年 ___ 月

表　　号：卫统 25 表
制表机关：卫生部
批准机关：国家统计局
批准文号：国统制［2010］5 号
有效期至：2012 年

___省(自治区、直辖市)___市(州、盟)___县(区、市、旗)___乡(镇、街道)___村(居委会)
去年人口总数_____去年出生人数_____出生率（‰）_____

疫　　苗		应种人数	实种人数	备　注
乙肝疫苗	1			
	1（及时）	－		
	2			
	3			
卡介苗				
脊灰疫苗	1			
	2			
	3			
	4			
百白破疫苗	1			
	2			
	3			
	4			
白破疫苗				
麻风疫苗				
麻腮风疫苗	1	－		
	2			
麻腮疫苗				
麻疹疫苗	1	－		
	2	－		
A 群流脑疫苗	1			
	2			

续 表

疫　　苗		应种人数	实种人数	备　注
A＋C群流脑疫苗	1			
	2			
乙脑减毒活疫苗	1			
	2			
乙脑灭活疫苗	1			
	2			
	3			
	4			
甲肝减毒活疫苗				
甲肝灭活疫苗	1			
	2			
××强化免疫				

填报人_____　　审核人_____　　填表日期_____年_____月_____日

填表说明：1. 本表由各基层接种单位填报。

2. 统计范围为各省、自治区、直辖市所有接种儿童。

3. 本表为月报，由乡级接种单位在每月5日前填报上月的接种完成情况；村级接种单位在完成
每次接种后，于5日内完成该表的填报；本表接种单位一式2份，1份向上级报告，1份
存档。

3.3.2 居民病伤死亡原因报告卡

表　　号：卫统 26 表
制表机关：卫生部、公安部
批准机关：国家统计局
批准文号：国统制〔2010〕5 号
有效期至：2012 年

_____省_____市_____区（县）_____街道（乡）　　　　　　编号：

死者姓名	性别：1. 男 2. 女	民族	主要职业及工种	身份证号　码	常住户口住址
婚姻状况 1. 未婚 2. 已婚 3. 丧偶 4. 离婚 9. 不详			文化程度 1. 文盲或半文盲 2. 小学 3. 中学 4. 大学 5. 不详		生前工作单位

出生日期　年 月 日	死亡日期　年 月 日	实足年龄	死亡地点 1. 医院 2. 急诊室 3. 家中或赴医院途中 4. 外地及其他 9. 不详
可以联系的家属姓名		住址或工作单位	

致死的主要疾病诊断（请填写具体的病名，勿填症状体征）	发病至死亡大概时间间隔
Ⅰ.（a）直接导致死亡的疾病或情况：_____ （b）引起（a）的疾病或情况：_____ （c）引起（b）的疾病或情况：_____ Ⅱ. 其他疾病诊断（促进死亡，但与导致死亡无关的其他重要情况）：_____	

死者生前上述疾病的最高诊断单位： 1. 省级（市）医院 2. 地区级（市）医院 3. 县级（区）医院 4. 卫生院 5. 乡村医生 6. 未就诊 9. 其他及不详
死者生前上述疾病的最高诊断依据： 1. 尸检 2. 病理 3. 手术 4. 临床＋理化 5. 临床 6. 死后推断 9. 不详

住院号：	医师签名：	单位盖章：	填报日期：　年 月 日

（以下由统计人员填写）根本死亡原因：　　　　　　ICD 编码：

填报说明：

1. 填报单位及方法：开展死因统计的县（区、县级市）卫生局或疾控中心根据《死亡医学证明书》、《法医鉴定书》及在家死亡的调查记录填报本报告卡，建立居民死因原始资料数据库。

2. 疾病分类标准采用《国际疾病分类》第十版（ICD-10）。

3. 报送日期及方式：开展死因统计的县（区、县级市）卫生局或疾控中心于次年 2 月 20 日以前将居民死因原始资料数据库和人口数导入卫生部死因统计报告平台。

3.3.3 县（区、县级市）人口数和出生人数

20 ＿＿ 年

表　　　号：卫统 26-1 表
制表机关：卫生部、公安部
批准机关：国家统计局
批准文号：国统制〔2010〕5 号
有效期至：2012 年

＿＿＿＿＿＿＿＿省 ＿＿＿＿＿＿＿＿县（区）

行政区划代码：□□□□□□

填报单位：＿＿＿＿＿＿＿＿＿＿＿＿＿＿

年龄组	合计	男性	女性
年底人口数总计			
不满 1 岁			
其中：新生儿			
1 –			
5 –			
10 –			
15 –			
20 –			
25 –			
30 –			
35 –			
40 –			
45 –			
50 –			
55 –			
60 –			
65 –			
70 –			
75 –			
80 –			
85 岁及以上			
不详			
年出生人数			

单位负责人＿＿＿＿＿＿＿　　填表人＿＿＿＿＿＿＿　　填表日期＿＿＿＿年＿＿＿＿月＿＿＿日

填表说明：

1. 填报单位及方法：本表由开展死因统计的县（区、县级市）卫生局或疾控中心填报。县级公安局向本地卫生局或疾控中心提供年末户籍人口数、性别和年龄别人口数。年出生人数过录妇幼卫生年报活产数。

2. 报送日期及方式：开展死因统计的县（区、县级市）卫生局或疾控中心于次年 2 月 20 日以前将本表上报卫生部死因统计报告平台。

3.3.4 居民病伤死亡原因汇总表

20____年

表　　号：卫统 26-2 表

制表机关：卫生部、公安部

批准机关：国家统计局

批准文号：国统制〔2010〕5 号

有效期至：2012 年

_____省 _____县（区）

行政区划代码：□□□□□□

资料类别：合计、男、女

疾病名称（ICD-10）	死亡人数																					
	合计	不满 1 岁		1 –	5 –	10 –	15 –	20 –	25 –	30 –	35 –	40 –	45 –	50 –	55 –	60 –	65 –	70 –	75 –	80 –	85 岁及以上	不详
		计	其中：新生儿																			
甲	(1)	(2)	(3)	(4)	(5)	(6)	(7)	(8)	(9)	(10)	(11)	(12)	(13)	(14)	(15)	(16)	(17)	(18)	(19)	(20)	(21)	(22)
病伤死亡原因类目																						

单位负责人_____ 统计负责人_____ 填表人_____ 联系电话_____ 报出日期____年____月____日

填表说明：

1. 本表为本县（区、县级市）居民死因原始资料数据库产出的汇总表。

2. 居民死亡原因按致死的根本原因进行统计，病伤死亡原因类目见附录。

3. 本表为年报，次年 2 月 20 日以前将打印表报送省级卫生行政部门。

3.3.5 结核病人登记调查表

20 ____ 年

表　　号：卫统27表
制表机关：卫生部
批准机关：国家统计局
批准文号：国统制〔2010〕5号
有效期至：2012年

填报单位（签章）：_____

1. 结核病人登记数

结核病人分类		合计 (1)	初治	复治			
			新病人 (2)	复发 (3)	返回 (4)	初治失败 (5)	其他复治 (6)
肺结核	合　计						
	涂　阳						
	涂　阴						−
	未查痰						−
结核性胸膜炎				−	−	−	−
其他肺外结核				−	−	−	−

2. 上年内登记涂阳肺结核病人治疗转归

涂阳肺结核病人分类		上年内登记涂阳肺结核病人数 (1)	治愈 (2)	完成治疗 (3)	死　亡		失败 (6)	丢失 (7)	其他 (8)
					结核 (4)	非结核 (5)			
初治	新病人								
复治	合计								
	复发								
	其他								

3. 实施现代结核病控制策略（DOTS）

项目	合计 (1)	实施DOTS县（区）(2)	未实施DOTS县（区）(3)
县（区）数			
年底总人口数			

单位负责人：_____　填表人：_____　报出日期：_____年_____月_____日

填报说明：1. 本表由各省、自治区、直辖市卫生厅（局）疾病控制处或受其委托的业务负责单位填报。
　　　　　2. 统计范围为各省、自治区、直辖市。
　　　　　3. 本表为年报，报送时间为次年2月底以前。报送方式为逐级上报。
　　　　　4. 报送要求：（1）各省、自治区、直辖市要以县（市、区）结核病防治机构或承担结核病防治任务的定点医疗机构为基础，逐级汇总，并与结核病网络直报系统肺结核病人数进行核对后报省卫生厅审核。
　　　　　　　　　　　（2）中国疾病预防控制中心结核病预防控制中心对收到的各省、自治区、直辖市报告的《结核病人登记调查表》数据检查核实后予以汇总报卫生部疾病预防控制局。
　　　　　5. 表内各名词定义与国家《结核病防制工作规范》中的有关定义一致。

3.3.6 血吸虫病防治工作调查表

20 ___ 年

表　　号：卫统 28 表

制表机关：卫生部

批准机关：国家统计局

批准文号：国统制〔2010〕5 号

有效期至：2012 年

_____省（自治区、直辖市）_____地（市、州）_____县（区、市）_____乡（镇、街道）_____村（居委会）

流行村编号：☐☐☐☐☐☐☐☐☐

序号	指标名称	计量单位	数量（或类别）
一	**一、基本情况**	－	－
1.1	基本信息	－	
1.1.2	村委会位置	－	
1.1.2.1	经度	度	
1.1.2.2	纬度	度	
1.1.3	村民组数	个	
1.1.3.1	其中：流行村民组数	个	
1.1.4	户籍人口数	人	
1.1.4.1	其中：流行村民组户籍人口数	人	
1.1.5	常住人口数	人	
1.1.5.1	其中：流行村民组常住人口数	人	
1.1.6	家畜存栏数	头	
1.1.6.1	其中：牛存栏数	头	
1.1.6.2	其他家畜存栏数	头	
1.1.7	监测点级别：0. 非监测点，1. 国家级，2. 省级	－	－
1.2	疫情信息	－	－
1.2.1	疫情类别：1. 一类村，2. 二类村，3. 三类村，4. 四类村，5. 五类村	－	
1.2.2	是否为当年新发现流行村：0. 否，1. 是	－	
1.2.3	主要流行类别：1. 湖汊亚型，2. 洲滩亚型，3. 洲垸亚型，4. 垸内亚型，5. 水网型，6. 平坝亚型，7. 高山峡谷亚型，8. 丘陵亚型	－	
1.2.4	现有晚期血吸虫病人数	人	
1.2.5	历史累计钉螺面积	平方米	
1.2.6	上年遗留钉螺面积	平方米	
1.2.6.1	其中：湖沼型垸外	平方米	
1.2.6.2	湖沼型垸内	平方米	

序号	指标名称	计量单位	数量（或类别）
1.2.6.3	水网型	平方米	
1.2.6.4	山丘型	平方米	
—	二、计划任务与目标	—	—
2.1	查螺面积	平方米	
2.2	药物灭螺面积	平方米	
2.3	环改灭螺面积	平方米	
2.4	消灭钉螺面积	平方米	
2.5	查病人次数	人次	
2.6	家畜圈养	—	
2.6.1	其中：牛圈养	头	
2.6.2	其他家畜圈养	头	
2.7	家畜查病	—	
2.7.1	其中：牛查病	头	
2.8	家畜化疗	—	
2.8.1	其中：牛化疗	头	
—	三、人群查病	—	—
3.1	查病人数	人	
3.2	查病人次数	人次	
3.3	血检人数	人	
3.3.1	血检阳性人数	人	
3.4	粪检人数	人	
3.4.1	粪检阳性人数	人	
3.4.2	其中：血检阳性者粪检人数	人	
3.4.3	其中：血检阳性者粪检阳性人数	人	
3.5	急性血吸虫病人数	人	
3.6	新发现晚期血吸虫病人数	人	
3.7	死亡晚期血吸虫病人数	人	
	四、人群治病	—	—
4.1	病人治疗数	人	
4.1.1	其中：急性血吸虫病治疗人数	人	
4.1.2	慢性血吸虫病治疗人数	人	
4.1.3	晚期血吸虫病治疗人数	人	

序号	指标名称	计量单位	数量（或类别）
4.2	扩大化疗人次数	人次	
一	五、家畜防治（牛）	一	一
5.1	血检头数	头	
5.2	血检阳性头数	头	
5.3	粪检头数	头	
5.4	粪检阳性头数	头	
5.5	治疗头数	头	
5.6	扩大化疗头数	头	
5.7	圈养头数	头	
5.8	淘汰耕牛头数	头	
一	六、查螺	一	一
6.1	调查环境数	个	
6.1.1	有螺环境数	个	
6.1.2	阳性螺环境数	个	
6.2	查螺面积	平方米	
6.3	查出钉螺面积	平方米	
6.4	新发现钉螺面积	平方米	
6.4.1	其中：湖沼型垸外	平方米	
6.4.2	湖沼型垸内	平方米	
6.4.3	水网型	平方米	
6.4.4	山丘型	平方米	
6.5	复现钉螺面积	平方米	
6.5.1	其中：湖沼型垸外	平方米	
6.5.2	湖沼型垸内	平方米	
6.5.3	水网型	平方米	
6.5.4	山丘型	平方米	
6.6	感染性钉螺面积	平方米	
6.7	系统抽样法	一	一
6.7.1	调查框数	框	
6.7.2	有螺框数	框	
6.7.3	阳性螺框数	框	
6.7.4	捕获活螺数	个	

序号	指标名称	计量单位	数量（或类别）
6.7.5	解剖螺数	个	
6.7.6	阳性螺数	个	
6.8	环境抽样法	－	－
6.8.1	调查框数	框	
6.8.2	有螺框数	框	
6.8.3	阳性螺框数	框	
6.8.4	捕获活螺数	个	
6.8.5	解剖螺数	个	
6.8.6	阳性螺数	个	
－	**七、灭螺**	－	－
7.1	累计药物灭螺面积	平方米	
7.2	实际药物灭螺面积	平方米	
7.3	环境改造灭螺面积	平方米	
－	**八、年度目标实现情况**	－	－
8.1	当年是否疫情类别调整：0. 否　1. 是	－	
8.2	调整后类别： 　　1. 一类村，2. 二类村，3. 三类村，4. 四类村，5. 五类村	－	
8.3	消灭钉螺面积	平方米	
8.3.1	其中：湖沼型垸外	平方米	
8.3.2	湖沼型垸内	平方米	
8.3.3	水网型	平方米	
8.3.4	山丘型	平方米	

填报单位_____　单位负责人（签名）_____　填表人（签名）_____　报出日期_____

填表说明：1. 本表由县、乡级血防专业机构填报。

　　　　　2. 本表为年报，基本情况、计划任务与目标于每年2月底前填报；人群查病、人群治病、家畜防治、查螺、灭螺资料于工作完成后于次月15日前填报；年度目标实现情况于次年1月15日前填报。通过"寄生虫病防治信息管理系统"报送数据。

3.3.7 疟疾防治工作调查表

20 ____ 年

表 号：卫统 29 表
制表机关：卫生部
批准机关：国家统计局
批准文号：国统制〔2010〕5 号
有效期至：2012 年

_____省（自治区、直辖市）_____地（市、州）_____县（区、市）

行政区划代码：□□□□□□

序号	指标名称	计量单位	数量
一	**一、疟疾流行情况**	一	一
1.1	受威胁人口数	人	
1.2	疟疾病例数	人	
1.2.1	其中：临床诊断病例数	人	
1.2.1.1	其中：当地感染	人	
1.2.1.2	境内输入	人	
1.2.1.3	境外输入	人	
1.2.2	**确诊病例数**	人	
1.2.2.1	其中：间日疟阳性人数	人	
1.2.2.1.1	其中：当地感染	人	
1.2.2.1.2	境内输入	人	
1.2.2.1.3	境外输入	人	
1.2.2.2	恶性疟阳性人数	人	
1.2.2.2.1	其中：当地感染	人	
1.2.2.2.2	境内输入	人	
1.2.2.2.3	境外输入	人	
1.2.2.3	混合感染阳性数	人	
1.2.2.3.1	其中：当地感染	人	
1.2.2.3.2	境内输入	人	
1.2.2.3.3	境外输入	人	
1.2.2.4	其他（包括三日疟、卵形疟）阳性数	人	
1.2.2.4.1	其中：当地感染	人	
1.2.2.4.2	境内输入	人	
1.2.2.4.3	境外输入	人	
1.3	疑似病例数	人	

序号	指标名称	计量单位	数量
1.3.1	其中：当地感染	人	
1.3.2	境内输入	人	
1.3.3	境外输入	人	
1.4	重症病例数	人	
1.4.1	其中：确诊重症病例数	人	
1.5	疟疾死亡病例数	人	
1.5.1	其中：确诊疟疾死亡数	人	
1.5.2	重症疟疾死亡数	人	
1.5.3	恶性疟疾死亡数	人	
1.6	发生突发疫情起数	起	
1.6.1	其中：未及时发现或处理的突发疫情起数	起	
1.6.2	早期发现并控制的突发疫情起数	起	
－	二、防治工作情况	－	－
2.1	现症病人治疗	－	
2.1.1	治疗病人数	人	
2.1.2	规范治疗数	人	
2.2	休止期治疗（服药）	－	
2.2.1	有疟史人数	人	
2.2.2	疟史病例休止期治疗数	人	
2.2.3	疟史病例全程休止期治疗数		
2.2.4	重点人群应服药人数	人	
2.2.5	重点人群实服药人数	人	
2.2.6	重点人群全程服药人数	人	
2.2.7	全民应服药人数	人	
2.2.8	全民实服药人数	人	
2.2.9	全民全程应服药人数	人	
2.3	预防服药	－	－
2.3.1	应服药人数	人	
2.3.2	实服药人数	人	
2.4	媒介控制	－	
2.4.1	药浸蚊帐数（包括长效蚊帐数）	顶	
2.4.2	室内喷洒保护人数	人	
－	三、监测工作情况	－	－
3.1	发热病人血检	－	－

150

序号	指标名称	计量单位	数量
3.1.1	血检人数	人	
3.1.2	血检阳性数	人	
3.1.2.1	其中：间日疟原虫阳性数	人	
3.1.2.2	恶性疟原虫阳性数	人	
3.1.2.3	混合感染阳性数	人	
3.1.2.4	其他（包括三日疟、卵形疟）阳性数	人	
3.2	居民带虫调查	—	—
3.2.1	带虫调查人数	人	
3.2.2	阳性人数	人	
3.2.2.1	其中：间日疟阳性人数	人	
3.2.2.2	恶性疟阳性人数	人	
3.2.2.3	混合感染阳性数	人	
3.2.2.4	其他（包括三日疟、卵形疟）阳性数	人	

填报单位_____　单位负责人（签名）_____　填表人（签名）_____　报出日期_____

填表说明：1. 本表由县（市、区）疾病预防控制机构填报。

2. 本表为年报，休止期治疗（服药）工作于当年 6 月 30 日前填报，其余内容于次年 1 月 15 日前填报。通过"寄生虫病防治信息管理系统"报送数据。

3.3.8　包虫病防治工作调查表

20 ＿＿年

表　　号：卫统 30 表
制表机关：卫生部
批准机关：国家统计局
批准文号：国统制〔2010〕5 号
有效期至：2012 年

＿＿＿＿省（区、市）＿＿＿＿地（市、州）＿＿＿＿县（区、市）＿＿＿＿乡镇（街道）

行政区划代码：☐☐☐☐☐☐☐☐

序号	指标名称	计量单位	数量
一	**一、基本情况**	—	—
1.1	行政村总数	人	
1.2	流行行政村数	人	
1.3	流行乡常住人口数	人	
1.4	流行行政村常住人口数	人	
二	**二、病人发现、治疗和儿童感染情况监测**	—	—
2.1	儿童血清学检查人数	人	
2.2	儿童血清学检查阳性人数	人	
2.3	B 超影像学检查人数	人	
2.4	新患病人数	人	
2.4.1	其中：囊型	人	
2.4.2	泡型	人	
2.4.3	混合型	人	
2.4.4	未分型	人	
2.5	药物治疗人数	人	
2.5.1	其中：囊型	人	
2.5.2	泡型	人	
2.5.3	混合型	人	
2.5.4	未分型	人	
2.6	发放的药物数量	—	—
2.6.1	其中：阿苯达唑片剂	片	
2.6.2	阿苯达唑乳剂	ml	
2.7	手术治疗人数	人	
2.7.1	其中：囊型	人	
2.7.2	泡型	人	
2.7.3	混合型	人	
2.7.4	未分型	人	

序号	指标名称		计量单位	数量
2.8	药物治疗和手术治疗随访结果		—	—
2.8.1	其中：治愈		人	
2.8.2	有效		人	
2.8.3	无效		人	
2.8.4	死亡		人	
2.8.5	排除		人	
2.8.6	失访		人	
2.8.7	外迁		人	
—	**三、家畜感染情况的调查**		—	—
3.1	抽查屠宰的家畜种类：牛、牦牛＝1，羊＝2		—	—
3.2	抽查屠宰的家畜数量		头	
3.3	棘球蚴感染的家畜数量		头	
—	**四、犬的管理和驱虫**		—	—
4.1	流行乡犬总数		条	
4.2	登记管理的犬数量		条	
4.3	检查犬粪样数		条	
4.4	粪样阳性数		条	
4.5	药物驱虫犬数		—	—
4.5.1	1月 药物驱虫犬数		条	
4.5.2	2月 药物驱虫犬数		条	
4.5.3	3月 药物驱虫犬数		条	
4.5.4	4月 药物驱虫犬数		条	
4.5.5	5月 药物驱虫犬数		条	
4.5.6	6月 药物驱虫犬数		条	
4.5.7	7月 药物驱虫犬数		条	
4.5.8	8月 药物驱虫犬数		条	
4.5.9	9月 药物驱虫犬数		条	
4.5.10	10月 药物驱虫犬数		条	
4.5.11	11月 药物驱虫犬数		条	
4.5.12	12月 药物驱虫犬数		条	

填报单位＿＿＿＿＿＿ 单位负责人（签名）＿＿＿＿＿ 填表人（签名）＿＿＿＿＿ 报出日期＿＿＿＿＿

填表说明：1. 本表由县（市、区）疾病预防控制机构填报。

2. 本表为年报，于次年1月15日前填报。通过"寄生虫病防治信息管理系统"报送数据。

3.3.9 土源性线虫病防治工作调查表

20 ___ 年

表　　号：卫统 31 表
制表机关：卫生部
批准机关：国家统计局
批准文号：国统制〔2010〕5 号
有效期至：2012 年

_____省（自治区、直辖市）_____市（地、州）_____县（市、区）

行政区划编码：□□□□□□

序号	指标名称	计量单位	数量
－	**一、土源性线虫感染情况**	－	－
1.1	土源性线虫感染检查人数	人	
1.2	感染人数	人	
1.2.1	其中：蛔虫感染人数	人	
1.2.2	钩虫感染人数	人	
1.2.3	鞭虫感染人数	人	
1.2.4	蛲虫感染人数	人	
－	**二、土源性线虫驱虫情况**	－	－
2.1	服药驱虫人数	人	
2.2	服药驱虫人次	人次	

填报单位_____ 单位负责人（签名）_____ 填表人（签名）_____ 报出日期_____

填表说明：1. 本表由县（市、区）疾病预防控制机构填报。

2. 本表为年报，于次年 1 月 15 日前填报。通过"寄生虫病防治信息管理系统"报送数据。

3.3.10 克山病防治工作调查表

20 ____ 年

表　　号：卫统 32-1 表
制表机关：卫生部
批准机关：国家统计局
批准文号：国统制〔2010〕5 号
有效期至：2012 年

_____省（自治区、直辖市）_____地（市、州）_____县（区、市）

行政区划代码：□□□□□□□□

序号	指标名称	计量单位	数量（或类别）
一	**一、病区范围**	—	—
1.1	县数	个	
1.2	县人口数	万人	
1.3	乡数	个	
1.4	乡人口数	万人	
1.5	村数	个	
1.6	村人口数	万人	
二	**二、病区控制**	—	—
2.1	控制县数	个	
三	**三、现症病人**	—	—
3.1	潜在型	人	
3.2	慢型	人	
3.3	急、亚急型	人	
3.4	死亡人数	人	
四	**四、病情调查**	—	—
4.1	检查人数	人	
4.2	检出病人数	人	
4.2.1	潜在型	人	
4.2.2	慢型	人	
4.2.3	急、亚急型	人	
4.3	本年度新发病人数	人	
4.3.1	潜在型	人	
4.3.2	慢型	人	
4.3.3	急、亚急型	人	
五	**五、防治措施**		
5.1	本年度补硒覆盖人口数	万人	

填报单位_____ 单位负责人（签名）_____ 填表人（签名）_____ 报出日期_____

填表说明：1. 本表由县（市、区）疾病预防控制机构填报。

　　　　　2. 统计范围为有地方病防治任务的省、自治区、直辖市。

　　　　　3. 本表为年报。报送日期为次年 1 月 10 日前，报送方式为逐级上报。

3.3.11 大骨节病防治工作调查表

20 ___ 年

表　　号：卫统32-2表
制表机关：卫生部
批准机关：国家统计局
批准文号：国统制〔2010〕5号
有效期至：2012年

_____省（自治区、直辖市）_____地（市、州）_____县（区、市）

行政区划代码：□□□□□□□□

序号	指标名称	计量单位	数量（或类别）
一	**一、病区范围**	—	—
1.1	县数	个	
1.2	县人口数	万人	
1.3	乡数	个	
1.4	乡人口数	万人	
1.5	村数	个	
1.6	村人口数	万人	
二	**二、病区控制**	—	—
2.1	控制县数	个	
三	**三、临床Ⅰ度及以上病人数**	—	—
3.1	病人总数	人	
3.2	16岁以下病人数	人	
四	**四、病情调查**	—	—
4.1	检查人数	人	
4.2	临床Ⅰ度及以上病人数	人	
4.3	拍X线片人数	人	
4.4	X线阳性病人数	人	
五	**五、本年度防治措施落实情况**	—	—
5.1	换粮	—	—
5.1.1	乡数	个	
5.1.2	受益人口数	万人	
5.2	补硒	—	—
5.2.1	乡数	个	
5.2.2	受益人口数	万人	
5.3	退耕还林/草	—	—
5.3.1	乡数	个	
5.3.2	受益人口数	万人	
5.4	搬迁	—	—
5.4.1	乡数	个	
5.4.2	受益人口数	万人	

填报单位_____ 单位负责人（签名）_____ 填表人（签名）_____ 报出日期_____

填表说明：1. 本表由县（市、区）疾病预防控制机构填报。

　　　　　2. 统计范围为有地方病防治任务的省、自治区、直辖市。

　　　　　3. 本表为年报。报送日期为次年1月10日前，报送方式为逐级上报。

3.3.12 碘缺乏病防治工作调查表

20 ___ 年

表　　号：卫统32-3表
制表机关：卫生部
批准机关：国家统计局
批准文号：国统制〔2010〕5 号
有效期至：2012 年

_____省（自治区、直辖市）_____地（市、州）_____县（区、市）

行政区划代码：□□□□□□□

序号	指标名称	计量单位	数量（或类别）
一	**一、病区范围**	-	-
1.1	县数	个	
1.2	县人口数	万人	
二	**二、供碘盐**	-	-
2.1	县数	个	
2.2	县人口数	万人	
三	**三、销售碘盐数量**	-	-
3.1	计划供应	吨	
3.2	实际销售	吨	
四	**四、特殊人群补碘制剂**	-	-
4.1	育龄妇女总数	人	
4.1.1	补碘制剂人数	人	
4.1.2	育龄妇女中：孕妇和哺乳妇女总数	人	
4.1.2.1	补碘制剂人数	人	
4.2	0~2岁儿童总数	人	
4.2.1	补碘制剂人数	人	
五	**五、现症病人**	-	-
5.1	总甲肿人数	人	
5.2	Ⅱ度甲肿人数	人	
5.3	克汀病人数	人	
六	**六、病情调查**	-	-
6.1	育龄妇女尿碘检测	-	-
6.1.1	检测份数	份	
6.1.2	中位数	μg/L	
6.1.3	孕妇和哺乳期妇女	-	

序号	指标名称	计量单位	数量（或类别）
6.1.3.1	检测份数	份	—
6.1.3.2	中位数	μg/L	—
6.2	8～10岁儿童病情调查	—	—
6.2.1	检查人数	人	—
6.2.2	总甲肿人数	人	—
6.2.2.1	Ⅰ度	人	—
6.2.2.2	Ⅱ度	人	—
6.2.3	尿碘检测	—	—
6.2.3.1	检测份数	份	—
6.2.3.2	中位数	μg/L	—
—	七、居民户碘盐监测	—	—
7.1	检测份数	份	—
7.2	盐碘中位数	mg/kg	—
7.3	碘盐份数	份	—
7.4	合格碘盐份数	份	—
7.5	非碘盐份数	份	—
—	八、健康教育问卷调查	—	—
8.1	小学生	—	—
8.1.1	调查人数	人	—
8.1.2	应答题数	个	—
8.1.3	答对题数	个	—
8.2	家庭主妇	—	—
8.2.1	调查人数	人	—
8.2.2	应答题数	个	—
8.2.3	答对题数	个	—

填报单位_____　单位负责人（签名）_____　填表人（签名）_____　报出日期_____

填表说明：1. 本表由县（市、区）疾病预防控制机构填报。统计范围为有地方病防治任务的省、自治区、直辖市。

2. 本表为年报。于次年1月10日前报送卫生部疾控局，同时抄送至中国疾病预防控制中心地方病控制中心（哈尔滨），报送方式为逐级上报。

3.3.13 高碘性甲状腺肿防治工作调查表

20 ___ 年

表　　号：卫统 32-4 表
制表机关：卫生部
批准机关：国家统计局
批准文号：国统制〔2010〕5 号
有效期至：2012 年

_____省（自治区、直辖市）_____地（市、州）_____县（区、市）

行政区划代码：□□□□□□

序号	指标名称	计量单位	数量（或类别）
一	**一、基本情况**	一	一
1.1	县数	个	
1.2	县人口数	万人	
二	**二、高碘病区**	一	一
2.1	乡数	个	
2.2	乡人口数	万人	
2.3	村数	个	
2.4	村人口数	万人	
三	**三、高碘地区**	一	一
3.1	乡数	个	
3.2	乡人口数	万人	
3.3	村数	个	
3.4	村人口数	万人	
四	**四、现症病人**	一	
4.1	总甲肿人数	个人	
4.2	Ⅱ度甲肿人数	人	
五	**五、病情调查**	一	
5.1	检查人数	人	
5.2	甲肿人数	人	
5.2.1	Ⅰ度	人	
5.2.2	Ⅱ度	人	
5.3	尿碘检测	一	
5.3.1	检测份数	人	
5.3.2	中位数	μg/L	
六	**六、居民户食盐监测**	一	一
6.1	检测份数	份	
6.2	盐碘浓度 <5mg/kg 份数	份	

填报单位_____ 单位负责人（签名）_____ 填表人（签名）_____ 报出日期_____

填表说明：1. 本表由县（市、区）疾病预防控制机构填报。

　　　　　2. 统计范围为有地方病防治任务的省、自治区、直辖市。

　　　　　3. 本表为年报。于次年 1 月 10 日前报送卫生部疾控局，同时抄送至中国疾病预防控制中心地方病控制中心（哈尔滨），报送方式为逐级上报。

159

3.3.14 地方性氟中毒（水型）防治工作调查表

20 ___ 年

表 号：卫统32-5表
制表机关：卫生部
批准机关：国家统计局
批准文号：国统制〔2010〕5号
有效期至：2012 年

_____ 省（自治区、直辖市）_____ 地（市、州）_____ 县（区、市）

行政区划代码：□□□□□□□□

序号	指标名称	计量单位	数量（或类别）
一	**一、病区范围**	—	—
1.1	县数	个	
1.2	县人口数	万人	
1.3	村数	—	—
1.3.1	合计	个	
1.3.2	轻病区	个	
1.3.3	中病区	个	
1.3.4	重病区	个	
1.4	村人口数	万人	
二	**二、病情控制**	—	—
2.1	控制县数	个	
三	**三、现症病人**	—	—
3.1	氟斑牙人数	人	
3.2	氟骨症人数	人	
四	**四、当年改水情况**	—	—
4.1	已改水村数	个	
4.1.1	轻病区	个	
4.1.2	中病区	个	
4.1.3	重病区	个	
4.2	受益人口数	万人	
五	**五、历年累计改水情况**	—	—
5.1	已改水村数	个	
5.1.2	轻病区	个	
5.1.3	中病区	个	
5.1.4	重病区	个	

序号	指标名称	计量单位	数量（或类别）
5.2	正常使用村数	个	
5.3	重病区正常使用村数	个	
5.4	实际受益人口数	万人	
—	**六、调查**	—	—
6.1	改水工程调查	—	—
6.1.1	工程数	个	
6.1.2	运转工程数	个	
6.1.3	正常使用工程数	个	
6.2	病情调查	—	—
6.2.1	调查村数	个	
6.2.2	8～12 岁儿童氟斑牙	—	—
6.2.2.1	检查人数	人	
6.2.2.2	病人数	人	
6.2.3	成人 X 线氟骨症	—	—
6.2.3.1	检查人数	人	
6.2.3.2	病人数	人	
—	**七、健康教育问卷调查**	—	—
7.1	小学生	—	—
7.1.1	调查人数	人	
7.1.2	应答题数	个	
7.1.3	答对题数	个	
7.2	家庭主妇	—	—
7.2.1	调查人数	人	
7.2.2	应答题数	个	
7.2.3	答对题数	个	

填报单位_____ 单位负责人（签名）_____ 填表人（签名）_____ 报出日期_____

填表说明：1. 本表由县（市、区）疾病预防控制机构填报。

2. 统计范围为有地方病防治任务的省、自治区、直辖市。

3. 本表为年报。于次年 1 月 10 日前报送卫生部疾控局，同时抄送至中国疾病预防控制中心地方病控制中心（哈尔滨），报送方式为逐级上报。

3.3.15 地方性氟中毒（燃煤污染型）防治工作调查表

20 ___ 年

表　　号：卫统 32-6 表
制表机关：卫生部
批准机关：国家统计局
批准文号：国统制〔2010〕5 号
有效期至：2012 年

_____省（自治区、直辖市）_____地（市、州）_____县（区、市）

行政区划代码：□□□□□□□□□

序号	指标名称	计量单位	数量（或类别）
一	**一、病区范围**	—	—
1.1	县数	个	
1.2	县人口数	万人	
1.3	病区村数	个	
1.3.1	轻病区	个	
1.3.2	中病区	个	
1.3.3	重病区	个	
1.4	病区户数	户	
1.4.1	轻病区	户	
1.4.2	中病区	户	
1.4.3	重病区	户	
1.5	村人口数	万人	
二	**二、病情控制**	—	—
2.1	控制县数	个	
三	**三、现症病人**	—	—
3.1	氟斑牙人数	人	
3.2	氟骨症人数	人	
	四、当年改炉改灶情况		
4.1	已改炉灶户数	户	
4.1.1	轻病区	户	
4.1.2	中病区	户	
4.1.3	重病区	户	
4.2	受益人口数	万人	
	五、历年累计改炉改灶情况	—	—
5.1	已改炉灶户数	户	
5.1.1	轻病区	户	
5.1.2	中病区	户	

序号	指标名称	计量单位	数量（或类别）
5.1.3	重病区	户	
5.2	正常使用户数	户	
5.3	重病区正常使用户数	户	
5.4	实际受益人口数	万人	
—	**六、调查**	—	—
6.1	改良炉灶调查户数	户	—
6.1.2	炉灶合格户数	户	—
6.1.3	正常使用户数	户	—
6.2	病情调查	—	—
6.2.1	调查村数	个	—
6.2.2	8～12岁儿童氟斑牙	—	—
6.2.2.1	检查人数	人	—
6.2.2.2	病人数	人	
6.2.3	成人X线氟骨症	—	—
6.2.3.1	检查人数	人	—
6.2.3.2	病人数	人	
—	**七、健康教育问卷调查**	—	—
7.1	小学生调查人数	人	—
7.1.1	应答题数	个	
7.1.2	答对题数	个	
7.2	家庭主妇调查人数	人	—
7.2.1	应答题数	个	
7.2.2	答对题数	个	

填报单位_____　单位负责人（签名）_____　填表人（签名）_____　报出日期_____

填表说明：1. 本表由县（市、区）疾病预防控制机构填报。

2. 统计范围为有地方病防治任务的省、自治区、直辖市。

3. 本表为年报。于次年1月10日前报送卫生部疾控局，同时抄送至中国疾病预防控制中心地方病控制中心（哈尔滨），报送方式为逐级上报。

3.3.16 地方性砷中毒（水型）防治工作调查表

20 ___ 年

表　　号：卫统 32-7 表

制表机关：卫生部

批准机关：国家统计局

批准文号：国统制〔2010〕5 号

有效期至：2012 年

_____省（自治区、直辖市）_____地（市、州）_____县（区、市）

行政区划代码：□□□□□□□□

序号	指标名称	计量单位	数量（或类别）
—	**一、病区范围**	—	—
1.1	县数	个	
1.2	县人口数	万人	
1.3	村数	个	
1.3.1	轻病区	个	
1.3.2	中病区	个	
1.3.3	重病区	个	
1.4	村人口数	万人	
	二、高砷区	—	—
2.1	县数	个	
2.2	村数	个	
2.3	村人口数	万人	
—	**三、现症病人**		
3.1	病人数	人	
3.2	皮肤癌患病人数	人	
—	**四、当年改水情况**	—	—
4.1	已改水村数	个	
4.1.1	轻病区	个	
4.1.2	中病区	个	
4.1.3	重病区	个	
4.2	受益人口数	万人	
—	**五、历年累计改水情况**	—	—
5.1	已改水村数	个	
5.1.1	轻病区	个	
5.1.2	中病区	个	

序号	指标名称	计量单位	数量（或类别）
5.1.3	重病区	个	
5.2	正常使用村数	个	
5.3	重病区正常使用村数	个	
5.4	实际受益人口数	万人	
－	六、调查	－	－
6.1	改水工程调查	－	－
6.1.1	工程数	个	
6.1.2	运转工程数	个	
6.1.3	正常使用工程数	个	
6.2	病情调查	－	－
6.2.1	调查村数	个	
6.2.2	病人数	人	
6.2.3	新发病人数	人	
6.2.4	皮肤癌患病人数	人	
－	七、健康教育问卷调查	－	－
7.1	小学生	－	－
7.1.1	调查人数	人	
7.1.2	应答题数	个	
7.1.3	答对题数	个	
7.2	家庭主妇	－	－
7.2.1	调查人数	人	
7.2.2	应答题数	个	
7.2.3	答对题数	个	

填报单位_____　单位负责人（签名）_____　填表人（签名）_____　报出日期_____

填表说明：1. 本表由县（市、区）疾病预防控制机构填报。

2. 统计范围为有地方病防治任务的省、自治区、直辖市。

3. 本表为年报。于次年 1 月 10 日前报送卫生部疾控局，同时抄送至中国疾病预防控制中心地方病控制中心（哈尔滨），报送方式为逐级上报。

3.3.17 地方性砷中毒（燃煤污染型）防治工作调查表

20 ___ 年

表　　　号：卫统32-8表
制表机关：卫生部
批准机关：国家统计局
批准文号：国统制〔2010〕5号
有效期至：2012年

_____省（自治区、直辖市）_____地（市、州）_____县（区、市）

行政区划代码：□□□□□□□

序号	指标名称	计量单位	数量（或类别）
一	**一、病区范围**	—	—
1.1	县数	个	
1.2	县人口数	万人	
1.3	病区村数	个	
1.3.1	轻病区	个	
1.3.2	中病区	个	
1.3.3	重病区	个	
1.4	病区户数	户	
1.4.1	轻病区	户	
1.4.2	中病区	户	
1.4.3	重病区	户	
1.5	病区村人口数	万人	
二	**二、现症病人**	—	—
2.1	病人数	人	
2.2	皮肤癌患病人数	人	
三	**三、当年改炉改灶情况**	—	—
3.1	已改炉灶户数	户	
3.1.1	轻病区	户	
3.1.2	中病区	户	
3.1.3	重病区	户	
3.2	受益人口数	万人	
四	**四、历年累计改炉改灶情况**	—	—
4.1	已改炉灶户数	户	
4.1.1	轻病区	户	
4.1.2	中病区	户	

序号	指标名称	计量单位	数量（或类别）
4.1.3	重病区	户	
4.2	正常使用户数	户	
4.3	重病区正常使用户数	户	
4.4	实际受益人口数	万人	
－	**五、调查**	－	－
5.1	改良炉灶调查	－	－
5.1.1	调查户数	户	
5.1.2	炉灶合格户数	户	
5.1.3	正常使用户数	户	
5.2	病情调查	－	－
5.2.1	调查村数	个	
5.2.2	病人数	人	
5.2.3	新发病人数	人	
5.2.4	皮肤癌患病人数	人	
－	**六、健康教育问卷调查**	－	－
6.1	小学生	－	－
6.1.1	调查人数	人	
6.1.2	应答题数	个	
6.1.3	答对题数	个	
6.2	家庭主妇	－	－
6.2.1	调查人数	人	
6.2.2	应答题数	个	
6.2.3	答对题数	个	

填报单位_____ 单位负责人（签名）_____ 填表人（签名）_____ 报出日期_____

填表说明：1. 本表由县（市、区）疾病预防控制机构填报。

2. 统计范围为有地方病防治任务的省、自治区、直辖市。

3. 本表为年报。于次年1月10日前报送卫生部疾控局，同时抄送至中国疾病预防控制中心地方病控制中心（哈尔滨），报送方式为逐级上报。

3.3.18 尘肺病报告卡

表　　号：卫统 33-1 表
制表机关：卫生部
批准机关：国家统计局
批准文号：国统制［2010］5 号
有效期至：2012 年

身份证号：　　　　　X 线胸片号＊：

卡片序号	省（自治区、直辖市）　　　地、市　　县　　乡镇 □□□□□□□□□□□□□□□□□□		
用人单位基本信息	名称	□□□□□□□□ – □	
	通讯地址		邮编
	联系人		联系电话
	经济类型		
	行业		
	企业规模　1 大型□　2 中型□　3 小型□　4 不详□		

病人来源　体检机构□　诊断机构□　其他□		姓名	
性别 1 男□　2 女□	出生日期　年　月　日	开始接尘日期　年　月　日	
统计工种	尘肺种类	实际接尘工龄　年　月	

诊断Ⅰ期　年　月　日	合并肺结核　1. 是□　2. 否□	报告类别 1 新病例□
诊断Ⅱ期　年　月　日	合并肺结核　1. 是□　2. 否□	2 死亡病例□ 3 晋期病例□
诊断Ⅲ期　年　月　日	合并肺结核　1. 是□　2. 否□	4 调出病例□ 5 调入病例□
死亡日期　年　月　日	死因	调出省
诊断机构		

报告单位（盖章）：_____ 单位负责人：_____ 报告人：_____ 报告日期：_____ 年_____ 月_____ 日

填报说明：1. 本报填报单位为承担职业病诊断的医疗卫生机构、负责职业病危害因素监测机构。

　　　　　2. 统计范围为我国境内一切有粉尘作业的用人单位，在统计年度内有首次被诊断为尘肺病的劳动者，或尘肺晋期病例、调入（出）本省的尘肺病患者和尘肺死亡者。

　　　　　3. 本表为半年报。尘肺病新病例、晋期诊断病例由依法承担职业病诊断的医疗卫生机构报告，在作出诊断 15 天内填卡网上直报。尘肺死亡病例和调入（出）本省的尘肺患者由用人单位填卡报告所在地负责职业病危害因素监测的职能机构。疑难转诊病例一律由转诊单位进行报告。上报时间为同年度的 7 月 10 日前和下一年度的 1 月 10 日前。

　　　　　4. ＊非必填项。

3.3.19 职业病报告卡

（不含尘肺病、放射性疾病）

表　　号：卫统 33-2 表

制表机关：卫生部

批准机关：国家统计局

批准文号：国统制［2010］5 号

有效期至：2012 年

身份证号：

卡片序号	省（自治区、直辖市）　　地（市）　　县　　乡镇 □□□□□□□□□□□□□□□		
用人单位基本信息	名称	□□□□□□□ – □	
	通讯地址	邮编	
	联系人	电话	
	经济类型		
	行业		
	企业规模　1 大型□　2 中型□　3 小型□　4 不详□		
报告类别　新病例□　死亡病例□		病人来源　体检机构□　诊断机构□　其他□	
姓名	性别　1 男□　女□	出生日期　　年　　月　　日	
职业病种类：		具体病名	
中毒事故编码		同时中毒人数	
接触时间　　天　　小时　　分　（适用于专业工龄不足 1 个月者的急性职业病患者）			
统计工种		专业工龄　　年　　月　　日	
发生日期　　年　　月　　日		诊断日期　　年　　月　　日	
死亡日期　　年　　月　　日		诊断单位	
死因　本病□　其他□＿＿＿＿＿＿＿＿　死因不明□			

报告单位（盖章）：＿＿＿＿＿单位负责人：＿＿＿＿＿报告人：＿＿＿＿＿报告日期：＿＿＿＿年＿＿＿＿月＿＿＿＿日

填报说明：1. 填报单位为承担职业病诊断的医疗卫生机构、职业病危害因素监测的职能机构。

2. 统计范围为有职业病危害的用人单位。

3. 本表为半年报。慢性职业病（包括慢性职业中毒）由承担职业病诊断的医疗卫生机构在患者确诊后 15 天内填卡网上直报。职业病死亡病例由用人单位填卡，报告所在地负责职业病危害因素监测的职能机构，于同年度的 7 月 10 日前和下一年度的 1 月 10 日前上报。报送方式为网络直报。

3.3.20 农药中毒报告卡

表　　号：卫统33-3表
制表机关：卫生部
批准机关：国家统计局
批准文号：国统制〔2010〕5号
有效期至：2012年

卡片序号	省（自治区、直辖市）　　地、市　　县　　乡（镇）　　村 □□□□□□□□□□□□□□□□□□
身份证号 *	姓名
性别　1男□　2女□	年龄　　岁
中毒农药名称	中毒农药种类
中毒类型　1生产性自用□　　　　2生产性受雇□　　3生活性误服（用）□　　4生活性自服□	
转归　1治愈□　2好转□　3死亡□　4其他□＿＿＿＿	
诊断日期　　年　　月　　日	死亡日期　　年　　月　　日

诊断单位（盖章）：＿＿＿＿单位负责人：＿＿＿＿填表人：＿＿＿＿填表日期：＿＿＿＿年＿＿＿＿月＿＿＿＿日

填报说明：1. 本表填报单位为最初接诊农药中毒患者的医疗卫生机构。

2. 统计范围为在农、林业等生产活动中使用农药或生活中误用各类农药而发生中毒者（不包括食物农药残留超标和属于刑事案件的中毒患者）。本报告卡不包括生产农药而发生中毒者。

3. 本表为半年报。最初接诊农药中毒患者的医疗卫生机构，在患者确诊后24小时内填卡网上直报，负责职业病危害因素监测的职能机构于同年度的7月10日前和下一年度的1月10日前上报本卡。

4. ＊非必填项。

3.3.21 职业性放射性疾病报告卡

表　　号：卫统33-4表

制表机关：卫生部

批准机关：国家统计局

批准文号：国统制〔2010〕5号

有效期至：2012 年

编号						
姓名		性别	男□　女□		出生日期	年　　月　　日
住址	省（自治区、直辖市）　　　地（市）　　　县　　乡（镇）					

身份证号：□□□□□□□□□□□□□□□□□□

职业类别		放射工龄：　　年	开始从事放射工作时间　　年　　月
（对急性照射）受照日期　年　月　日		（对慢性照射）累积受照时间	受照原因

用人单位基本信息	用人单位代码	□□□□□□□ – □
	名称	
	通讯地址	邮编
	联系人	电话
	经济类型	
	行业	
	企业规模	大型□　　　中型□　　　小型□　　　不详□

受照剂量及估算方法：

受照史：

诊断疾病名称		分期/分度：
主要诊断依据		
目前情况及处理	情况：A. 治愈、B. 好转、C. 致残、D. 死亡 处理：A. 继续从事放射性工作或半日工作、B. 暂时调离放射性工作，定期复查、 　　　C. 永久脱离放射性工作，积极治疗，定期复查、D. 住院治疗	
诊断医师		
诊断机构		
诊断日期：　　年　　月　　日		

报告填卡单位（盖章）：_____ 单位负责人：_____ 报告填卡人：_____ 填表日期：____年____月____日

填报说明：1. 本表由有取得职业性放射性疾病诊断资质的医疗卫生机构和放射工作单位填写。

　　　　　2. 填报范围为各种因素所导致的职业性放射性疾病。

　　　　　3. 报送时间为确诊后 15 日内，报送方式为网络直报。

3.3.22 放射机构人员个人剂量监测报告卡

表　　号：卫统 33-5 表

制表机关：卫生部

批准机关：国家统计局

批准文号：国统制〔2010〕5 号

有效期至：2012 年

报告卡编号：

身份证号：□□□□□□□□□□□□□□□□□□

用人单位代码					
用人单位名称					
用人单位地址	省（自治区、直辖市）　　地（市）　　县　乡（镇）				邮编
联系人					电话
姓名		性别　男□　女□		行业	
出生日期　　年　　月　　日			开始从事放射工作时间　　年　　月		
放射工龄　　　年		职业类别		辐射源项	

<table>
<tr><td rowspan="5">外照射监测</td><td rowspan="2">监测性质</td><td rowspan="2">辐射类型</td><td colspan="2">监测起止日期</td><td colspan="3">监测结果（mSv）</td></tr>
<tr><td>起</td><td>止</td><td>Hp（10）</td><td>Hp（3）</td><td>Hp（0.07）</td></tr>
<tr><td></td><td></td><td></td><td></td><td></td><td></td><td></td></tr>
<tr><td></td><td></td><td></td><td></td><td></td><td></td><td></td></tr>
<tr><td></td><td></td><td></td><td></td><td></td><td></td><td></td></tr>
<tr><td rowspan="4">内照射监测</td><td>监测性质</td><td>核素名称</td><td>器官名称</td><td>监测方法</td><td>监测日期</td><td>摄入量（Bq）</td><td>待积剂量（mSv）</td></tr>
<tr><td></td><td></td><td></td><td></td><td></td><td></td><td></td></tr>
<tr><td></td><td></td><td></td><td></td><td></td><td></td><td></td></tr>
<tr><td></td><td></td><td></td><td></td><td></td><td></td><td></td></tr>
<tr><td rowspan="4">体表污染监测</td><td>监测性质</td><td>核素名称</td><td>监测部位</td><td>监测方法</td><td>监测日期</td><td>污染面积（cm²）</td><td>最大污染值（Bq/cm²）</td></tr>
<tr><td></td><td></td><td></td><td></td><td></td><td></td><td></td></tr>
<tr><td></td><td></td><td></td><td></td><td></td><td></td><td></td></tr>
<tr><td></td><td></td><td></td><td></td><td></td><td></td><td></td></tr>
</table>

监测机构（签章）：____ 监测人：____ 单位负责人：____ 填卡人：____ 填卡日期____年____月____日

填报说明：1. 本表由县级以上卫生行政部门或有监测资质的个人剂量监测机构填写。

　　　　　2. 本表填报范围为所有从事放射工作的人员。

　　　　　3. 本表为年报，于次年 1 月 10 日前通过网络直报报送。

3.3.23 职业卫生重大公共卫生事件报告卡

表　　号：卫统 34-1 表
制表机关：卫生部
批准机关：国家统计局
批准文号：国统制〔2010〕5 号
有效期至：2012 年

_____省_____市（地）_____县_____乡镇

卡片序号 □□□□□□□□□□□□□□□□□□

一、基本情况

1 事件编码：□□□□□□

2 发生事件单位：_____组织机构代码□□□□□□□□□

3 地址：_____邮编：_____

4 电话：_____

5 经济类型：_____

6 行业：_____企业规模：大□　中□　小□　不详□

二、事件情况

1 发生日期：　　年　　月　　日　　2 发生场所：_____

3 毒物名称：(1) _____空气中浓度_____mg/m³

(2) _____空气中浓度_____mg/m³

(3) _____空气中浓度_____mg/m³

(4) _____空气中浓度_____mg/m³

4 产品名称：_____

5 中毒情况：接触人数_____发病人数_____

确诊人数_____其中死亡人数_____

6 现场初步急救：无□　有□　主要急救措施：_____

7 职业病报告：　无□　有□　报告单位：_____

三、事件原因：1 无"三同时"□　　　　2 无卫生防护设备或效果不好□

3 设备跑、冒、滴、漏□　　4 无个人卫生防护用品或使用不当□

5 无或违反安全操作规程□　6 违章指挥、违章操作□

7 无职业卫生教育和危害告知□　8 产品包装或作业岗位无警示标志□

9 首次使用，未报送毒性鉴定资料和注册登记□　　10 其他□

四、事件经过（事件起因、救援过程和患者主要临床表现。可加附页）：

_____

_____

五、事件控制措施：1 警告　　　　2 限期治理　　　　3 责令停产停业

4 封存发生职业危害事故的原材料和设备

5 严格落实上岗前、在岗期间职业卫生知识培训

6 其他_____

负责处理事件单位（签章）：_____单位负责人：_____报告人：_____报告日期：____年____月____日

填报说明：①本表由发生事件单位属地的各级负责职业病危害监测的职能机构填报；②统计范围为所有重大以上职业病危害事故；③本表为月报，在确认突发公共卫生事件终止后 2 周内通过网络直报上报。

3.3.24 放射卫生重大公共卫生事件报告卡

表　　号：卫统 34-2 表
制表机关：卫生部
批准机关：国家统计局
批准文号：国统制〔2010〕5 号
有效期至：2012 年

卡片编号　□□□□－□□□

一、基本信息

发生事件单位：_____

地址：　　省（自治区、直辖市）　　　市　　　区（县）

邮编：□□□□□□

联系人：_____　　　　电话：_____

经济类型：_____　　　　行业：_____

二、事件情况

1 发生时间：□□□□年 □□月 □□日 □□时 □□分

2 发生场所：_____

3 事件源项：_____

4 涉及人数：接触_____受照_____发病_____住院_____残疾_____死亡_____

5 事件现场处理措施：　无□　有□，主要处理措施是：_____

6 事件现场人员初步急救：无□　有□，主要急救措施是：_____

7 发病时间：第一人：□□□□年 □□月 □□日 □□时

　　　　　　最后一人：□□□□年 □□月 □□日 □□时

8 事件受照人员一般情况和剂量表

姓名	性别	年龄	职业类别	外照射			内照射			有效剂量（mSv）
				受照时间（min）	受照部位	受照剂量（Gy）	摄入途径	摄入量（Bq）	待积剂量（mSv）	

三、事件原因：

A. 违反安全操作规程□　　B. 设备意外故障□　　C. 监测系统缺陷□

D. 设计不合理□　　E. 管理不善□　　F. 安全观念薄弱□　　G. 其他□

四、事件分级

1. 放射事故：　A. 一般事故□　　B. 严重事故□　　C. 重大事故□

2. 核事件分级：A. 事件　　　　B. 事故

五、事件处理过程（事故起因，救护过程和患者主要临床表现）：

_____

六、事件处理结果：

_____

报告填卡人（签字）：_____单位负责人（签字）：_____填表日期：_____年_____月_____日

填报说明：1. 本表由放射卫生重大事件发生单位、医疗卫生救治机构等填写。

　　　　　2. 统计范围为所有发生的放射事件（事故）都应该填报此卡。

　　　　　3. 表为月报，在放射事故发生后 15 日内填卡并网络直报。

3.3.25　有毒有害作业工人健康监护卡

表　　号：卫统 35-1 表
制表机关：卫生部
批准机关：国家统计局
批准文号：国统制〔2010〕5 号
有效期至：2012 年

监测单位：　　　　　　　　　　监测单位编码□□□□□□□□□□□□□□

用人单位：　　　　　　　　　　用人单位编码□□□□□□□□□□□□□□

一、用人单位信息：

　　1. 通讯地址：　　　　　　　　　　　　2. 邮编：

　　3. 联系人：　　　　　　　　　　　　　4. 电话：

　　5. 经济类型：_____

　　6. 行业：_____　　　　7. 企业规模　1 大□　2 中□　3 小□　4 不详□

　　8. 职工总人数_____生产工人数_____接触有毒有害作业人数_____

二、职业健康监护情况

职业危害因素名称	接触人 （次）数	应检人 （次）数	实检人 （次）数	疑似职业 病人数	调离人数*	禁忌证 人数*

填卡单位（签章）：_____单位负责人：_____填卡人：_____填卡日期：_____年_____月_____日

填报说明：1. 本表由取得职业健康检查资质的医疗卫生机构填卡。

　　　　　2. 本表统计范围为所有可能产生职业病危害生产和工作的用人单位。

　　　　　3. 本表为半年报。省（自治区、直辖市）负责职业病危害因素监测机构应于同年度的 7 月 10 日前和下一年度的 1 月 10 日前完成审核、确认上报。报告方式为网络直报。

　　　　　4. *非必填项。

3.3.26 作业场所职业病危害因素监测卡

表　　号：卫统 35-2 表

制表机关：卫生部

批准机关：国家统计局

批准文号：国统制〔2010〕5 号

有效期至：2012 年

监测单位：　　　　　　　监测单位编码□□□□□□□□□□□□□□□□□

用人单位：　　　　　　　用人单位编码□□□□□□□□□□□□□□□□□

一、用人单位信息：

　　1. 通讯地址：　　　　　　　　　　　　2. 邮编：

　　3. 联系人：　　　　　　　　　　　　　4. 电话：

　　5. 经济类型：＿＿＿＿＿＿＿＿＿＿＿＿＿＿＿＿＿＿＿＿＿＿＿＿＿＿＿

　　6. 行业：＿＿＿＿＿＿＿＿＿＿＿＿＿＿　7. 企业规模　1 大□　2 中□　3 小□　4 不详□

二、职业病危害因素

职业危害因素名称	应测点数 （岗位应测人数）	实测点数 （岗位实测人数）	合格点数 （合格人数）

填卡单位（签章）：＿＿＿＿＿单位负责人：＿＿＿＿＿填卡人：＿＿＿＿＿填卡日期：＿＿＿＿年＿＿＿＿月＿＿＿＿日

填报说明：1. 本表由依法从事职业卫生技术服务机构根据实际存在的职业危害因素填写。填写顺序是按粉尘、化学物质、物理因素、其他。

　　　　　2. 统计范围为所有可能产生职业病危害生产和工作的用人单位。

　　　　　3. 本表为半年报。省（自治区、直辖市）负责职业病危害因素监测机构应于同年度的 7 月 10 日前和下一年度的 1 月 10 日前完成审核、确认上报。报告方式为网络直报。

3.3.27 放射工作单位职业健康管理报告卡

表　　号：卫统 35-3 表
制表机关：卫生部
批准机关：国家统计局
批准文号：国统制〔2010〕5 号
有效期至：2012 年

编号

用人单位基本信息	名称			
	编码 □□□□□□□□□□□□□□□□□			
	通讯地址		邮编	
	联系人		电话	
	经济类型			
	行业			
	企业规模	大型□ 中型□	小型□	不详□
	单位成立时间：　　　　年　　　月			
	职工总人数＿＿＿＿＿＿＿＿＿＿　　放射工作人员数＿＿＿＿＿＿＿＿＿			
放射工作的情况	辐射源 辐射种类 职业类别			
放射工作人员培训	上岗前培训人数　　（　　　） 在岗培训人数　　　（　　　）			
放射工作人员持证	持证人数　　　　　（　　　） 发证单位＿＿＿＿＿＿＿＿＿、＿＿＿＿＿＿＿＿＿、＿＿＿＿＿＿＿＿＿			
个人剂量监测	个人剂量监测情况：　　　　　没有监测□　　监测□ 提供剂量监测服务的机构：自主监测　　□ 　　　　　　　　　　其他机构提供□，名称为：＿＿＿＿＿＿＿＿＿＿			
职业健康体检	本年度体检时间　　　　年　　　　月 本次体检机构 放射工作人员数　　（　　　） 应检人数　　　　　（　　　） 实际体检人数　　　（　　　） 　　　其中，岗前（　　）　在岗（　　）　离岗（　　）　应急/事故（　　） 在岗体检结果： 　　　　可继续从事放射工作人数　　　　（　　） 　　　　建议暂时脱离放射工作人数　　　（　　） 　　　　不宜继续从事放射工作人数　　　（　　），最终处理结果：调离人数（　　） 离岗体检中，疑似放射病人数　　　　　（　　） 应急/事故体检中，疑似放射病人数　　　（　　） 职业性放射疾病诊断情况：累计诊断病例数（　　）本年度诊断病例数（　　）			

报告填卡单位（盖章）：＿＿＿＿单位负责人：＿＿＿＿报告填卡人：＿＿＿＿填表日期：＿＿＿年＿＿月＿＿日

填报说明：1. 本卡应由放射工作单位填写。

　　　　　2. 统计范围为在我国大陆境内从事生产、使用、贮存和销售放射性同位素、射线装置等产生电离辐射并因此造成工作人员职业暴露的单位。

　　　　　3. 本表为年报。每年 10 月 30 日报送到辖区省级卫生行政部门，报告方式为网络直报。

3.4 主要指标解释

一、国家免疫规划疫苗常规接种情况调查表

1. 麻疹类疫苗第 1 剂应种人数填写在麻风疫苗栏目，实种人数根据实际疫苗接种情况，分别填写在麻风疫苗、麻腮风疫苗 1 和麻疹疫苗 1 栏目；麻疹类疫苗第 2 剂应种人数填写在麻腮风疫苗 2 栏目，实种人数根据实际疫苗接种情况，分别填写在麻腮风疫苗 2、麻腮疫苗和麻疹疫苗 2 栏目。

2. 乙脑、甲肝疫苗均分为减毒活疫苗和灭活疫苗分别报告，应根据本地免疫规划疫苗的选择和免疫程序的规定，分别在减毒活疫苗或灭活疫苗相应的剂次栏目填写应种和实种人数。

3. ××疫苗的强化免疫填入强化免疫项目，须单独进行应种和实种调查统计，并在备注栏注明强化免疫的年龄范围。

4. 带"—"的栏目不用填写。

5. 本月应种人数包括：按免疫程序要求当月应受种的所有儿童数。

6. 去年人口总数、去年出生人数及出生率（‰）：仅在每年第 1 次报表时填写。

二、居民病伤死亡原因报告卡

1. 主要职业及工种：尽可能同时填写职业和主要从事的工作，如工人、农民、干部、学生、军人、服务行业等；还可详细填写工种，如车工、钳工、电工、纺织工等。

2. 常住户口地址：应按户口簿上登记的住址填写完整，包括住处的具体门号码。

3. 实足年龄：按照周岁填写。如为婴儿，可填写实际存活的月、日、小时。

4. 致死的主要疾病诊断可分为两部分报告：在第 I 部分（a）中填写最后造成死亡的那个疾病诊断或损伤、中毒的临床表现，如肺心病、脑出血、颅内损伤（不要填写呼吸、循环衰竭等情况）；（b）中填写引起（a）的疾病或情况，如肺气肿、高血压、损伤中毒的外部原因（骑自行车与汽车相撞、跳楼自杀等）；（c）中填写引起（b）的疾病或情况，如慢性支气管炎。在第 II 部分中填写那些与第 I 部分无关但促进了死亡的其他疾病或情况。

5. 疾病的最高诊断单位：一般指死者主要疾病的最后诊断单位，也可填写在第 I 疾病的最高一级诊断单位，如省（市）级医院包括相当于省级及以上的各类医院，其余依此类推。

6. 居民死亡原因按致死的根本原因进行统计。疾病分类标准采用《国际疾病分类》第 10 版（ICD-10）。

三、血吸虫病防治工作调查表

1. 基本情况

（1）县名、乡名、村名：应为新的行政区划。当年内不改动。乡（镇）名指同一行政级别的乡、镇、街道办事处等，村名指同一行政级别的行政村、居委会等。

（2）流行村编号：共 10 位数，前 6 位为该县的国标码，后 2 位为所在乡（镇）的编号（从 1 开始序编），最后 2 位为该村的编号（从 1 开始序编）。

如为非常规防治工作查病，包括流动人口、门诊、征兵体检、企业查病等，均以县为单位汇总填写，仅填写人群查病、治病相应栏目。

（3）村委会位置：指流行村村委会所在地的经纬度，最少保留 5 位小数，单位为度（°），坐标系统采用 WGS84。

（4）常住人口数：指连续居住在该行政村半年以上的人口数。

（5）家畜存栏数：流行村存栏的牛和其他家畜（猪、羊、马、骡、驴等）头数。

（6）疫情类别：一至五类流行村类别划分依据参照《血吸虫病防治项目查螺、灭螺、查病、化疗技术方案》（试行）。

（7）新发现流行村：指历史上从未发现、当年第一次查到活螺的流行村。

（8）主要流行类别：指根据流行病学特点及中间宿主孳生地的地理环境，该村的类型划分。划分依据参照《血吸虫病防治手册》（第三版）。

（9）现有晚期血吸虫病人数：指上年遗留下来的未治愈的晚期病人数，包括确诊、临床诊断和疑似病例，诊断标准依据《血吸虫病诊断标准》（WS261-2006）。

（10）历史累计钉螺面积：历史上有活螺分布的全部环境面积之和。统计截至上年底。

2．计划任务与目标

（1）查螺面积：指当年计划调查的钉螺分布面积。

（2）药物灭螺面积：指当年计划开展药物灭螺的面积。

（3）环改灭螺面积：指当年计划开展环境改造灭螺的面积。

（4）消灭钉螺面积：指当年计划在有螺环境内消灭钉螺的面积。

（5）查病人次数：指当年计划开展人群查病的人数。

（6）家畜圈养头数：指当年计划将家畜进行圈养的头数。

（7）家畜检查头数：指当年计划开展查病的家畜头数。

（8）家畜化疗头数：指当年计划接受抗血吸虫治疗的家畜头数。

3．人群查病

（1）查病人数：指血清学和病原学检查人数，非人次数；查病人数≤血检人数＋粪检人数。

（2）血检人数：指采用血清学方法检查人数，血清学检查采用《血吸虫病诊断标准》（WS261-2006）中规定的血清学方法。

（3）血检阳性人数：指血清学检查结果阳性的人数。

（4）粪检人数：指病原学检查人数。

（5）粪检阳性人数：指病原学检查中发现虫卵或毛蚴的人数。

（6）其中血检阳性者粪检人数：指血清学检查结果阳性者中接受病原学检查的人数。

（7）其中血检阳性者粪检阳性人数：指血清学检查结果阳性者中接受病原学检查发现虫卵或毛蚴的人数。

（8）急性血吸虫病人数：指急性感染确诊病例数和临床诊断病例数之和，以感染地点报告为准。

（9）新发现晚期血吸虫病人数：指首次被诊断为晚期血吸虫病的人数。

4．人群治病

（1）急性血吸虫病治疗人数：指治疗确诊和临床诊断的急性血吸虫病人数之和。

（2）慢性血吸虫病治疗人数：指治疗确诊和临床诊断的慢性血吸虫病人数之和，不重复计算。

（3）晚期血吸虫病治疗人数：指接受外科和内科救助治疗的晚期血吸虫病人数。

（4）扩大化疗人次数：指未经血清学和病原学诊断而确定为治疗对象并接受治疗的人次数。

5．家畜防治（牛）

（1）血检头数：指按照省级以上机构确定的血清学方法检查血吸虫的牛头数。

（2）粪检头数：指按照省级以上机构确定的病原学方法检查血吸虫的牛头数。

（3）治疗头数：指对血清学或病原学检查阳性的牛，进行抗血吸虫治疗的头数。

（4）扩大化疗头数：指未经血清学或病原学检查而对其投服了抗血吸虫药的牛头数。

（5）圈养头数：指将牛进行圈养的头数。

（6）淘汰耕牛头数：指宰杀或以机代牛等方式淘汰的耕牛头数。

6．查螺

（1）调查环境数：指采用系统抽样和/或环境抽样法查螺的环境数。

（2）有螺环境数：指采用系统抽样和/或环境抽样法调查的有活螺分布的环境数。

（3）阳性螺环境数：指调查发现有感染性钉螺分布的环境数。

（4）查螺面积：指采用系统抽样和/或环境抽样法调查的钉螺分布面积。

（5）查出钉螺面积：指在开展查螺的环境中查出有钉螺分布的面积。

（6）新发现钉螺面积：指历史上从未发现活螺的环境中，首次查到活螺的分布面积。

（7）复现钉螺面积：历史有螺环境内，经防治已确认消灭，若干年后再度查到活螺的分布面积。

（8）感染性钉螺面积：指发现有感染性钉螺的分布面积，计算方法参照《血吸虫病防治手册》（第三版）。

7．灭螺

（1）累计药物灭螺面积：指开展药物灭螺面积的总和，包括反复灭螺、扩大灭螺和巩固灭螺面积。

（2）实际药物灭螺面积：指在实有钉螺面积中实施药物灭螺的面积，不包括反复灭螺、扩大灭螺和巩固灭螺面积。

（3）环境改造灭螺面积：指在历史有螺环境中实施环境改造灭螺的面积总和，不可重复计算。

8．年度目标实现情况

消灭钉螺面积：指当年在有螺环境中消灭钉螺的面积。

四、疟疾防治工作调查表

1．受威胁人口数：以当年有当地感染病例的乡镇人口数。

2．临床诊断病例：指具有疟疾流行病学史和典型疟疾临床症状，但未经病原学检测者；疑似病例经抗疟药试治有效者也属临床诊断病例。

3．确诊病例：指具有疟疾流行病学史和典型疟疾临床症状，且血涂片检查发现疟原虫或免疫学抗原检测阳性者。

4．疑似病例：指具有疟疾流行病学史和发冷、发热、出汗等临床症状，但热型和发作周期不规律者。

5. 重症病例：指疟疾病例中出现脑型疟、严重贫血、急性呼吸窘迫综合征或肺水肿、低血糖、急性肾功能衰竭、急性循环衰竭、重度酸中毒、超高热、多发性惊厥、异常出血倾向和出血、高疟原虫血症等项中的一项或数项。

6. 未及时发现或处理的突发疫情起数：指根据《疟疾突发疫情应急处理预案》，符合启动疟疾突发疫情应急处理预案条件，但在一周内未发现和起动预案的行政村数。

7. 早期发现并控制的突发疫情起数：指根据《疟疾突发疫情应急处理预案》，符合启动疟疾突发疫情应急处理预案条件，一周内发现并及时处理的行政村数。

五、包虫病防治工作调查表

1. 县名、乡名：使用现行的行政区划名。行政区划代码为：流行乡的编号，8 位数，前 6 位为该县的国标码，后 2 位为所在乡（镇）的编号（从 01 开始序编）。

2. 行政村总数：为所在乡镇行政村的总数。

3. 流行行政村数：为有包虫病流行的行政村数。

4. 流行行政村常住人口数：为包虫病流行的行政村常住人口总数。

5. 儿童血清学检查人数：当年检查的 12 岁以下学龄儿童人数。

6. 儿童血清学检查阳性人数：为当年 12 岁以下学龄儿童血清学检查发现的阳性人数。

7. B 超影像学检查人数：为当年接受 B 超影像学检查的人数。

8. 新患病人数：指当年通过 B 超影像学检查新发现的包虫病人（包括临床诊断和确诊的病例）总数，疑似病例不包括在内。按照囊型、泡型、混合型、未分型四种类型对患病人数进行分类计数。

9. 药物治疗人数：接受药物治疗的病人数，按照囊型、泡型、混合型、未分型四种类型对当年治疗病人数进行分类计数。

10. 发放的药物数量：当年发放药物数量。

11. 手术治疗人数：当年接受手术治疗的病人数，按照囊型、泡型、混合型、未分型四种类型对手术病人数进行分类计数。

12. 随访结果：根据 B 超影像学检查结果判断病灶和病情的转归情况，按照治愈、有效、无效、死亡、排除、失访、外迁等 7 种转归情况对当年接受药物治疗或手术治疗的病例按随访结果分类计数。

13. 抽查屠宰的家畜种类：检查的当地主要畜种的家畜名称。

14. 抽查屠宰的家畜数量：检查的屠宰家畜数量。

15. 棘球蚴感染的牲畜数：指调查发现的有棘球蚴感染的家畜数量。

16. 流行乡犬总数：是指当年流行乡中所有流行村犬的总数，包括家犬和无主犬。

17. 登记管理的犬数量：该乡当年登记在册的犬数量。

18. 检查犬粪样数：指当年采用免疫学方法检测粪棘球绦虫抗原的犬粪样数。

19. 检查犬粪样数：指当年采用免疫学方法检测粪棘球绦虫抗原，发现棘球绦虫感染的犬粪样数。

20. 药物驱虫犬数：指流行乡接受药物驱虫的犬总数，逐月填写。

六、土源性线虫病防治工作调查表

1. 土源性线虫感染检查人数：指当年在本县（市、区）内进行土源性线虫病原学检查的总人数。

2．感染人数：统计土源性线虫感染人数时，混合感染者按 1 人计算；分虫种统计感染人数时，按实际感染的例数计算。

3．服药驱虫人数：指县（市、区）疾控机构能够掌握的当年服药驱虫人数。

4．服药驱虫人次：指县（市、区）疾控机构能够掌握的当年服药驱虫人次。

七、克山病防治工作调查表

1．病区范围

（1）县名：应为国家确认的新行政区划。当年内不改动。

（2）县数：指本年经省级以上（含省级）主管部门根据《克山病病区划定和类型划分标准 GB 17020》判定的病区县及历史上已定为病区县（包括县级市、区、旗）。值为 1。

（3）县人口数：指由各病区县统计局提供的本年底各县人口总数。

（4）乡数：指本年经省级以上（含省级）主管部门根据《克山病病区划定和类型划分标准 GB 17020》判定的病区乡数及历史上已定为病区乡数之和。

（5）乡人口数：指所有病区乡本年底的人口数之和。

（6）村数：指本年经省级以上（含省级）主管部门根据《克山病病区划定和类型划分标准 GB 17020》判定的病区村数及历史上已定为病区村数之和。注：病区村指在自然地理、地域上独立的自然村（屯）。

（7）村人口数：指所有病区村本年底的人口数之和。

2．病区控制

控制县数：年底前达到《克山病病区控制标准 GB17019》的病区县。控制填 1，未控制填 0。

3．现症病人

（1）潜在型：指年底实有潜在型现症病人数。

（2）慢型：指年底实有慢型现症病人数。

（3）急、亚急型：指年底实有急、亚急型病人数。

（4）死亡人数：指当年各型克山病死亡人数。

4．病情调查

（1）检查人数：指本年度克山病调查中检查人数。

（2）检出病人数：指本年度克山病调查中发现的各型病人数。

（3）本年度新发病人数：指本年度调查中新发的各型病人数。

5．防治措施

本年度补硒覆盖人口数：指本年度补硒防治克山病的人口数。

八、大骨节病防治工作调查表

1．病区范围

（1）县名：应为国家确认的新行政区划。当年内不改动。

（2）县数：指本年经省级以上（含省级）主管部门根据《大骨节病病区判定和划分标准 GB16395》判定的病区县及历史上已定为病区县（包括县级市、区、旗）。值为 1。

（3）县人口数：指由各病区县统计局提供的本年底各县人口总数。

（4）病区乡数：指本年经省级以上（含省级）主管部门根据《大骨节病病区判定和划

分标准 GB16395》判定的病区乡及历史上已定为病区乡数之和。

（5）病区乡人口数：指所有病区乡本年底的人口数之和。

（6）病区村数：指本年经省级以上（含省级）主管部门根据《大骨节病病区判定和划分标准 GB16395》判定的病区村数及历史上已定为病区村数之和。注：病区村指在自然地理、地域上独立的自然村（屯）。

（7）病区村人口数：指所有病区村本年底的人口数之和。

2．控制情况

控制县数：年底前达到《大骨节病病区控制 GB16007》的病区县。控制填 1，未控制填 0。

3．临床Ⅰ度及以上病人数

（1）病人总数：指各病区年底实有Ⅰ度及以上病人总数。

（2）16 岁以下病人数：指各病区年底实有Ⅰ度及以上病人中 16 岁以下病人数。

4．病情调查

（1）检查人数：指本年度接受大骨节病检诊的人数。

（2）临床Ⅰ度及以上病人数：指本年度接受大骨节病检诊中检出Ⅰ度及以上病人数。

（3）拍 X 线片人数：指本年度接受大骨节病拍 X 线人数。

（4）X 线阳性病人数：指本年度接受大骨节病拍 X 线人中阳性病人数。

5．本年度防治措施落实情况：指病区本年度采取换粮、补硒、退耕还林/草、搬迁防治大骨节病的受益乡数及乡人口数。

九、碘缺乏病防治工作调查表

1．病区范围

（1）县名：应为国家确认的新行政区划。当年内不改动。

（2）县数：开展碘缺病防治工作的县（县包括县级市、区、旗）。值填 1。

（3）县人口数：指由各病区县统计局提供的本年底各县人口总数。

2．供碘盐

（1）县数：指本年度是否供应碘盐的县。是填 1，否填 0。

（2）县人口数：指本年度供碘盐的县人口数。

3．销售碘盐数量

（1）计划供应：指以县级统计计划供应碘盐数量。

（2）实际销售：指以县级统计实际销售碘盐数量。

4．特殊人群补碘制剂

（1）育龄妇女：指特殊人群中育龄妇女（18～49 岁）的总数与补碘油人数及育龄妇女中孕妇和哺乳妇女的总人数与补碘油人数。

（2）0～2 岁儿童：指特殊人群中 0～2 岁儿童总人数和补碘油人数。

5．现症病人：指年底实有的总甲状腺肿人数、Ⅱ度甲状腺肿人数和克汀病人数。

6．病情调查

（1）育龄妇女尿碘检测：指本年度病情调查中检测育龄妇女的尿碘份数与相对应的尿碘中位数及育龄妇女中孕妇和哺乳妇女的尿碘份数与相对应的尿碘中位数。注：尿碘中位数由省级填写。

（2）8~10岁儿童病情调查：指本年度病情调查中检查8~10岁在校儿童人数、检出Ⅰ度、Ⅱ度甲肿人数及检测8~10岁在校儿童尿碘份数及相对应尿碘中位数。注：尿碘中位数由省级填写。

7．居民户碘盐监测

（1）检测份数：指居民户碘盐监测检测盐样份数。

（2）盐碘中位数：指居民户碘盐监测检测盐样中位数。注：盐碘中位数由省级填写。

（3）碘盐份数：指居民户食用盐碘含量大于或等于5mg/kg盐样份数。

（4）合格碘盐份数：指居民户食用盐碘含量在合格碘盐标准范围内的盐样份数。

（5）非碘盐份数：指盐碘<5mg/kg盐样份数。

8．健康教育问卷调查

（1）小学生：指参加健康教育问卷调查的小学生总人数与其应答健康教育问卷试题数量及答对试题数量。

（2）家庭主妇：指参加健康教育问卷调查的家庭主妇总人数与其应答健康教育问卷试题数量及答对试题数量。

十、高碘性甲状腺肿防治工作调查表

1．基本情况

（1）县名：应为国家确认的新行政区划。当年内不改动。

（2）县数：指经省级以上（含省级）主管部门根据《水源性高碘地区和地方性高碘甲状腺肿病区的划定 GB/T 19380》判定的高碘病区县和高碘地区县（县包括县级市、区、旗）。值填1。

（3）县人口数：指由各县统计局提供的本年底各县人口总数。

2．高碘病区

（1）乡数：指经省级以上（含省级）主管部门根据《水源性高碘地区和地方性高碘甲状腺肿病区的划定 GB/T 19380》判定的高碘病区乡数之和。

（2）乡人口数：指所有高碘病区乡本年底的人口数之和。

（3）村数：指经省级以上（含省级）主管部门根据《水源性高碘地区和地方性高碘甲状腺肿病区的划定 GB/T 19380》判定的高碘病区村数之和。注：病区村指在自然地理、地域上独立的自然村（屯）。

（4）村人口数：指所有高碘病区村本年底的人口数之和。

3．高碘地区

（1）乡数：指经省级以上（含省级）主管部门根据《水源性高碘地区和地方性高碘甲状腺肿病区的划定 GB/T 19380》判定的高碘地区乡数之和。

（2）乡人口数：指所有高碘地区乡本年底的人口数之和。

（3）村数：指本年经省级以上（含省级）主管部门根据《水源性高碘地区和地方性高碘甲状腺肿病区的划定 GB/T 19380》判定的高碘地区村数之和。

（4）村人口数：指所有高碘地区村本年底的人口数之和。

4．现症病人：指年底实有的总甲状腺肿人数和Ⅱ度甲状腺肿人数。

5．病情调查

（1）检查人数：指本年度病情调查中检查8~10岁在校儿童总人数。

（2）甲肿人数：指本年度病情调查中检查 8～10 岁在校儿童人数中检出 Ⅰ 度、Ⅱ 度甲肿人数。

（3）尿碘检测：指本年度病情调查中检测 8～10 岁在校儿童尿碘份数及中位数。注：尿碘中位数由省级填写。

6．居民户食盐监测：指居民户食盐定量监测检查份数及其中盐碘 <5mg/kg 盐样份数。

十一、地方性氟中毒（水型）防治工作调查表

1．病区范围

（1）县名：应为国家确认的新行政区划。当年内不改动。

（2）县数：指本年经省级以上（含省级）主管部门根据《地方性氟中毒病区划分标准 GB17018》判定的病区县和历史上已定为病区县（县包括县级市、区、旗）。值填 1。

（3）县人口数：指由各县统计局提供的本年底各县人口总数。

（4）村数：指各病区县按《地方性氟中毒病区划分标准 GB17018》划分的，由省级以上（含省级）主管部门认定的轻、中、重病区中的轻病区村数之和、中病区村数之和、重病区村数之和，以及轻、中、重病区村数之和的合计。注：病区村指在自然地理、地域上独立的自然村（屯）。

（5）村人口数：指轻、中、重病区村人口数之和。

2．病情控制

控制县数：指按《地方性氟中毒病区控制标准 GB17017》，经省级主管部门考核达到控制标准的县。控制填 1，未控制填 0。

3．现症病人

（1）氟斑牙人数：指年底实有氟斑牙病人数。

（2）氟骨症病人数：指年底实有氟骨症病人数。

4．当年改水情况

（1）已改水村数：指当年完成改水任务的轻病区村数、中病区村数、重病区村数，以及当年完成改水任务的轻、中、重病区村数的合计。

（2）受益人口数：指当年完成改水任务的病区村人口数总和。

5．历年累计改水情况

（1）已改水村数：指历年累计完成改水任务的轻病区村数、中病区村数、重病区村数，以及历年累计完成改水任务的轻、中、重病区村数合计。

（2）受益人口数：指当年完成改水任务的病区村人口数总和。

（3）正常使用村数：指各病区改水设备完好、正常运转，并且水氟含量符合国家生活饮用水卫生标准的病区村数历年累计之和。

（4）重病区正常使用村数：指各病区改水设备完好、正常运转，并且水氟含量符合国家生活饮用水卫生标准的重病区村数历年累计之和。

（5）实际受益人口总数：指历年累计完成改水病区村受益人口总数减去因设备报废、不能正常运转或水氟含量不符合国家生活饮用水卫生标准的病区村人口数。

6．调查

（1）改水工程数：指本年度调查的防氟改水工程数之和。

（2）改水工程运转工程数：指本年度调查的防氟改水工程中，尚在运转使用的工程数

之和。

（3）改水工程正常使用工程数：指本年度调查的防氟改水工程，设备完好，大型集中供水（日供水量超过 3000 吨或人口数超过 10000 人）改水后水氟含量保持在 1.0mg/L 以下，而小型集中供水或分散式供水的合格标准是 1.2mg/L 以下工程数之和。

（4）病情调查村数：指本年度进行病情调查的村数之和。

（5）儿童氟斑牙检查人数：指本年度病情调查中检查 8～12 岁儿童的人数。

（6）儿童氟斑牙病人数：指本年度病情调查中检查出 8～12 岁儿童氟斑牙的人数。

（7）成人 X 线氟骨症检查人数：指本年度病情调查中 X 线拍片检查成人数。

（8）成人 X 线氟骨症病人数：指本年度病情调查中拍片检查出成人氟骨症的人数。

7. 健康教育问卷调查

（1）小学生：指参加健康教育问卷调查的小学生总人数与其应答健康教育问卷试题数量及答对试题数量。

（2）家庭主妇：指参加健康教育问卷调查的家庭主妇总人数与其应答健康教育问卷试题数量及答对试题数量。

十二、地方性氟中毒（燃煤污染型）防治工作调查表

1. 病区范围

（1）县名：应为国家确认的新行政区划。当年内不改动。

（2）县数：指本年经省级以上（含省级）主管部门根据《地方性氟中毒病区划分标准 GB17018》判定的病区县和历史上已定为病区县（县包括县级市、区、旗）。值填 1。

（3）县人口数：指由各县统计局提供的本年底各县人口总数。

（4）病区村数：指各病区县按《地方性氟中毒病区划分标准 GB17018》划分的，由省级以上（含省级）主管部门认定的轻、中、重病区中的轻病区村数之和、中病区村数之和、重病区村数之和，以及轻、中、重病区村数之和的合计。注：病区村指在自然地理、地域上独立的自然村（屯）。

（5）病区户数：指各病区县按《地方性氟中毒病区划分标准 GB17018》划分的，由省级以上（含省级）主管部门认定的轻、中、重病区村的轻病区户数之和、中病区户数之和、重病区户数之和，以及轻、中、重病区户数之和的合计。

（6）村人口数：指轻、中、重病区村人口数之和。

2. 病情控制

控制县数：指按《地方性氟中毒病区控制标准 GB17017》，经省级主管部门考核达到控制标准的县。控制填 1，未控制填 0。

3. 现症病人

（1）氟斑牙人数：指年底实有氟斑牙病人数。

（2）氟骨症病人数：指年底实有氟骨症病人数

4. 当年改炉改灶情况

（1）已改炉改灶户数：指当年完成改炉灶任务的轻病区户数、中病区户数、重病区户数，以及当年完成改炉灶任务的轻、中、重病区户数的合计。

（2）受益人口数：指当年完成改炉改灶病区户的人口数。

5. 历年累计改炉改灶情况

（1）已改炉改灶户数：指历年累计完成改炉灶任务的轻病区户数、中病区户数、重病区户数，以及历年累计完成改炉灶任务的轻、中、重病区户数的合计。

（2）正常使用户数：指历年累计完成改炉改灶的病区户数减去因炉灶损毁或不正确使用的病区户数。

（3）重病区正常使用户数：指历年累计完成改炉改灶的病区户数减去因炉灶损毁或不正确使用的重病区户数。

（4）实际受益人口数：指历年累计完成改炉改灶的病区户受益人口总数减去因炉灶损毁或不正确使用的病区户人口数。

6．调查

（1）改良炉灶调查户数：指本年度改良炉灶入户调查的户数。

（2）炉灶合格户数：指本年度入户调查，炉灶完好的户数。

（3）正常使用炉灶数：指炉灶密封好，坚持正常使用的病区户数。

（4）病情调查村数：指本年度病情调查的村数之和。

（5）儿童氟斑牙检查人数：指本年度病情调查中检查8～12岁儿童的人数。

（6）儿童氟斑牙病人数：指本年度病情调查中检查出8～12岁儿童氟斑牙的人数。

（7）成人X线氟骨症检查人数：指本年度病情调查中X线拍片检查成人数。

（8）成人X线氟骨症病人数：指本年度病情调查中拍片检查出成人氟骨症的人数。

7．健康教育问卷调查

（1）小学生：指参加健康教育问卷调查的小学生总人数与其应答健康教育问卷试题数量及答对试题数量。

（2）家庭主妇：指参加健康教育问卷调查的家庭主妇总人数与其应答健康教育问卷试题数量及答对试题数量。

十三、地方性砷中毒（水型）防治工作调查表

1．病区范围

（1）县名：应为国家确认的新行政区划。当年内不改动。

（2）县数：病区县指本年经省级以上（含省级）主管部门根据地方性砷中毒防治工作标准划分的病区县和历史上已定为病区县（县包括县级市、区、旗）。值填1。

（3）县人口数：指由各县统计局提供的本年底各县人口总数。

（4）病区村数：指按砷中毒防治工作标准划分的，由省级以上（含省级）主管部门认定的轻病区（水砷含量在0.05～0.2mg/L，患病率＞10%的病区）、中病区（水砷含量在0.21～0.5mg/L，患病率在10%～30%的病区）、重病区（水砷含量在＞0.5mg/L以上，患病率＞30%的病区）病区中的轻病区村数之和、中病区村数之和、重病区村数之和，以及轻、中、重病区村数之和的合计。注：病区村指在自然地理、地域上独立的自然村（屯）。

（5）村人口数：指轻、中、重病区村人口数之和。

2．高砷区

（1）县数：指本年经省级以上（含省级）主管部门根据地方性砷中毒防治工作标准划分的高砷县和历史上已定为高砷县（县包括县级市、区、旗）。符合条件，值填1。注：高砷县指水砷含量在0.05mg/L以上，未发现砷中毒病人的县。

（2）村数：指高砷区内水砷含量在0.05mg/L以上，未发现砷中毒病人的村数。

（3）村人口数：指高砷区内年末高砷村人口数之和。

3．现症病人

（1）病人数：指年末实有砷中毒病人数。

（2）皮肤癌患病人数：指年末实有皮肤癌患病人数。

4．当年改水情况

（1）已改水村数：指当年完成改水任务的轻病区村数、中病区村数、重病区村数，以及当年完成改水任务的轻、中、重病区村数的合计。

（2）受益人口数：指当年完成改水任务的病区村人口数总和。

5．历年累计改水情况

（1）已改水村数：指历年累计完成改水任务的轻病区村数、中病区村数、重病区村数，以及历年累计完成改水任务的轻、中、重病区村数合计。

（2）受益人口数：指当年完成改水任务的病区村人口数总和。

（3）正常使用村数：指各病区改水设备完好、正常运转，并且水砷含量符合国家生活饮用水卫生标准的病区村数历年累计之和。

（4）重病区正常使用村数：指各病区改水设备完好、正常运转，并且水砷含量符合国家生活饮用水卫生标准的重病区村数历年累计之和。

（5）实际受益人口总数：指历年累计完成改水病区村受益人口总数减去因设备报废、不能正常运转或水砷含量不符合国家生活饮用水卫生标准的病区村人口数。

6．调查

（1）改水工程数：指本年度调查的降砷改水工程数之和。

（2）改水工程运转工程数：指本年度调查的降砷改水工程中，尚在运转使用的工程数之和。

（3）改水工程正常使用工程数：指本年度调查的降砷改水工程，设备完好，大型集中供水（日供水量超过3000吨或人口数超过10000人）改水后水砷含量保持在0.01mg/L以下，而小型集中供水或分散式供水的合格标准是改水后水砷含量保持在0.05mg/L以下的工程数之和。

（4）病情调查村数：指本年度进行病情调查的村数之和。

（5）病人数：指本年度检出砷中毒病人数。

（6）新发病人数：指本年度新发现的砷中毒病人数。

（7）皮肤癌患病人数：指本年度调查检出皮肤癌患病人数。

7．健康教育问卷调查

（1）小学生：指参加健康教育问卷调查的小学生总人数与其应答健康教育问卷试题数量及答对试题数量。

（2）家庭主妇：指参加健康教育问卷调查的家庭主妇总人数与其应答健康教育问卷试题数量及答对试题数量。

十四、地方性砷中毒（燃煤污染型）防治工作调查表

1．病区范围

（1）县名：应为国家确认的新行政区划。当年内不改动。

（2）县数：指本年经省级以上（含省级）主管部门根据地方性砷中毒防治工作标准划分的县和历史上已定为病区县（县包括县级市、区、旗）。值填1。

（3）县人口数：指由各县统计局提供的本年底各县人口总数。

（4）病区村数：指由省级以上（含省级）主管部门根据地方性砷中毒防治工作标准认定的轻、中、重病区中的轻病区村数之和、中病区村数之和、重病区村数之和，以及轻、中、重病区村数之和的合计。注：病区村指在自然地理、地域上独立的自然村（屯）。

（5）病区户数：指由省级以上（含省级）主管部门根据地方性砷中毒防治工作标准认定的轻、中、重病区村的轻病区户数之和、中病区户数之和、重病区户数之和，以及轻、中、重病区户数之和的合计。

（6）村人口数：指轻、中、重病区村人口数之和。

2．现症病人

（1）病人数：指年末实有砷中毒病人数。

（2）皮肤癌患病人数：指年末实有皮肤癌病人数。

3．当年改炉改灶情况

（1）已改炉改灶户数：指当年完成改炉灶任务的轻病区户数、中病区户数、重病区户数，以及当年完成改炉灶任务的轻、中、重病区户数的合计。

（2）受益人口数：指当年完成改炉改灶病区户的人口数。

4．历年累计改炉改灶情况

（1）已改炉改灶户数：指历年累计完成改炉灶任务的轻病区户数、中病区户数、重病区户数，以及历年累计完成改炉灶任务的轻、中、重病区户数的合计。

（2）正常使用户数：指历年累计完成改炉改灶的病区户数减去因炉灶损毁或不正确使用的病区户数。

（3）重病区正常使用户数：指历年累计完成改炉改灶的病区户数减去因炉灶损毁或不正确使用的重病区户数。

（4）实际受益人口：指历年累计完成改炉改灶的病区户受益人口总数减去因炉灶损毁或不正确使用的病区户人口数。

5．调查

（1）改良炉灶调查户数：指本年度改良炉灶入户调查的户数。

（2）炉灶合格户数：指本年度入户调查，炉灶完好的户数。

（3）正常使用炉灶数：指炉灶密封好，坚持正常使用的病区户数。

（4）病情调查村数：指本年度进行病情调查的村数之和。

（5）病人数：指本年度检出砷中毒病人数。

（6）新发病人数：指本年度新发现的砷中毒病人数。

（7）皮肤癌患病人数：指本年度调查检出皮肤癌患病人数。

6．健康教育问卷调查

（1）小学生：指参加健康教育问卷调查的小学生总人数与其应答健康教育问卷试题数量及答对试题数量。

（2）家庭主妇：指参加健康教育问卷调查的家庭主妇总人数与其应答健康教育问卷试题数量及答对试题数量。

十五、尘肺病、职业病、农药中毒报告卡

1．卡片序号：自动产生 20 位个人序号。

2. 病人来源：分体检机构、诊断机构和其他。单选。

3. 职业病种类、病名：根据现行的"职业病目录"分为九类（不包括职业性放射性疾病），详见参考资料6－职业病目录编码。

4. 报告类别：单选项。新病例：当年确诊的新病例于当年死亡或是死后诊断的新病例，报告类别都首选新病例，同时填写死亡日期。调入（出）患者必须是因工作关系调入（出）本省（自治区、直辖市）的尘肺患者。

5. 专业工龄：指开始接触某种有毒有害作业到确诊为该种职业中毒或职业病时，实际接触时间的累加。

6. 中毒事故编码：凡发生中毒事故均需编码，不论事故累及人数多少。7位，即前4位为年号后3位流水号。

7. 同时中毒人数：指同时、同地暴露于同一种或同几种毒物下的劳动者的健康受到损害，而出现不同程度的相同临床表现，被确诊为某种毒物中毒的人数。

8. 接触时间、发病日期：适用于急性职业病患者填写。慢性职业病例划✕示之。

9. 中毒农药名称：指引起患者中毒的农药名称。若同时使用两种以上混配的制剂农药，或是两种以上自配农药，应填写每一种农药的具体名称。

10. 中毒农药类别：根据参考资料7－农药类别编码，进行归类、录入。

十六、放射性疾病、个人剂量监测报告卡

1. 编号：系统自动生成。

2. 放射工龄：从开始从事放射工作到目前的累计年数。中间从事过非放射工作的年数，则应扣除。

3. 行业：以用人单位所属主管行业为准。按国际统计局《国民经济行业分类目录》（GB/T4754-2002）填写行业编码。

4. 经济类型：被诊断为职业性放射性疾病病人所在单位的经济成分。按国家统计局《关于统计上划分经济成分的规定》、《关于划分企业登记注册类型的规定》填写类型编码。

5. 职业类别：参照《职业性外照射个人监测规范》GBZ128-2002附录A分类。

- 核燃料循环：铀矿开采（1A）、铀矿水冶（1B）、铀的浓缩和转化（1C）、燃料制造（1D）、反应堆运行（1E）、燃料后处理（1F）、核燃料循环研究（1G）；

- 医学应用：诊断放射学（2A）、牙科放射学（2B）、核医学（2C）、放射治疗（2D）、其他（2E）；

- 工业应用：工业辐照（3A）、工业探伤（3B）、发光涂料工业（3C）、放射性同位素生产（3D）、测井（3E）、加速器运行（3F）、其他（3G）；

- 天然源：民用航空（4A）、煤矿开采（4B）、其他矿藏开采（4C）、石油和天然气工业（4D）、矿物和矿石处理（4E）、其他（4F）；

- 国防活动：核舰艇及支持设备（5A）、其他防卫活动（5B）；

- 其他：教育（6A）、兽医学（6B）、其他（6C）。

6. 受照原因

- 责任事故：违反操作规程（1A）、安全观念薄弱（1B）、缺乏知识（1C）、操作失误（1D）、管理不善（1E）、领导失误（1F）；

- 技术事故：设计不合理（2A）、设备意外故障（2B）、监测系统缺乏（2C）；

- 其他事故：自然原因（3A）、原因不明（3B）。

7. 诊断疾病名称：依照职业性放射性疾病目录。

8. 主要诊断依据：国家职业性放射性疾病诊断的标准名称和编号。

9. 目前情况及处理：目前情况包括 A. 治愈、B. 好转、C. 致残、D. 死亡；处理意见包括：A. 继续从事放射性工作或半日工作、B. 暂时调离放射性工作，定期复查、C. 永久脱离放射性工作，积极治疗，定期复查、D. 住院治疗。

10. 诊断医师：有职业性放射性疾病诊断资格的医师 3 名以上签字。

11. 辐射源项

- 密封源：γ 辐照装置（1A）、γ 放射治疗装置（1B）、γ 刀（1C）、γ 探伤（1D）、后装治疗装置（1E）、密封源其他应用（1F）；
- 非密封源：核医学（2A）、开放性实验室（2B）、非密封源其他应用（2C）；
- 射线装置：X 射线诊断/介入装置（3A）、X 射线牙科（3B）、深部治疗机（3C）、兽医诊断机（3D）、工业探伤（3E）、医用加速器（3F）、非医用加速器（3G）、射线装置其他应用（3H）；
- 核设施：核电厂（4A）、核后处理厂（4B）、核供热厂（4C）、核废物处置场（4D）、其他（4E）。

12. 外照射监测

- 监测性质：A. 常规监测 B. 任务相关监测 C. 特殊监测。注：常规监测是指正常作业或正常操作中的一类监测；任务相关监测是指用于待定操作提供有关操作和管理方面即时决策支持数据的一类监测；特殊监测是指实际存在或估计可能发生大剂量率的外照射，或可能发生体内污染时的一类监测。
- 辐射类型：X、γ、β、中子和其他。如果同时受到多种辐射可多选。
- 起止日期：指佩带人员佩带剂量计日期和交回剂量计日期。对于常规监测周期一般为 1 个月，也可视具体情况延长或缩短，但最长不得超过 3 个月。该项不允许空缺。
- 监测结果：Hp（10）指体表下 10mm 深处的器官或组织个人剂量当量，通称用于有效剂量评价；Hp（3）和 Hp（0.07）通常分别指用于眼晶体和皮肤个人剂量当量的评价。

13. 内照射监测

- 监测性质：见外照射监测性质。
- 核素名称：（1）Am-241 （2）Am-241/Be （3）Au-198 （4）Cd-109 （5）Cf-252 （6）Cm-244 （7）Co-57 （8）Co-60 （9）Fe-55 （10）Gd-153 （11）Ge-68 （12）Cs-137 （13）I-125 （14）I-131 （15）Ir-192 （16）Kr-85 （17）Mo-99 （18）Ni-63 （19）P-32 （20）Pd-103 （21）Pm-147 （22）Po-210 （23）Pu-238 （24）Pu-239d/Be （25）Ra-226 （26）Ru-106（Rh-106） （27）Se-75 （28）Sr-90（Y-90） （29）Tc-99m （30）Tl-204 （31）Tm-170 （32）Yb-169
- 器官名称：（1）性腺（2）红骨髓（3）结肠（3）肺（4）胃 （5）膀胱 （6）乳腺 （7）肝 （8）食管 （9）甲状腺 （10）皮肤 （11）骨表面 （12）晶体（13）其他。
- 监测方法：A. 直接测量法（物理）B. 采样测量法（生物）

- 直接测量法（物理）：是通过全身计数器、器官计数器和其他计数器直接测量数据来估算内污染；采样测量法（生物），是获取人体排泄物（尿、粪、汗、口鼻黏膜和其他）、空气和其他生物样品测量并估算内污染。
- 监测日期：测量内照射的日期。
- 摄入量和待积剂量：摄入量指由单次或持续进入鼻或口内的放射性核素的量，待积剂量指利用摄入量推算人体或器官组织的剂量。

14. 体表污染监测

- 监测性质：见外照射监测性质。
- 核素名称：见内照射核素名称。
- 监测部位：A. 全身 B. 面部 C. 手部 D. 足踝 E. 头发 F. 其他。
- 监测方法：A. 直接测量 B. 间接测量（擦拭法）
- 污染面积：放射性实际污染范围。
- 最大污染值：测量值中的最大值。

十七、职业卫生、放射卫生重大公共卫生事件报告卡

1. 编码：自动产生20位序号。

2. 事件编码7位（年号4位、流水号3位），为重大职业中毒事件的序号。

3. 经济类型、行业　详见参考资料1、2。企业规模分大、中、小、不详。

4. 毒物名称：填报引起重大职业病危害事故的具体毒物名称。职业危害因素名称详见参考资料8—职业病危害因素分类目录编码之2－化学毒物。

5. 接触人数：指在一起急性职业病危害事故中，同时暴露于该毒物的人数。

6. 发病人数：指在接触人数中，因受同一毒物影响而出现不同程度临床症状的人数，包括疑似病例。

7. 确诊人数：指在发病人数中，根据职业性急性某种毒物诊断标准，而被确诊为某种毒物中毒的人数。

8. 死亡人数：包括在现场、抢救途中死亡和到医疗卫生机构尚未采取任何急救措施已死亡的患者。

9. 发生时间：指由辐射源引起人员受照的确切时间。

10. 事件源项：包括有**密封源**：［γ辐照装置（1A）、γ放射治疗装置（1B）、γ刀（1C）、γ探伤（1D）、后装治疗装置（1E）、密封源其他应用（1F）］；**非密封源**：［核医学（2A）、开放性实验室（2B）、非密封源其他应用（2C）］；**射线装置**：［X射线诊断/介入装置（3A）、X射线牙科（3B）、深部治疗机（3C）、兽医诊断机（3D）、工业探伤（3E）、医用加速器（3F）、非医用加速器（3G）、射线装置其他应用（3H）］；**核设施**：［核电厂（4A）、核后处理厂（4B）、核供热厂（4C）、核废物处置场（4D）］；其他（5A）。

11. 受照人数、发病人数、住院人数、残疾人数和死亡人数：均指由本次事故直接导致的人数。

12. 发病时间：由本次事故所导致的第一个人和最后一个人的发病时间。

13. 职业类别：参照《职业性外照射个人监测规范》GBZ128-2002附录A分类。

核燃料循环：铀矿开采（1A）、铀矿水冶（1B）、铀的浓缩和转化（1C）、燃料制造（1D）、反应堆运行（1E）、燃料后处理（1F）、核燃料循环研究（1G）；**医学应用**：诊断放射学（2A）、牙科放射学（2B）、核医学（2C）、放射治疗（2D）、其他（2E）；**工业应用：** 工业辐照（3A）、工业探伤（3B）、发光涂料工业（3C）、放射性同位素生产（3D）、测井（3E）、加速器运行（3F）、其他（3G）；**天然源：** 民用航空（4A）、煤矿开采（4B）、其他矿藏开采（4C）、石油和天然气工业（4D）、矿物和矿石处理（4E）、其他（4F）；**国防活动：** 核舰艇及支持设备（5A）、其他防卫活动（5B）；**其他：** 教育（6A）、兽医学（6B）、其他（6C）。

14. 外照射
   - 受照部位：A. 全身　B. 晶体　C. 皮肤　D. 头面部　E. 手 F. 上肢 G. 下肢 H. 躯干 I. 颈部 J. 骨髓　K. 甲状腺 L. 性腺 M. 其他

15. 内照射
   - 摄入途径：A. 吸入　B. 食入　C. 皮肤黏膜　D. 伤口
   - 摄入量和待积剂量：摄入量指由单次或持续进入鼻或口内的放射性核素的量（Bq），待积剂量（mSv）指利用摄入量推算人体或器官组织的剂量。

16. 有效剂量（mSv）：最后估算的全身有效剂量。

17. 事件处理过程：包括对事故起因，救护患者过程。

十八、有毒有害作业工人健康监护卡及职业病危害因素监测卡

1. 监测单位：指由省级卫生行政部门批准从事职业健康检查的医疗卫生机构，取得省级以上人民政府卫生行政部门资质认证的职业卫生技术服务机构。

2. 单位编码：由行政区域代码和组织机构代码（GB/T11714-1997）组成，共16位。

3. 职工总人数：为用人单位的全部职工人数，包括生产工人和非生产工人，及各种用工形式的非编制人员。

4. 接触有毒有害作业人数：指当年用人单位接触粉尘、有毒有害因素的全部职工人数。当一名劳动者在职业活动中，同时接触两种以上的危害因素时，则以一种主要有害因素进行统计，统计单位为人，包括各种用工形式的非编制人员。

5. 接触人（次）数：系指当年进行职业健康检查的某种有毒有害因素的接触人数，包括各种用工形式的非正式编制人员。

6. 应检人（次）数：指本年度内按照《职业健康检查项目及周期》的规定，在接触人数中需要进行职业健康检查的职工人数。

7. 实检人（次）数：指在应检人数中，实际接受了职业健康检查的人数。

8. 疑似职业病人数：本年度内依法承担职业健康检查的医疗机构通过健康检查发现可能患有疑似职业病或职业病，需要提交职业病诊断机构进一步明确诊断者的例数。

9. 经济类型、行业：详见参考资料1、2。

10. 职业病危害因素名称：以用人单位实际存在的有毒有害因素按分类原则逐一填报，即按类的顺序依次填写（粉尘→化学→物理→其他）。有毒有害因素名称详见参考资料8——职业病危害因素名称编码，带G的编码为高毒物品类。其他：指不能包括在粉尘、化学、物理等有毒有害因素中的职业病危害因素，如生物因素。

11. 应测点数（岗位应测人数）：根据选择采样点、采样点数目的原则所确定的测定点数为应测点数。根据选定个体采样对象、采样对象数量的原则所确定的采样对象数目为岗位应测人数。

12. 实测点数（岗位实测人数）：指在应测点数中实际进行了检测的点数，实测点≤应测点；在岗位应测人数中，实际进行了采样测定的人数，岗位实测人数≤岗位应测人数。

13. 合格点数（合格人数）：指测定点样品浓（强）度未超过国家卫生标准的点数，合格点≤实测点；在岗位实测人数中，其接触有害物质的浓度符合国家卫生标准的人数，合格人数≤岗位实测人数。

十九、放射工作单位职业健康管理报告卡

1. 用人单位名称及其编码：指组织职业性放射性工作人员进行职业健康检查的单位，其编码由行政区域代码（省、地、县）和组织机构代码（GB/T11714-1997）组成，共16位。

2. 经济类型：被诊断为职业性放射性疾病病人所在单位的经济成分。按国家统计局《关于统计上划分经济成分的规定》、《关于划分企业登记注册类型的规定》填写类型编码。

3. 行业：以用人单位所属主管行业为准。按国际统计局《国民经济行业分类目录》（GB/T4754-2002）填写行业编码。

4. 企业规模：在所选择项目方框内划"√"

5. 辐射源
- 密封源：γ辐照装置（1A）、γ放射治疗装置（1B）、γ刀（1C）、γ探伤（1D）、后装治疗装置（1E）、密封源其他应用（1F）；
- 非密封源：核医学（2A）、开放性实验室（2B）、非密封源其他应用（2C）；
- 射线装置：X射线诊断/介入装置（3A）、X射线牙科（3B）、深部治疗机（3C）、兽医诊断机（3D）、工业探伤（3E）、医用加速器（3F）、非医用加速器（3G）、射线装置其他应用（3H）；
- 核设施：核电厂（4A）、核后处理厂（4B）、核供热厂（4C）、核废物处置场（4D）、其他（4E）。

6. 辐射种类：α、β、γ、中子、重离子等。

7. 职业类别：参照《职业性外照射个人监测规范》GBZ128-2002附录A分类。
- 核燃料循环：铀矿开采（1A）、铀矿水冶（1B）、铀的浓缩和转化（1C）、燃料制造（1D）、反应堆运行（1E）、燃料后处理（1F）、核燃料循环研究（1G）；
- 医学应用：诊断放射学（2A）、牙科放射学（2B）、核医学（2C）、放射治疗（2D）、其他（2E）；
- 工业应用：工业辐照（3A）、工业探伤（3B）、发光涂料工业（3C）、放射性同位素生产（3D）、测井（3E）、加速器运行（3F）、其他（3G）；
- 天然源：民用航空（4A）、煤矿开采（4B）、其他矿藏开采（4C）、石油和天然气工业（4D）、矿物和矿石处理（4E）、其他（4F）；
- 国防活动：核舰艇及支持设备（5A）、其他防卫活动（5B）；
- 其他：教育（6A）、兽医学（6B）、其他（6C）。

8. 体检机构：指由省级卫生行政部门批准的从事放射性职业健康检查的医疗卫生机构。

9. 应检人数：指本年度内按照《放射工作人员职业健康管理办法》的规定，在用人单位的放射工作人员，需要进行职业健康检查的人数。

10. 实检人数：本年度实际检查的人数。

3.5 统计标准

ICD-10 病伤死亡原因类目

序号	疾病名称	ICD-10 编码
1	总　计	
2	传染病和寄生虫病小计	A00-B99
3	其中：传染病计	A00-B99
4	内：伤寒和副伤寒	A01
5	痢疾	A03
6	肠道其他细菌性传染病	A00-A09
7	呼吸道结核	A15-A16
8	其他结核	A17-A19
9	钩端螺旋体病	A27
10	破伤风	A33-A35
11	百日咳	A37
12	脑膜炎球菌感染	A39
13	败血症	A40-A41
14	流行性乙型脑炎	A83.0
15	流行性出血热	A98.5
16	麻疹	B05
17	病毒性肝炎	B15-B19
18	艾滋病	B20-B24
19	寄生虫病计	A00-B99
20	内：疟疾	B50-B54
21	血吸虫病	B65
22	肿瘤小计	C00-D48
23	其中：恶性肿瘤计	C00-C97
24	内：鼻咽癌	C11
25	食管癌	C15
26	胃癌	C16
27	结肠、直肠和肛门癌	C18-C21
28	肝癌	C22

序号	疾病名称	ICD-10 编码
29	肺癌	C33-C34
30	乳腺癌	C50
31	宫颈癌	C53
32	膀胱癌	C67
33	白血病	C91-C95
34	良性肿瘤计	D10-D36
35	其他肿瘤计	D00-D09，D37-D48
36	血液、造血器官及免疫疾病小计	D50-D89
37	其中：贫血	D50-D64
38	血液、造血器官及免疫的其他疾病	D65-D89
39	内分泌、营养和代谢疾病小计	E00-E88
40	其中：糖尿病	E10-E14
41	内分泌、营养和代谢的其他疾病	E00-E07，E15-E88
42	精神障碍小计	F01-F99
43	神经系统疾病小计	G00-G98
44	其中：脑膜炎	G00，G03
45	神经系统的其他疾病	G01，G04-G98
46	循环系统疾病小计	I00-I99
47	其中：急性风湿热	I00-I02
48	心脏病计	I05-I09，I11，I20-I25
49	内：慢性风湿性心脏病	I05-I09
50	高血压性心脏病	I11
51	急性心肌梗死	I21
52	其他冠心病	I20，I22-I25
53	肺源性心脏病	I26-I27
54	其他心脏病	I30-I52
55	其他高血压病	I10，I12-I13
56	脑血管病	I60-I69
57	循环系统的其他疾病	I00-I99
58	呼吸系统疾病小计	J00-J98
59	其中：肺炎	J12-J18
60	慢性下呼吸道疾病	J40-J47
61	尘肺	J60-J65

序号	疾病名称	ICD-10 编码
62	呼吸系统的其他疾病	J00-J11，J19-J39，J48-J59，J66-J98
63	消化系统疾病小计	K00-K92
64	其中：胃和十二指肠溃疡	K25-K27
65	阑尾炎	K35-K37
66	肠梗阻	K56
67	肝疾病	K70-K76
68	消化系统的其他疾病	K00-K92
69	肌肉骨骼和结缔组织疾病小计	M00-M99
70	泌尿生殖系统疾病小计	N00-N98
71	其中：肾小球和肾小管间质疾病	N00-N15
72	前列腺增生	N40
73	泌尿生殖系统的其他疾病	N00-N98
74	妊娠、分娩和产褥期并发症小计	O00-O99
75	其中：直接产科原因计	O00-O92
76	内：流产	O00-O07
77	妊娠高血压综合征	O10-O16
78	梗阻性分娩	O64-O66
79	产后出血	O72
80	母体产伤	O70-O71
81	产褥期感染	O85-O92
82	间接产科原因计	O98-O99
83	妊娠、分娩和产褥期的其他情况	O95-O97
84	起源于围生期的某些情况小计	P00-P96
85	其中：早产儿和未成熟儿	P05-P08
86	新生儿产伤和窒息	P10-P15，P21
87	新生儿溶血性疾病	P55-P57
88	新生儿硬化病	P83.0
89	起源于围生期的其他情况	P00-P96
90	先天畸形、变形和染色体异常小计	Q00-Q99
91	其中：先天性心脏病	Q20-Q24
92	其他先天畸形、变形和染色体异常	Q00-Q18，Q25-Q99
93	诊断不明小计	R95-R99
94	其他疾病小计	A00-R94

序号	疾病名称	ICD-10 编码
95	损伤和中毒外部原因小计	V01-Y98
96	其中：机动车辆交通事故	见注 1
97	机动车以外的运输事故	见注 2
98	意外中毒	X40-X49
99	意外跌落	W00-W19
100	火灾	X00-X09
101	由自然环境因素所致的意外事故	X30-X39
102	淹死	W65-W74
103	意外的机械性窒息	W75-W77，W81-W84
104	砸死	W20
105	由机器切割和穿刺工具所致的意外事故	W25-W31
106	触电	W85-W87
107	其他意外事故和有害效应	V01-Y98，X60-Y09
108	自杀	X60-X84
109	被杀	X85-Y09

注：1. 机动车辆交通事故的编码范围包括：

V01-V06 中第四位数编码为 .1，.9 的事故　　　　　V09 中第四位数编码为 .2，.3，.9 的事故

V10，V12-V15 中第四位数编码为 .4，.5，.9 的事故　V19 中第四位数编码为 .4，.5，.6，.9 的事故

V20-V28 中第四位数编码为 .4，.5，.9 的事故　　　V29 中第四位数编码为 .4，.5，.6，.8，.9 的事故

V30-V38 中第四位数编码为 .5，.6，.7，.9 的事故　V39 中第四位数编码为 .4，.5，.6，.8，.9 的事故

V40-V48 中第四位数编码为 .5，.6，.7，.9 的事故　V49 中第四位数编码为 .4，.5，.6，.8，.9 的事故

V50-V58 中第四位数编码为 .5，.6，.7，.9 的事故　V59 中第四位数编码为 .4，.5，.6，.8，.9 的事故

V60-V68 中第四位数编码为 .5，.6，.7，.9 的事故　V69 中第四位数编码为 .4，.5，.6，.8，.9 的事故

V70-V78 中第四位数编码为 .5，.6，.7，.9 的事故　V79 中第四位数编码为 .4，.5，.6，.8，.9 的事故

V82 中第四位数编码为 .1-.9 的事故　　　　　　　V83-V86 中第四位数编码为 .4，.5，.6，.8，.9 的事故

V87　　　　　　　　　　　　　　　　　　　　　V89 中第四位数编码为 .2，.9 的事故

　　2. 机动车以外的运输事故的编码范围包括：

V01-V99 中除外机动车辆交通事故编码范围的其他编码

3.6 农村改水改厕统计报表制度

一、总说明

（一）统计目的：掌握全国农村改水和农村改厕工作的进展情况以及改水、改厕的类型和投资情况。

（二）统计范围：全国各省、自治区、直辖市及新疆生产建设兵团

（三）填报单位：县、市（地）、省（自治区、直辖市）各级爱国卫生运动委员会办公室。

（四）报送日期及方式：每年年终统计一次。县爱卫会办公室于当年 12 月底前将统计表报上级爱卫会办公室及县级统计机关；市（地）爱卫会办公室对所属各县报送的统计年报进行核实、汇总，表列所属各县上年改水、改厕数据，于次年 1 月底前将统计表报省（自治区、直辖市）爱卫会办公室及市（地）级统计机关；省（自治区、直辖市）爱卫会办公室对所属市（地）报送的统计年报进行核实、汇总，表列所属各市（地）上年改水、改厕的数据，于次年 2 月底前报全国爱卫会办公室及省（区、市）统计机关。

二、调查表表式

农村改水统计年报表

表　　号：爱卫综 1 表
制表单位：全国爱卫会
批准机关：国家统计局
批准文号：国统办函〔2008〕20 号
有效期至：2011 年 3 月

省（区、市）　　地（市、州、盟）　　县（区、市、旗）

行政区划代码□□　　□□　　□□

填报单位名称：　　　　　　　20＿＿年

指标名称	代码	计量单位	数量
甲	乙	丙	丁
一、基本信息	—	—	—
农村总人口	101	万人	
二、农村改水情况	—	—	
累计受益合计	102	万人	
当年受益合计	103	万人	
自来水厂（站）个数	104	个	
自来水当年受益	105	万人	
自来水累计受益	106	万人	
手压机井个数	107	万台	
手压井当年受益人数	108	万人	
手压井累计受益	109	万人	
水窖个数	110	个	
雨水收集当年受益	111	万人	
雨水收集累计受益	112	万人	
其他农村改水类型当年受益	113	万人	
其他农村改水类型累计受益	114	万人	
三、当年用于改水投资资金来源	—	—	
国家投资	115	万元	
集体投资	116	万元	
个人投资	117	万元	
其他投资	118	万元	
投资合计	119	万元	

单位负责人：＿＿＿＿＿＿＿填报人：＿＿＿＿＿＿＿报出日期：＿＿＿＿年＿＿＿＿月＿＿＿＿日

填报说明：1. 本表由县以上爱卫会办公室负责填报，分别报送上一级爱卫会办公室及同级统计机关一份。

　　　　　2. 农村人口以"十一五"计划第一年为基数，延用至"十一五"计划最后一年。

农村改厕统计年报表

表　　　号：爱卫综 2 表
制表单位：全国爱卫会
批准机关：国家统计局
批准文号：国统办函〔2008〕20 号
有效期至：2011 年 3 月

省（区、直辖市）　　地（市、州、盟）　　县（区、市、旗）

行政区划代码□□　□□　□□

填报单位名称：　　　　　　　　　　20 ___ 年

指标名称	代码	计量单位	数量
甲	乙	丙	丁
一、基本信息	–	–	–
农村总户数	201	万人	
二、农村改厕情况	–	–	
累计卫生厕所户数	202	万户	
其中：三格化粪池	203	万户	
双瓮漏斗	204	万户	
三联沼气	205	万户	
粪尿分集式	206	万户	
完整下水道水冲式	207	万户	
双坑交替式	208	万户	
其他类型	209	万户	
当年新增无害化卫生厕所户数	210	万户	
累计使用卫生公厕户数	211	万户	
三、当年用于改厕投资资金来源	–	–	–
国家投资	213	万元	
集体投资	214	万元	
个人投资	215	万元	
其他投资	216	万元	
投资合计	217	万元	

单位负责人：_____ 填报人：_____ 报出日期：_____年_____月_____日

填报说明：1. 本表由县以上爱卫会办公室负责填报，分别报送上一级爱卫会办公室及同级统计机关一份；

2. 农村总户数指县城以下农村农户数。

3. "其他类型"是指通风改良式、阁楼式、深坑防冻式等类型卫生户厕。

4. 双瓮漏斗式涵盖双瓮非漏斗（双池或前瓮后池）式卫生厕所，三联沼气式指厕所、畜圈、沼气三联沼气池式，涵盖其他类型的沼气池式卫生厕所；卫生公厕指有完整下水道系统的水冲式、三格化粪池式、净化沼气池式、多瓮漏斗式公厕及粪便及时清除并进行高温堆肥无害化处理的非水冲式公厕。

三、指标解释

（一）农村改水统计年报

1. 填报单位名称：指推进农村改水、改厕工作的县、市（地）、省（自治区、直辖市）。

2. 农村人口：指居住和生活在县城（不含）以下的乡（镇）、村的人口。

3. 累计受益合计：指（7）+（11）+（14）+（16）4 种改水形式受益人口的和。

4. 自来水厂（站）个数：指农村逐年建成的能够进行水源处理的农村自来水厂、抽取地下水直供农户的供水站、引山泉水贮存储水池管道供水的水站。

5. 其他农村改水类型：指除自来水、手压机井和雨水收集以外的其他农村饮水改善类型。

6. 国际投资：指国家和地方财政及扶贫、民族等有关部门资助兴建农村供水设施拨款，水利、建设专业供水部门兴建农村供水设施的投资。

7. 集体投资：指乡镇企业为兴建当地供水设施的投入及村委支持农民进行初级改水的资助。

8. 个人投资：指农民为引进自来水管道、龙头入户的投入及自建手压机井、水窖等设施的投入。

9. 其他投资：指爱国侨胞及富裕的农民对家乡改水捐助及为兴建农村供水设施使用的贷款。

（二）农村改厕指标

1. 农村总户数：指居住和生活在县城（不含）以下的乡（镇）、村的户数总计。

2. 累计卫生厕所户数：指符合国家农村户厕卫生标准的卫生厕所总和。

3. 其他类型：指通风改良式、阁楼式、深坑防冻式等类型卫生户厕。

4. 累计使用卫生公厕户数：指农民因某种原因没有兴建自己的卫生户厕，而使用村内卫生公厕的户数。

5. 国家投资：指国家和地方财政及扶贫、民族等有关部门资助兴建农村改厕设施拨款。

6. 集体投资：指乡镇企业为农村改厕的投入及村委支持农民进行改厕的资助。

7. 个人投资：指农民改厕自身的投入。

8. 其他投资：指爱国侨胞及富裕的农民对家乡改厕捐助。

第四部分

全国妇幼卫生调查制度

4.1 总说明

一、调查目的

了解妇幼保健工作、孕产妇和儿童健康等情况，为制定妇女和儿童保健政策和规划提供依据。

二、统计对象和范围

1. 妇幼保健工作情况：各省（区、市）辖区内户籍妇女、孕产妇和儿童。

2. 孕产妇和5岁以下儿童死亡及其原因、出生缺陷：336个妇幼卫生监测县区。

3. 健康教育工作情况：健康教育所（中心）。

三、主要内容

孕产妇与儿童保健和健康、婚前保健、妇女常见病筛查、计划生育技术服务、孕产妇和5岁以下儿童死亡及出生缺陷监测，健康教育工作情况。

四、报送方式、报告期及调查方法

1. 妇幼保健工作情况（卫统36表－卫统41表）：县区级妇幼保健机构收集辖区内医疗机构和社区相关数据后汇总逐级上报，省级机构于当年12月25日前通过电子邮件和保密途径上报卫生部。报告期为年报，统计起止时间为前一年10月1日至本年度9月30日。调查方法为全面调查。

2. 孕产妇和5岁以下儿童死亡及其原因、出生缺陷（卫统42表－卫统45表）：336个妇幼卫生监测县区收集辖区内孕产妇、儿童死亡及出生缺陷报告卡网络直报，调查方法为抽样调查。

（1）卫统42表至卫统44表实行季报、年报。季报时间：每年2月28日网络直报上年第4季度报表，5月28日直报本年第1季度报表，8月28日直报本年第2季度报表，11月15日前直报第3季度报表和年报表。年报统计起止时间为前一年10月1日至本年度9月30日。

（2）卫统45表和卫统45-1表实行月报，乡镇卫生院和社区卫生服务机构收集本辖区内出生数网络直报。

3. 健康教育工作情况：各省（区、市）健康教育所（中心）于次年2月底以前以光盘或电子邮件方式报送至中国疾病预防控制中心健康教育所。报告期为年报，调查方法为全面调查。

4. 填表要求

（1）所有项目不得空缺。没有开展工作的项目填"－2"，开展工作但没有收集数据的项目填"－1"。

（2）数据来源：有关妇幼保健服务和健康状况数据主要来源于保健服务记录，人口数主要来源于社区或人口、统计等相关部门登记记录。

4.2 报表目录

表号	表名	报告期别	填报范围	报送单位	报送日期及方式
卫统 36 表	孕产妇保健和健康情况年报表	年报	医疗保健机构和社区	县区级妇幼保健机构	当年 12 月 25 日前电子邮件上报
卫统 37 表	七岁以下儿童保健和健康情况年报表	年报	医疗保健机构和社区	县区级妇幼保健机构	同上
卫统 38 表	非户籍儿童与孕产妇健康状况年报表	年报	医疗保健机构和社区	县区级妇幼保健机构	同上
卫统 39 表	妇女常见病筛查情况年报表	年报	医疗保健机构	县区级妇幼保健机构	同上
卫统 40 表	计划生育技术服务数量和质量情况年报表	年报	所有开展计划生育技术服务工作的机构	县区级妇幼保健机构	当年 12 月 25 日前电子邮件和保密途径上报
卫统 41 表	婚前保健情况年报表	年报	所有开展婚前保健工作的机构	县区级妇幼保健机构	当年 12 月 25 日前电子邮件上报
卫统 42 表	孕产妇死亡报告卡	季报	336 个妇幼卫生监测县区	县区级妇幼保健机构	季后第 2 个月内网络报告
卫统 42 表-1	监测点活产数和孕产妇死亡季报表	季报/年报	336 个妇幼卫生监测县区	县区级妇幼保健机构	同上
卫统 43 表	儿童死亡报告卡	季报	336 个妇幼卫生监测县区	乡镇卫生院、社区卫生服务机构	同上
卫统 43 表-1	0～4 岁儿童死亡监测表	季报/年报	336 个妇幼卫生监测县区	乡镇卫生院、社区卫生服务机构	同上
卫统 44 表	医疗机构出生缺陷儿登记	季报	336 个妇幼卫生监测县区	医疗、妇幼保健机构	同上
卫统 44 表-1	围产儿数季报表	季报/年报	336 个妇幼卫生监测县区	医疗、妇幼保健机构	同上
卫统 45 表	居委会（村）出生缺陷儿登记表	月报	336 个妇幼卫生监测县区	乡镇卫生院、社区卫生服务机构	次月底前网络直报
卫统 45 表-1	出生情况及婴儿随访登记表	月报	336 个妇幼卫生监测县区	乡镇卫生院、社区卫生服务机构	同上
卫统 46 表	健康教育业务工作调查表	年报	各省、自治区、直辖市	健康教育机构	次年 2 月底前电子邮件逐级上报

4.3 调查表式

4.3.1 孕产妇保健和健康情况年报表

20 ___ 年

表　　号：卫统 36 表
制表机关：卫生部
批准机关：国家统计局
批准文号：国统制［2010］5 号
有效期至：2012 年

_____省（自治区、直辖市）_____地（市、州、盟）_____县（区、市、旗）
行政区划代码：□□□□□□

序号	指标名称	数　量
	一、活产数	－
1.1	其中：男	
1.2	女	
1.3	性别不明	
	二、产妇数	－
2.1	其中：非农业户籍	
2.2	农业户籍	
	三、孕产妇保健管理情况	－
3.1	产妇建卡人数	
3.2	产妇产前检查人数	
3.3	产妇产前检查 5 次及以上人数	
3.4	产妇孕早期产前检查人数	
3.5	产妇孕产期中重度贫血人数	
3.6	产妇艾滋病毒检测人数	
3.7	孕产妇艾滋病病毒感染人数	
3.8	产妇梅毒检测人数	
3.9	产妇梅毒感染人数	
3.10	产妇乙肝表面抗原检测人数	
3.11	产妇乙肝表面抗原阳性人数	
3.12	孕产妇产前筛查人数	
3.13	孕产妇产前筛查高危人数	

序号	指标名称	数　量
3.14	孕产妇产前诊断人数	
3.15	孕产妇产前诊断确诊人数	
3.16	产妇产后访视人数	
3.17	产妇系统管理人数	
	四、接生情况	—
4.1	住院分娩活产数	
4.2	剖宫产活产数	
4.3	非住院分娩中新法接生活产数	
	五、孕产妇高危管理	—
5.1	高危产妇人数	
5.2	高危产妇管理人数	
5.3	高危产妇住院分娩人数	
	六、孕产妇死亡情况	—
6.1	孕产妇死亡人数	
6.1.1	其中：孕产妇产科出血死亡人数	
6.1.2	孕产妇妊娠高血压疾病死亡人数	
6.1.3	孕产妇产褥感染死亡人数	
6.1.4	孕产妇内科合并症死亡人数	
6.1.5	孕产妇羊水栓塞死亡人数	
6.1.6	孕产妇其他原因死亡人数	
	七、围产儿情况	—
7.1	低出生体重儿数	
7.2	死胎数	
7.3	死产数	
7.4	早期新生儿死亡数	
7.4.1	其中：男	
7.4.2	女	
7.4.3	性别不明	
	八、新生儿破伤风情况	—
8.1	新生儿破伤风发病人数	
8.2	新生儿破伤风死亡人数	

单位负责人：＿＿＿＿＿＿　填表人：＿＿＿＿＿＿　联系电话：＿＿＿＿＿　报出日期：＿＿＿＿年＿＿月＿＿日

填报说明：1. 本表由县区级妇保健机构负责收集上报。

　　　　　2. 统计范围为本省（区、市）户籍孕产妇。

4.3.2 7岁以下儿童保健和健康情况年报表

20 ___ 年

表　　　号：卫统 37 表
制表机关：卫生部
批准机关：国家统计局
批准文号：国统制〔2010〕5 号
有效期至：2012 年

_____省（自治区、直辖市）_____地（市、州、盟）_____县（区、市、旗）

行政区划代码：□□□□□□

序号	指标名称	数　量
	一、儿童数	－
1.1	7 岁以下儿童数	
1.2	5 岁以下儿童数	
1.3	3 岁以下儿童数	
	二、5 岁以下儿童死亡情况	－
2.1	5 岁以下儿童死亡数	
2.1.1	其中：男	
2.1.2	女	
2.1.3	性别不明	
2.2	婴儿死亡数	
2.2.1	其中：男	
2.2.2	女	
2.2.3	性别不明	
2.3	新生儿死亡数	
2.3.1	其中：男	
2.3.2	女	
2.3.3	性别不明	
	三、6 个月内婴儿母乳喂养情况	－
3.1	母乳喂养调查人数	
3.2	母乳喂养人数	
3.3	纯母乳喂养人数	
	四、7 岁以下儿童保健服务	－
4.1	新生儿访视人数	
4.2	新生儿苯丙酮尿症筛查人数	
4.3	新生儿甲状腺功能减低症筛查人数	
4.4	新生儿听力筛查人数	
4.5	7 岁以下儿童保健覆盖人数	
4.6	3 岁以下儿童系统管理人数	
	五、5 岁以下儿童营养评价	－
5.1	体重检查人数	
5.2	体重＜（中位数-2SD）的人数	
5.3	血红蛋白检查人数	
5.4	中重度贫血患病人数	

单位负责人：_____　填表人：_____　联系电话：_____　报出日期：_____年___月___日

填报说明：1. 本表由县区级妇保健机构负责收集上报。

2. 统计范围为本省（区、市）户籍 7 岁以下儿童。

4.3.3 非户籍儿童与孕产妇健康状况年报表

20 ＿＿年

表　　号：卫统 38 表

制表机关：卫生部

批准机关：国家统计局

批准文号：国统制［2010］5 号

有效期至：2012 年

＿＿＿＿＿＿省（自治区、直辖市）＿＿＿＿＿＿地（市、州、盟）＿＿＿＿＿＿县（区、市、旗）

行政区划代码：□□□□□□

序号	指标名称	数　量
	一、活产数	－
1.1	其中：男	
1.2	女	
1.3	性别不明	
	二、5 岁以下儿童死亡数	
2.1	其中：男	
2.2	女	
2.3	性别不明	
	三、婴儿死亡数	
3.1	其中：男	
3.2	女	
3.3	性别不明	
	四、新生儿死亡数	
4.1	其中：男	
4.2	女	
4.3	性别不明	
	五、早期新生儿死亡数	
5.1	其中：男	
5.2	女	
5.3	性别不明	
6.1	六、孕产妇死亡数	
7.1	七、死胎数	
8.1	八、死产数	

单位负责人：＿＿＿＿　填表人：＿＿＿＿　联系电话：＿＿＿＿　报出日期：＿＿＿年＿＿月＿＿日

填报说明：1. 本表由县区级妇保健机构负责收集上报。

　　　　　2. 统计范围为非本省（区、市）户籍孕产妇和儿童。

4.3.4 妇女常见病筛查情况年报表

20 ___ 年

表　　号：卫统 39 表
制表机关：卫生部
批准机关：国家统计局
批准文号：国统制〔2010〕5 号
有效期至：2012 年

_____省（自治区、直辖市）_____地（市、州、盟）_____县（区、市、旗）

行政区划代码：□□□□□□

序号	指标名称	数　量
	一、妇女常见病筛查覆盖情况	—
1.1	20～64 岁妇女人数	
1.2	实查人数	
	二、妇女常见病患病情况	—
2.1	妇女常见病患病总人数	
2.1.1	其中：阴道炎患病人数	
2.1.2	宫颈炎患病人数	
2.1.3	尖锐湿疣患病人数	
2.1.4	宫颈癌患病人数	
2.1.5	乳腺癌患病人数	
2.1.6	卵巢癌患病人数	

单位负责人：_____　填表人：_____　联系电话：_____　报出日期：_____年___月___日

填报说明：1. 本表由县区级妇保健机构负责收集上报。

2. 统计范围为本省（区、市）户籍人口中 20～64 岁妇女。

4.3.5 计划生育技术服务数量和质量情况年报表

20 ____ 年

表　　号：卫统 40 表
制表机关：卫生部
批准机关：国家统计局
批准文号：国统制〔2010〕5 号
有效期至：2012 年

_____ 省（自治区、直辖市） _____ 地（市、州、盟） _____ 县（区、市、旗）

行政区划编码：□□□□□□

序号	指标名称	数　量
1.1	一、各项计划生育技术服务总例数	
	二、宫内节育器手术	－
2.1	放置宫内节育器例数	
2.1.1	其中：子宫穿孔例数	
2.1.2	感染例数	
2.2	取出宫内节育器例数	
2.2.1	其中：子宫穿孔例数	
2.2.2	感染例数	
	三、绝育手术	－
3.1	输精管绝育例数	
3.1.1	其中：阴囊血肿例数	
3.1.2	感染例数	
3.2	输卵管绝育例数	
3.2.1	其中：肠管损伤例数	
3.2.2	膀胱损伤例数	
3.2.3	感染例数	
	四、流产	－
4.1	负压吸引术例数	
4.1.1	其中：子宫穿孔例数	
4.1.2	人流不全例数	
4.1.3	感染例数	
4.2	钳刮术例数	
4.2.1	其中：子宫穿孔例数	
4.2.2	人流不全例数	
4.2.3	感染例数	
4.3	药物流产例数	
4.4	中期引产例数	
4.4.1	其中：子宫破裂例数	
4.4.2	子宫穿孔例数	
4.4.3	感染例数	
	五、皮下埋植	－
5.1	放置皮下埋植例数	
5.2	取出皮下埋植例数	
	六、计划生育死亡	
6.1	计划生育死亡总人数	
6.1.1	其中：引产死亡人数	

单位负责人：_____　填表人：_____　联系电话：_____　报出日期：_____年___月___日

填报说明：1. 本表由县区级妇保健机构负责收集上报。

2. 统计范围为本省（区、市）户籍人口。

212

4.3.6 婚前保健情况年报表

20 ___ 年

表　　号：卫统 41 表
制表机关：卫生部
批准机关：国家统计局
批准文号：国统制〔2010〕5 号
有效期至：2012 年

_____省（自治区、直辖市）_____地（市、州、盟）_____县（区、市、旗）

行政区划代码：□□□□□□

序号	指标名称	数　量
	一、男性婚前保健情况	－
	1. 结婚登记与婚前医学保健情况	－
1.1.1	结婚登记人数	
1.1.2	婚前医学检查人数	
1.1.3	婚前卫生指导人数	
1.1.4	婚前卫生咨询人数	
	2. 检出疾病分类	－
1.2.1	检出疾病人数	
1.2.2	指定传染病人数	
1.2.2.1	其中：性病人数	
1.2.3	严重遗传性疾病人数	
1.2.4	有关精神病人数	
1.2.5	生殖系统疾病人数	
1.2.6	内科系统疾病人数	
	3. 对影响婚育疾病的医学意见情况	－
	对影响婚育疾病的医学意见总人数	－
1.3.1	其中：建议不宜结婚人数	
1.3.2	建议不宜生育人数	
1.3.3	建议暂缓结婚人数	
1.3.4	尊重受检者意愿人数	
	二、女性婚前保健情况	－
	1. 结婚登记与婚前医学保健情况	－
2.1.1	结婚登记人数	
2.1.2	婚前医学检查人数	

序号	指标名称	数　量
2.1.3	婚前卫生指导人数	
2.1.4	婚前卫生咨询人数	
	2. 检出疾病分类	−
2.2.1	检出疾病人数	
2.2.2	指定传染病人数	
2.2.2.1	其中：性病人数	
2.2.3	严重遗传性疾病人数	
2.2.4	有关精神病人数	
2.2.5	生殖系统疾病人数	
2.2.6	内科系统疾病人数	
	3. 对影响婚育疾病的医学意见情况	−
	对影响婚育疾病的医学意见总人数	−
2.3.1	其中：建议不宜结婚人数	
2.3.2	建议不宜生育人数	
2.3.3	建议暂缓结婚人数	
2.3.4	尊重受检者意愿人数	

单位负责人：_____　填表人：_____　联系电话：_____　报出日期：_____年___月___日

填报说明：1. 本表由县区级妇保健机构负责收集上报。

2. 统计范围为本省（区、市）户籍人口。

4.3.7 孕产妇死亡报告卡

20 ＿＿年＿＿季

表　　　号：卫统 42 表
制表机关：卫生部
批准机关：国家统计局
批准文号：国统制〔2010〕5 号
有效期至：2012 年

编号：□□□□□□□　　常住址＿＿＿＿省＿＿＿＿市＿＿＿＿区县

姓名＿＿＿＿＿＿＿＿＿　　暂住址＿＿省＿＿市＿＿区县＿＿联系电话：＿＿＿＿＿＿

户口　　　　　　　　　　　　　　□	死亡地点　　　　　　　　　　　　□
1. 本地　　2. 非本地	1. 省（地、市）级医院　2. 区县级医院
计划内外　　　　　　　　　　　□	3. 街道（乡镇）卫生院　4. 村接生室
1. 计划内　2. 计划外	5. 家中　　6. 途中　7. 其他
年龄　　　　　　　　　　　　□□	分娩方式　　　　　　　　　　　　□
民族　　　　　　　　　　　　　□	0. 未娩　1. 自然产　2. 阴道手术产 3. 剖宫产
1. 汉族　　2. 少数民族	新法接生　　　　　　　　　　　　□
文化程度　　　　　　　　　　　□	1. 是　　　2. 否
1. 大专及以上　2. 高中或中专	接生者　　　　　　　　　　　　　□
3. 初中　4. 小学　5. 文盲	1. 医务人员 2. 乡村医生 3. 接生员 4. 其他人员
家庭年人均收入（元）　　　　　□	产前检查　　　　　　　　　　　　□
1. 1000 元以下　　2. 1000～2000 元	1. 有　　　2. 无
3. 2000～40000 元　4. 4000～8000 元	初检孕周　　　　　　　　　　　□□
5. 8000 元以上	产检次数　　　　　　　　　　　□□
居住地区　　　　　　　　　　　□	致死的主要疾病诊断
1. 平原　　2. 山区　3. 其他地区	A ＿＿＿＿＿＿＿＿＿＿＿＿＿
孕产次	B ＿＿＿＿＿＿＿＿＿＿＿＿＿
孕次　　　　　　　　　　□□	C ＿＿＿＿＿＿＿＿＿＿＿＿＿
产次　　　　　　　　　　□□	死因诊断依据
人工流产、引产次　　　　　　□□	1. 尸检　2. 病理　　3. 临床　4. 死后推断
末次月经	死因分类　　　　　　　　　　　□□

末次月经

年			月		日	

省级医疗保健机构评审结果　　　　□

　1. 可避免　　　2. 不可避免

影响死亡的主要因素　　　　　　□□

分娩时间　　　　　　　　　　　　　　　　　　　　　　　　　　　□□

年			月		日		时	

　　　　　　　　　　　　　　　　　　　　　　　　　　　□□

死亡时间　　　　　　　　　　　国家级评审结果　　　　　　　　□

年			月		日		时	

　1. 可避免　　　2. 不可避免

分娩地点　　　　　　　　　　　□　　影响死亡的主要因素　　　　　□□

　1. 省（地、市）级医院　2. 区县级医院　　　　　　　　　　　　　□□

　3. 街道（乡镇）卫生院　4. 村接生室　　　　　　　　　　　　　　□□

　5. 家中　　6. 途中　7. 其他

填卡单位＿＿＿＿＿＿＿＿＿＿　填卡人＿＿＿＿＿＿＿＿＿＿　日期＿＿＿＿＿＿＿＿＿

填报说明：1. 本表由监测县区妇幼保健机构填报，统计范围为死亡的孕产妇。

2. 本表为季报，每年 2 月 28 日上报上年第 4 季度报表，5 月 28 日上报本年第 1 季度报表，8 月 28 日上报本年第 2 季度报表，11 月 15 日前上报第 3 季度报表。报送方式为网络直报。

3. 死因分类按照"孕产妇常见疾病死因分类及编号"填写根本死因。

01 流产	12 子宫内翻	23 静脉血栓形成及肺栓塞症	34 缺铁性贫血
02 异位妊娠	13 羊水栓赛	24 肺结核	35 再生障碍性贫血
03 妊娠剧吐	14 产褥感染	25 肺炎	36 其他血液病
04 死胎	15 产褥中暑	26 支气管哮喘	37 妊娠合并糖尿病
05 妊娠期高血压疾病	16 产褥期抑郁症	27 急、慢性病毒性肝炎	38 妊娠合并内分泌系统疾病
06 前置胎盘	17 晚期产后出血	28 特发性脂肪肝	39 妊娠合并急、慢性肾炎
07 胎盘早剥	18 其他产科原因	29 肝硬化	40 肾病综合征
08 产后宫缩乏力	19 风湿性心脏病	30 各类胆道系统疾病	41 系统性红斑性狼疮
09 胎盘滞留	20 先天性心脏病	31 各类胰腺炎	42 获得性免疫缺陷性综合征
10 软产道裂伤	21 其他心脏病	32 蛛网膜下腔出血	43 妊娠合并各系统恶性肿瘤
11 子宫破裂	22 慢性高血压	33 癫痫	44 其他疾病

4.3.8 监测点活产数和孕产妇死亡季报表

20＿＿年＿＿季

表　　号：卫统 42-1 表

制表机关：卫生部

批准机关：国家统计局

批准文号：国统制〔2010〕5 号

有效期至：2012 年

＿＿＿＿＿＿＿＿省（自治区、直辖市）

编　号	区县/街道（乡镇）	本地户口		非本地户口		总人口数	15～49 岁育龄妇女数
		活产数	死亡数	活产数	死亡数		
		（1）	（2）	（3）	（4）	（5）	（6）

填写单位＿＿＿＿＿＿＿＿＿＿＿＿＿　　填表人＿＿＿＿＿＿

填报说明：1. 本表由监测县区妇幼保健机构填报。季报填写第（1）～（4）栏。年报表填写（1）和（6）栏全年数。

2. 第（3）、（4）栏指非本地户口在监测地区内发生的活产数和死亡数，不受居住时间限制。

3. 本表为季报和年报。每年 2 月 28 日网络直报上年第 4 季度报表，5 月 28 日直报本年第 1 季度报表，8 月 28 日直报本年第 2 季度报表，11 月 15 日前直报第 3 季度报表和年报表。年报统计起止时间为前一年 10 月 1 日至本年度 9 月 30 日。报送方式为网络报告。

4.3.9 儿童死亡报告卡

表　　号：卫统43表
制表机关：卫生部
批准机关：国家统计局
批准文号：国统制〔2010〕5号
有效期至：2012年

_____区县□□□□□□□□

编　号 □□□□□□□	死亡诊断_____
住址_____乡（区）_____街道（村）_____	_____
父亲姓名_____母亲姓名_____	死因分类　　　　　　　□□
患儿姓名_____联系电话_____	死亡地点：（1）医院　　（2）途中
（1）本地户口　　（2）非本地户口	（3）家中　　　　　□
（3）非本地户口居住1年以上　　□	死前治疗：（1）住院　　（2）门诊
性别：1. 男　2. 女　　　　　　□	（3）未治疗　　　　□

出生日期	年	月	日

诊断级别：（1）省（市）
　　　　　（2）区县
出生体重_____克（1）测量（2）估计　□
　　　　　（3）街道（乡镇）
孕周_____周
　　　　　（4）村（诊断）
出生地点：
　　　　　（5）未就医　　　　　　□
　　　（1）省（市）医院
未治疗或未就医主要原因：（单选）
　　　（2）区县医院
　　　　　（1）经济困难
　　　（3）街道（乡镇）卫生院
　　　　　（2）交通不便
　　　（4）村（诊所）卫生室
　　　　　（3）来不及送医院
　　　（5）途中
　　　　　（4）家长认为病情不严重
　　　（6）家中　　　　　　　　□
　　　　　（5）风俗习惯

死亡日期	年	月	日

　　　　　（6）其他（请注明）　　□
死因诊断依据：（1）病理尸检
　　　　　　　（2）临床
死亡年龄_____岁_____月_____天
　　　　　　　（3）死后推断　　　□

填卡单位_____　填卡人_____　日期_____

填报说明：1. 本表由监测县区乡镇卫生院、社区卫生服务机构填写上报。统计范围为户籍和非户籍人口中死亡的0~4岁儿童。

2. 本表为季报。每年2月28日上报上年第4季度报表，5月28日上报本年第1季度报表，8月28日上报本年第2季度报表，11月15日前上报第3季度报表。报送方式为网络报告。

3. 死因分类填写"儿童死因分类编号"。

01 痢疾	13 其他消化系统疾病	25 交通意外
02 败血症	14 先天性心脏病	26 意外窒息
03 麻疹	15 神经管畸形	27 意外中毒
04 结核	16 先天愚型	28 意外跌落
05 其他传染病和寄生虫病	17 其他先天异常	29 其他意外
06 白血病	18 早产或低出生体重	30 内分泌、营养及代谢疾病
07 其他肿瘤	19 出生窒息	31 血液及造血器官疾病
08 脑膜炎	20 新生儿破伤风	32 循环系统疾病
09 其他神经系统疾病	21 新生儿硬肿症	33 泌尿系统疾病
10 肺炎	22 颅内出血	34 其他
11 其他呼吸系统疾病	23 其他新生儿病	35 诊断不明
12 腹泻	24 溺水	

4.3.10 0~4岁儿童死亡监测表

20 ___年___季

表　　号：卫统43-1表
制表机关：卫生部
批准机关：国家统计局
批准文号：国统制〔2010〕5号
有效期至：2012年

_____省（自治区、直辖市）_____区县

监测街道（乡镇）总人口数_____

1~4岁儿童数_____

监测街道（乡镇）	本地户口							非本地户口													
								总　计							其中:非本地户口居住1年以上						
	活产数			0~4岁死亡数				活产数			0~4岁死亡数				活产数			0~4岁死亡数			
				0岁							0岁							0岁			
	男	女	合计	小计	内:新生儿	1~4岁	合计	男	女	合计	小计	内:新生儿	1~4岁	0~4岁	男	女	合计	小计	内:新生儿	1~4岁	合计

填卡单位_____　　填卡人_____　　日期_____

填报说明：1. 本表由监测地区乡镇卫生院和社区卫生服务机构收集本辖区数据上报，统计范围为户籍和非户籍人口中0~4岁儿童。

2. 本地户口：①已报户口儿童以本人户口所在地；②未报户口儿童以母亲孕产妇系统管理或户口所在地。不包括户口在监测地区但离开本地1年以上者。非本地户口：暂住地在监测地区内的流动人口。

3. 本表为季报、年报。活产数、死亡数按季度上报，每年2月28日上报上年第4季度报表，5月28日上报本年第1季度报表，8月28日上报本年第2季度报表，11月15日前上报第3季度报表。总人口数、1~4岁儿童数为年报。报送方式为网络报告。

4.3.11 医疗机构出生缺陷儿登记卡

表　　号：卫统44表
制表机关：卫生部
批准机关：国家统计局
批准文号：国统制〔2010〕5号
有效期至：2012 年

_____省（市、自治区）_____区县_____医院（保健院、所）□□□□□□□□□

产妇情况	住院号_____　　姓名_____　　民族_____　　实足年龄_____岁 通讯地址及邮编_____　　孕次_____　　　产次_____ 常住址□　　　　　　1. 城镇　　2. 乡村 家庭年人均收入（元）□　1. ＜1000　2. 1000～　3. 2000～　4. 4000～　　　5. 8000及以上 文化程度　　　　　□　1. 文盲　2. 小学　3. 初中　4. 高中、中专　5. 大专及以上

缺陷儿情况	出生日期_____年_____月_____日 胎龄_____周　体重_____克 胎数　1. 单胎　2. 双胎　3. 多胎　□ 　　　若双胎或多胎，请圈 　　　1. 同卵　2. 异卵	性别□1. 男　2. 女　3. 不明 转归□1. 活产　2. 死胎　3. 死产　4. 七天内死亡 诊断为出生缺陷后治疗性引产□　1. 是　2. 否 诊断依据1. 临床　2. 超声　3. 尸解　4. 生化检查 　　（AFP、HCG、其他___）5. 染色体　6. 其他　□ 畸形确诊时间1. 产前（孕___周）2. 产后七天内　□

出生缺陷诊断	01 无脑畸形 ……………………… □ 02 脊柱裂 ………………………… □ 03 脑膨出 ………………………… □ 04 先天性脑积水 ………………… □ 05 腭裂 …………………………… □ 06 唇裂 …………………………… □ 07 唇裂合并腭裂 ………………… □ 08 小耳（包括无耳） …………… □ 09 外耳其他畸形（小耳、无耳除外）… □ 10 食道闭锁或狭窄 ……………… □ 11 直肠肛门闭锁或狭窄（包括无肛）□ 12 尿道下裂 ……………………… □ 13 膀胱外翻 ……………………… □ 14 马蹄内翻足　左　右 ………… □	15 多指（趾）　左　右 ………………… □ 16 并指（趾）　左　右 ………………… □ 17 肢体短缩〔包括缺指（趾）、裂手（足）〕 　　上肢　左　右 ……………………… □ 　　下肢　左　右 ……………………… □ 18 先天性膈疝 …………………………… □ 19 脐膨出 ………………………………… □ 20 腹裂 …………………………………… □ 21 联体双胎 ……………………………… □ 22 唐氏综合征（21－三体综合征）…… □ 23 先天性心脏病（类型）……………… □ 24 其他（写明病名或详细描述）……… □

孕早期情况	患　病	服　药	接触其他有害因素
	发烧（＞38℃） 病毒感染（类型：　　　　） 糖尿病 其他：	磺胺类（名称：　　　　　） 抗生素（名称：　　　　　） 避孕药（名称：　　　　　） 镇静药（名称：　　　　　） 其他：	饮酒（剂量：　　　　　） 农药（名称：　　　　　） 射线（类型：　　　　　） 化学制剂（名称：　　　　） 其他：

家庭史	产妇异常生育史：1. 死胎___例　　2. 自然流产___例
	3. 缺陷儿___例（缺陷名：_____、_____、_____）
	家庭遗传史：缺陷名_____与缺陷儿亲缘关系_____
	缺陷名_____与缺陷儿亲缘关系_____
	缺陷名_____与缺陷儿亲缘关系_____
	近亲婚配史：1. 不是　　2. 是（关系　　　　　　）

填 表 人：_____　职称：_____　填表日期：_____年_____月_____日

医院审表人：_____　职称：_____　审表日期：_____年_____月_____日

省级审表人：_____　职称：_____　审表日期：_____年_____月_____日

填报说明：1. 本卡由出生缺陷监测医院填报。统计范围为在出生缺陷监测医院内住院分娩且被确诊为出生缺陷的患儿。

　　　　　2. 本表为季报，每年2月28日上报上年第4季度报表，5月28日上报本年第1季度报表，8月28日上报本年第2季度报表，11月15日前上报第3季度报表。总人口数、1~4岁儿童数为年报。报送方式为网络报告。

4.3.12 围产儿数季报表

20 ___ 年 ___ 季

表　　号：卫统 44-1 表
制表机关：卫生部
批准机关：国家统计局
批准文号：国统制〔2010〕5 号
有效期至：2012 年

省（市、自治区）＿＿＿＿ 区县＿＿＿＿＿ 医院（保健院、所）□□□□□□□□□

月份	产妇年龄（岁）	城　镇（例）			乡　村（例）			合计	围产儿情况		城镇（例）	乡村（例）
		男	女	性别不明	男	女	性别不明		出生缺陷			
	<20								围产儿死亡	死　胎		
	20～									死　产		
	25～									7 天内死亡		
	30～									合　计		
	35～								胎数	双　胎	三胎及以上	
	合计									（胞）	（胞）	

月份	产妇年龄（岁）	城　镇（例）			乡　村（例）			合计	围产儿情况		城镇（例）	乡村（例）
		男	女	性别不明	男	女	性别不明		出生缺陷			
	<20								围产儿死亡	死　胎		
	20～									死　产		
	25～									7 天内死亡		
	30～									合　计		
	35～								胎数	双　胎	三胎及以上	
	合计									（胞）	（胞）	

月份	产妇年龄（岁）	城　镇（例）			乡　村（例）			合计	围产儿情况		城镇（例）	乡村（例）
		男	女	性别不明	男	女	性别不明		出生缺陷			
	<20								围产儿死亡	死　胎		
	20～									死　产		
	25～									7 天内死亡		
	30～									合　计		
	35～								胎数	双　胎	三胎及以上	
	合计									（胞）	（胞）	

填 表 人：＿＿＿＿＿＿＿　职称：＿＿＿＿＿＿＿　填表日期：＿＿＿＿＿年＿＿＿月＿＿＿日
医院审表人：＿＿＿＿＿＿＿　职称：＿＿＿＿＿＿＿　审表日期：＿＿＿＿＿年＿＿＿月＿＿＿日
省级审表人：＿＿＿＿＿＿＿　职称：＿＿＿＿＿＿＿　审表日期：＿＿＿＿＿年＿＿＿月＿＿＿日

填报说明：1. 本卡由出生缺陷监测医院填报。统计范围为在出生缺陷监测医院内住院分娩的围产儿。
2. 本表为季报（按月份填数），每年 2 月 28 日上报上年第 4 季度报表，5 月 28 日上报本年第 1季度报表，8 月 28 日上报本年第 2 季度报表，11 月 15 日前上报第 3 季度报表。报送方式为网络报告。

4.3.13 居委会（村）出生缺陷儿登记表

表　　　号：卫统 45 表
制表机关：卫生部
批准机关：国家统计局
批准文号：国统制［2010］5 号
有效期至：2012 年

_____省（自治区、直辖市）_____区县_____街道（乡镇）_____居委会（村）
胎婴儿编号□□

---

1. 患儿家庭情况

　　父亲 姓名_____　　年龄_____（岁）　民族_____　　身份证号码_____

　　母亲 姓名_____　　年龄_____（岁）　民族_____　　身份证号码_____

　　　孕次_____产次_____　　　　户口 1. 本地　　2. 非本地

　　现住址_____　　邮编_____　　联系电话_____

---

2. 患儿基本情况

　　姓名_____出生日期_____年_____月_____日 性别　1. 男　2. 女　3. 两性畸形　4. 不详

　　出生孕周_____（周）　　出生体重_____（克）

　　胎数　1. 单胎　2. 双胎（同卵、异卵）　3. 三胎以上（同卵、异卵）

　　转归　1. 存活　2. 死胎死产　3. 7 天内死亡　4. 7～27 天死亡　5. 28～42 天死亡

　　产前诊断为出生缺陷后治疗性引产　1. 是（缺陷名称_____）　2. 否

　　出生地点　1. 医院_____　　2. 卫生院_____　　　3. 家中　4. 其他（写明）_____

---

3. 出生缺陷诊断情况

　　名称（1）_____

　　临床特征：部位_____

　　　　　　　大小_____

　　　　　　　形状_____

　　　　　　　颜色_____

　　诊断时间 1. 产前（孕_____周）　2. 生后（_____月_____天）

　　诊断依据 1. 临床 2. 超声 3. 尸解 4. 生化检查（AFP、HCG、其他___）5. 染色体___ 6. 其他___

　　名称（2）_____

　　临床特征：部位_____

　　　　　　　大小_____

　　　　　　　形状_____

　　　　　　　颜色_____

　　诊断时间 1. 产前（孕_____周）　2. 生后（_____月_____天）

　　诊断依据 1. 临床 2. 超声 3. 尸解 4. 生化检查（AFP、HCG、其他___）5. 染色体___ 6. 其他___

名称（3）_____

临床特征：部位_____

大小_____

形状_____

颜色_____

诊断时间 1. 产前（孕_____周）   2. 生后（_____月_____天）

诊断依据 1. 临床 2. 超声 3. 尸解 4. 生化检查（AFP、HCG、其他___）5. 染色体___ 6. 其他___

名称（4）_____

临床特征：部位_____

大小_____

形状_____

颜色_____

诊断时间 1. 产前（孕_____周）   2. 生后（_____月_____天）

诊断依据 1. 临床 2. 超声 3. 尸解 4. 生化检查（AFP、HCG、其他___）5. 染色体___ 6. 其他___

4. 辅助诊断材料
   附上患儿照片 1. 有（张数___） 2. 无 其他诊断材料 1. 有（张数___） 2. 无

5. 诊断级别
   1. 省级医院 2. 地市级医院 3. 区县级医院 4. 街道（乡镇）卫生院 5. 其他_____

填表人_____ 职称_____ 单位_____ 填表日期_____年____月____日

填报说明：1. 本表由监测地区乡镇卫生院和社区卫生服务机构收集本辖区内数据上报，统计范围为医疗机构确诊的出生缺陷儿。

2. 本表为月报，次月底前上报。报送方式为网络直报。

4.3.14 出生情况及婴儿随访登记表

20 ____ 年 ____ 月

表　　号：卫统 45-1 表

制表机关：卫生部

批准机关：国家统计局

批准文号：国统制 ［2010］5 号

有效期至：2012 年

_____省（自治区、直辖市）___区县___街道（乡镇）___居委会（村）　　胎婴儿编号□□

1. 家庭情况
父亲情况 姓名_____　　　身份证号码_____
母亲情况 姓名_____　　　身份证号码_____
年龄_____（岁）　　民族_____
孕次_____　　　　　产次_____
户口　1. 本地　　2. 非本地

2. 患儿基本情况
出生日期_____年_____月_____日　性别　1. 男　2. 女　3. 两性畸形　4. 不详
出生孕周_____（周）　　　　出生体重_____（克）
胎数　1. 单胎　2. 双胎（同卵、异卵）　3. 三胎以上（同卵、异卵）
出生地点_____
妊娠结局_____

3. 监测期转归情况
出生 7 天内　　　　　1. 健康　2. 死亡　3. 出生缺陷
生后 7 ~ 27 天内　　　1. 健康　2. 死亡　3. 出生缺陷
生后 28 ~ 42 天内　　1. 健康　2. 死亡　3. 出生缺陷

备注

填表人：_____　职称：_____　单位：_____　填表日期：____年____月____日

填报说明：1. 本表由监测地区乡镇卫生院和社区卫生服务机构收集本辖区数据上报，统计范围为围产儿和婴儿。

　　　　　2. 本表为月报，次月底以前上报。报送方式为网络直报。

4.3.15 健康教育所（中心）业务工作调查表

20____年

表　　　号：卫统 46 表
制表机关：卫生部
批准机关：国家统计局
批准文号：国统制〔2010〕5 号
有效期至：2012 年

_____省（自治区、直辖市）_____地（市、州、盟）_____县（区、市、旗）

行政区划代码：□□-□□-□□

机构名称：

指标名称	代码	计量单位	数量
一、对基层提供技术支持	–	–	
专业技术培训	–	–	
培训次数	101	次/年	
培训人次	102	人次/年	
专业技术指导	–	–	
省级指导市级/市级指导区县级/区县级指导街道（乡镇）级	103	次/年	
省级指导区县级/市级指导街道（乡镇）级/区县级指导居委会（行政村）级	104	次/年	
二、媒体合作	–	–	
与电视台合办栏目个数	105	个/年	
与电视台合并办栏目总时间	106	小时/年	
与电视台合办节目个数	107	个/年	
电视台对活动报道次数	108	次/年	
与报社合办栏目个数	109	个/年	
报社对活动报道次数	111	次/年	
与广播电台合办栏目个数	112	个/年	
与广播电台合并办栏目总时间	113	小时/年	
与广播电台合办节目个数	114	个/年	
广播电台对活动报道次数	115	次/年	
主办网站数	116	个/年	
协办固定版块网站数	117	个/年	
三、本级健康教育服务形式	–	–	
开展公众健康咨询活动次数	118	次/年	
举办健康知识讲座次数	119	次/年	
发放印刷资料次数	120	次/年	

指标名称	代码	计量单位	数量
播放音像资料次数	121	次/年	
播放音像资料的总时间	122	小时/年	
更换健康教育宣传栏次数	123	个/年	
其他 1（注明）＿＿＿＿＿＿＿＿＿＿＿	124		
其他 2（注明）＿＿＿＿＿＿＿＿＿＿＿	125		
其他 3（注明）＿＿＿＿＿＿＿＿＿＿＿	126		
四、传播材料制作	－	－	－
传单/折页	－	－	－
自主制作种类	127	种/年	
自主制作数量	128	份/年	
采用模板制作种类	129	种/年	
采用模板制作数量	130	份/年	
小册子/书籍	－	－	－
自主制作种类	131	种/年	
自主制作数量	132	份/年	
采用模板制作种类	133	种/年	
采用模板制作数量	134	份/年	
宣传画	－	－	－
自主制作种类	135	种/年	
自主制作数量	136	份/年	
采用模板制作种类	137	种/年	
采用模板制作数量	138	份/年	
音像制品	－	－	－
自主制作种类	139	种/年	
自主制作数量	140	份/年	
采用模板制作种类	141	种/年	
采用模板制作数量	142	份/年	
手机短信	－	－	－
种类	143	种/年	
数量	144	条/年	
实物	－	－	－
种类	145	种/年	
数量	146	个/年	

单位负责人：＿＿＿＿＿＿　统计负责人：＿＿＿＿＿＿　填表人：＿＿＿＿＿＿　报出日期：＿＿＿年＿＿月＿＿日

填报说明：1. 本表由省（自治区、直辖市），地（市、州、盟）和县（区、市、旗）的健康教育机构填报。

　　　　　2. 本表为年报。省（自治区、直辖市）和新疆生产建设兵团健康教育所于次年 2 月底前将本地区数据以光盘或电子邮件方式报送中国疾病预防控制中心健康教育所。报送方式为逐级上报。

4.4 主要指标解释

一、孕产妇保健和健康情况年报表

1. 活产数：指妊娠满 28 周及以上（如孕周不清楚，可参考出生体重达 1000 克及以上），娩出后有心跳、呼吸、脐带搏动、随意肌收缩 4 项生命体征之一的新生儿数。

上报时按男婴活产数、女婴活产数和性别不明活产数（包括两性畸形）分别上报。

2. 产妇数：指该地区该统计年度内妊娠满 28 周及以上（如孕周不清楚，可参考出生体重达 1000 克及以上）的分娩产妇人数。上报时按农业户籍和非农业户籍的产妇人数分别上报。

3. 孕产妇保健管理情况

（1）产妇建卡人数：指该地区该统计年度内产妇中，在医疗保健机构建立了保健卡、册的人数。

（2）产妇产前检查人数：指该地区该统计年度内产前接受过一次及以上产前检查的产妇人数（仅做妊娠试验的初次检查、因临产入院进行的产前检查不计算在内）。

（3）产妇产前检查 5 次及以上人数：指该地区该统计年度内产前接受过 5 次及以上产前检查的产妇人数（仅做妊娠试验的初次检查、因临产入院进行的产前检查不计算在内）。

（4）产妇孕早期产前检查人数：指该地区该统计年度内孕 13 周内接受产前检查的产妇人数。

（5）产妇孕产期中重度贫血人数：指该地区该统计年度内孕期和产后 42 天内至少一次检查发现患有中重度贫血的产妇人数。中重度贫血的诊断标准为血红蛋白含量小于 90 克/升。

（6）产妇艾滋病病毒检测人数：指该地区该统计年度内孕期至产时接受过一次及以上艾滋病病毒抗体检测的产妇人数。接受过多次检测的按一人统计。

（7）孕产妇艾滋病病毒感染人数：指该地区该统计年度内孕期至产时接受艾滋病病毒抗体检测的孕产妇中艾滋病病毒抗体确证试验阳性的人数。

注：孕产妇艾滋病病毒感染人数包括孕期至产时艾滋病病毒抗体确证试验阳性的产妇人数，以及孕期艾滋病病毒抗体确证试验阳性的在孕 28 周前终止妊娠或失访的孕妇人数。

（8）产妇梅毒检测人数：指该地区该统计年度内孕期至产时接受过一次及以上梅毒检测的产妇人数。接受过多次检测的按一人统计。

（9）产妇梅毒感染人数：指该地区该统计年度内接受梅毒检测的产妇中确诊为感染梅毒的人数。诊断标准要求梅毒螺旋体抗原血清学试验（TPHA/TPPA）阳性。

（10）产妇乙肝表面抗原检测人数：指该地区该统计年度内孕期至产时接受过一次及以上乙肝表面抗原检测的产妇人数。接受过多次检测的按一人统计。

（11）产妇乙肝表面抗原阳性人数：指该地区该统计年度内接受乙肝表面抗原检测的产妇中乙肝表面抗原阳性的人数。

（12）孕产妇产前筛查人数：指该地区该统计年度内，在孕早期和孕中期（7～20 周）

用血清学方法对胎儿进行唐氏综合征（21－三体）、18－三体和神经管畸形这三种先天性缺陷和遗传性疾病筛查的孕产妇人数（进行过多次筛查者按一人统计）。暂不包括超声学筛查。

（13）孕产妇产前筛查高危人数：指该地区该统计年度内接受产前血清学筛查的孕产妇中筛出高危的人数，暂不包括超声学筛查出可疑胎儿畸形的孕产妇人数。

（14）孕产妇产前诊断人数：指该地区该统计年度内由所属省、自治区、直辖市人民政府卫生行政部门审查批准的具有产前诊断资质的医疗保健机构对胎儿进行先天性缺陷和/或遗传性疾病诊断的孕产妇人数。包括超声诊断、细胞遗传学诊断和分子遗传学诊断（不包括只做遗传咨询者）。

（15）孕产妇产前诊断确诊人数：指该地区该统计年度内接受产前诊断的孕产妇中确诊的先天性缺陷和/或遗传性疾病的人数。

（16）产妇产后访视人数：指该地区该统计年度内产后28天内接受过一次及以上产后访视的产妇人数。

（17）产妇系统管理人数：指该地区该统计年度内按系统管理程序要求，从妊娠至产后28天内有过早孕检查、至少5次产前检查、新法接生和产后访视的产妇人数。

4．接生情况

（1）住院分娩活产数：指该地区该统计年度内在取得助产技术资质的机构分娩的活产数。

（2）剖宫产活产数：指该地区该统计年度内采用剖宫产手术分娩的活产数。

（3）非住院分娩中新法接生活产数：指该地区该统计年度内在非住院分娩的活产中采用新法接生的活产数，其中新法接生是指产包、接生者的手、产妇的外阴部、脐带四消毒并由医生、助产士和接受过培训并取得《家庭接生人员合格证》的人员接生的活产数（不含只用脐带卷接生的活产数）。

（4）新法接生活产数：指住院分娩的活产数和非住院分娩中新法接生的活产数之和。

5．孕产妇高危管理

（1）高危产妇人数：在妊娠期有某种病理因素或致病因素可能危害孕妇、胎儿与新生儿或导致难产的产妇人数。孕期只要出现高危因素，无论临产前是否纠正均按一例高危统计。

常见高危因素如下：

①孕妇年龄小于18岁或大于35岁，身高低于1.45米；

②有异常妊娠病史者；

③妊娠并发妊娠高血压疾病、前置胎盘、胎盘早剥、羊水过多或过少、胎儿宫内生长迟缓、过期妊娠、母儿血型不合等；

④各种妊娠合并症，如心脏病、糖尿病、高血压病、肾脏病、肝炎、甲亢、血液病及病毒感染等；

⑤可能发生分娩异常者，如胎位异常、巨大胎儿、多胎妊娠、骨盆异常、软产道异常等；

⑥胎盘功能不全；

⑦妊娠接触大量放射线、化学性毒物；

⑧盆腔肿瘤或曾有手术史等。

（2）高危产妇管理人数：指对筛出的高危孕产妇按照高危管理的要求进行了管理并登记的产妇人数。

（3）高危产妇住院分娩人数：指该地区该统计年度内住院分娩的高危产妇人数。

6. 孕产妇死亡

（1）孕产妇死亡人数：妇女在妊娠期至妊娠结束后42天以内，由于任何与妊娠或妊娠处理有关的或由此而加重了的原因导致的死亡称为孕产妇死亡，但不包括意外事故死亡。

7. 围产儿情况

（1）低出生体重儿数：指出生体重低于2500克的活产数。

（2）死胎数：指妊娠满28周及以上（如孕周不清楚，可参考出生体重达1000克及以上）的胎儿在宫内死亡的例数（不含因计划生育要求的引产所致的死胎数）。

（3）死产数：指妊娠满28周及以上（如孕周不清楚，可参考出生体重达1000克及以上）的胎儿在分娩过程中死亡的例数（不含因计划生育要求的引产所致的死产数）。

（4）早期新生儿死亡数：指妊娠满28周及以上（如孕周不清楚，可参考出生体重达1000克及以上）的新生儿在产后7天内死亡的人数。早期新生儿死亡数分性别统计。

（5）围产儿死亡数：包括死胎数、死产数、早期新生儿死亡数（不含因计划生育要求的引产所致的死胎、死产数）。

8. 新生儿破伤风情况

（1）新生儿破伤风：指 ①活产，生后2天内正常吸吮，哭叫；②出生后第3～28天内发病；③发病后不能吸吮，进食困难，强直，抽搐。必须符合上述三项标准者才可诊断为新生儿破伤风。

二、7岁以下儿童保健和健康情况年报表

1. 儿童数：分别填写7岁以下、5岁以下和3岁以下三个年龄段的儿童人口数。计算年龄均以当年9月30日24时为标准时点。

（1）7岁以下儿童数：指至当年9月30日不满7周岁的全部儿童数。

（2）5岁以下儿童数：指至当年9月30日不满5周岁的全部儿童数。

（3）3岁以下儿童数：指至当年9月30日不满3周岁的全部儿童数。

2. 5岁以下儿童死亡情况

以下三项儿童死亡指标分性别统计，性别分为：男、女、性别不明（包括两性畸形）。

（1）5岁以下儿童死亡数：指出生至不满5周岁的儿童死亡人数。满5周岁的儿童死亡不计在内。

（2）婴儿死亡数：指出生至不满1周岁的活产婴儿死亡人数。满1周岁的儿童死亡不计在内。

（3）新生儿死亡数：指出生至28天内（0～27天）死亡的新生儿数。满28天死亡的新生儿不计在内。

3. 6个月内婴儿母乳喂养情况

（1）母乳喂养调查人数：0～5个月婴儿进行母乳喂养调查的人数。

（2）母乳喂养人数：调查的0～5个月婴儿中过去24小时内（调查前24小时内）喂养过母乳的人数，含纯母乳喂养。

（3）纯母乳喂养人数：调查的 0～5 个月婴儿中过去 24 小时内纯母乳喂养的人数。纯母乳喂养是指调查前 24 小时内，除喂母乳外，不添加任何辅助食品和饮料及水，但在有医学指征情况下可加少量维生素、矿物质和药物。

4．7 岁以下儿童保健服务

（1）新生儿访视人数：指接受 1 次及 1 次以上访视的新生儿人数。

（2）新生儿苯丙酮尿症筛查人数：指按照卫生部《新生儿疾病筛查管理办法》接受过苯丙酮尿症筛查的新生儿数。一人筛查多次按一人上报。

（3）新生儿甲状腺功能减低症筛查人数：指按照卫生部《新生儿疾病筛查管理办法》接受过甲状腺功能减低症筛查的新生儿数。一人筛查多次按一人上报。

（4）新生儿听力筛查人数：指按照卫生部《新生儿疾病筛查管理办法》接受过听力筛查的新生儿数。一人筛查多次按一人上报。

（5）7 岁以下儿童保健覆盖人数：指 7 岁以下儿童该统计年度内接受 1 次及以上体格检查（身高和体重等）的总人数。一个儿童当年如接受了多次查体，也只按 1 人计算。

（6）3 岁以下儿童系统管理人数：指该统计年度内 3 岁以下儿童按年龄要求接受生长监测或 4：2：1（城市）、3：2：1（农村）体格检查（身高和体重等）的儿童数。新生儿访视时的体检次数不包括在内。

5．5 岁以下儿童营养评价

评价标准：采用 2006 年世界卫生组织（WHO）标准（见附录二）。

（1）体重检查人数：5 岁以下儿童该统计年度内进行体重测量的实际人数。进行体检但未测量体重、或仅在出生时测量体重但在该统计年度内未再进行体重测量的人不计在内。在该年度内进行多次体重测量者也只按 1 人统计。

（2）体重＜（中位数-2SD）的人数：对照 WHO 标准的体重参考值，计算 5 岁以下儿童在该统计年度内至少有一次测量体重低于同年龄标准人群体重中位数减 2 个标准差的人数（低出生体重不包括在内）。

（3）血红蛋白检查人数：6 个月至 4 岁（不满 5 岁）儿童应测查血红蛋白者中，进行了血红蛋白检查的人数。

（4）中重度贫血患病人数：在进行了血红蛋白检查的 6 个月至 4 岁（不满 5 岁）儿童中，发现患有中重度贫血的人数。中重度贫血的诊断标准为血红蛋白小于 90 克/升。

三、非户籍儿童与孕产妇健康状况年报表

上报指标包括：活产数、5 岁以下儿童死亡数、婴儿死亡数、新生儿死亡数、早期新生儿死亡数（活产数和儿童死亡指标分男、女、性别不明分别进行统计）、孕产妇死亡数、死胎数、死产数。指标说明参见七岁以下儿童保健和健康情况年报表说明和孕产妇保健和健康情况年报表说明。

四、妇女常见病筛查情况年报表

1．20～64 岁妇女人数：指该地区统计年度内 20～64 岁户籍妇女人数（可以以省级为单位收集该项数据）。

2．实查人数：指该地区统计年度内实际进行妇女常见病筛查的 20～64 岁户籍妇女人数（不包括因疾病到妇科门诊就诊的人数）。

3．妇女常见病患病总人数：指该地区统计年度内进行妇女常见病筛查时查出的患生殖系统疾病和乳腺疾病的人数（如一人患两种病按一个人统计）。

4. 阴道炎、宫颈炎、尖锐湿疣、宫颈癌、乳腺癌、卵巢癌患病人数：根据病史、临床表现、实验室检查、病理诊断确诊的患病人数。

5. 宫颈炎定义：具备以下一个或两个体征的，可诊断为宫颈炎：①于宫颈管或宫颈管棉拭子标本上，肉眼见到脓性或黏液脓性分泌物；②用棉拭子擦拭宫颈管时，容易诱发宫颈管内出血。

五、计划生育技术服务数量和质量情况年报表

1. 各项计划生育技术服务总例数：指该统计年度内本地区（本机构）施行放、取宫内节育器术；输精管、输卵管绝育术；人工流产（负压吸引术、钳刮术、药物流产、中期引产术）；放置和取出皮下埋植的例数之和。要求按手术的次数计算，如一人在同一统计年度内接受两次人工流产术，统计例数应为2。

2. 宫内节育器手术

（1）放置宫内节育器例数：用器械经阴道在宫腔内放置各种宫内节育器以达到避孕目的的例数。

（2）取出宫内节育器例数：用器械经阴道自宫腔取出各类宫内节育器的例数（含人工流产时取出宫内节育器）。

3. 绝育手术

（1）输精管绝育例数：用各种方式结扎和切除一小段输精管，使精子不能排出体外，以达到绝育目的的例数（含输精管粘堵术）。

（2）输卵管绝育例数：用各种方式经腹腔（含阴道）结扎和切断输卵管的一小段，阻断精子和卵子相遇，以达到绝育目的的例数（含输卵管粘堵绝育术）。

4. 流产

（1）负压吸引术例数：孕13周以内采用负压吸引术人工终止妊娠的例数（不包括因负压吸引手术或钳刮手术不全或失败、药物流产不全或失败等的再次手术）。

药物流产不全是指用药后胚囊自然排出，在随诊过程中因出血过多或时间过长而施行刮宫术（刮出物必须经病理检查证实为绒毛组织或妊娠蜕膜组织）。

（2）钳刮术例数：孕15周以内采用钳刮术终止妊娠的例数。

（3）药物流产例数：孕早期用药物终止妊娠的例数（药流失败或药流不全再进行手术者仍计为药物流产）。

（4）中期引产例数：孕13~27周用人工方法终止妊娠的例数。包括雷氟诺尔、前列腺素类药物、水囊等各种方法的引产（除外钳刮术）。包括治疗性引产。

5. 皮下埋植

（1）放置皮下埋植例数：采用皮下埋植法进行避孕的例数。

（2）取出皮下埋植例数：将皮下埋植物取出，终止避孕的例数。

6. 计划生育手术并发症：在计划生育手术中因各种原因造成的术中或术后生殖器官或邻近器官和组织的损伤、感染等病症。如同一病例存在两种以上情况时，只填一种主要的，如子宫穿孔后感染，只填子宫穿孔。

（1）子宫穿孔例数：计划生育手术中将子宫壁损伤、穿破，含单纯子宫壁损伤及合并内脏如肠管、网膜等损伤的例数。

（2）感染例数：术前无生殖器炎症，术后两周内出现与手术有关的生殖器官（绝育术后腹壁）感染的例数。

（3）阴囊血肿例数：因输精管绝育术引起的手术部位阴囊内血肿的例数。

（4）肠管损伤例数：输卵管绝育术中将肠管损伤的例数。

（5）膀胱损伤例数：输卵管绝育术中将膀胱壁损伤的例数。

（6）手术人流（包括负压吸引术、钳刮术）不全例数：手术人工流产后阴道流血不止（或多或少），排出物或清宫刮出物为胚胎、绒毛或胎盘组织的例数（包括漏吸，不包括蜕膜残留）。

（7）子宫破裂例数：引产术中由于各种原因引起的子宫壁裂开的例数。

7. 计划生育死亡

（1）计划生育死亡总人数：因各种计划生育手术以及药流等导致的直接死亡人数之和，包括麻醉、手术并发症（如感染等）造成的死亡，不包括术后因其他原因造成的死亡。

（2）引产死亡人数：因引产术而致死亡的人数。包括治疗性引产造成的死亡。

六、婚前保健情况年报表

1. 结婚登记与婚前医学保健情况

（1）结婚登记人数：指该统计年度内本地区结婚登记人数（含初婚、再婚）。

（2）婚前医学检查人数：指该统计年度内本地区对准备结婚的男女双方进行结婚和生育相关疾病的医学检查人数（即按照《婚前保健工作规范》要求进行了婚前医学检查的人数）。

（3）婚前卫生指导人数：是指对准备结婚的男女双方进行以生殖健康为核心，与结婚和生育有关保健知识的宣传教育的人数。

（4）婚前卫生咨询人数：是指婚检医师针对医学检查结果发现的异常情况以及服务对象提出的具体问题进行解答、交换意见、提供信息，帮助受检对象在知情的基础上作出适宜决定的人数。

2. 检出疾病分类：指对婚育有影响、医学上已明确诊断的疾病，按要求进行分类。

（1）检出疾病人数：是指检出对婚育有影响、医学上已明确诊断的疾病（包括以下五类疾病等）的人数。如果一人同时检出两种或以上疾病，按一人计算。

（2）指定传染病人数：是指患《中华人民共和国传染病防治法》中规定的艾滋病、淋病、梅毒以及医学上认为影响结婚和生育的其他传染病的人数。

其中性病人数：是指指定传染病人数中的性病人数。

（3）严重遗传性疾病人数：是指由于遗传因素先天形成，患者全部或部分丧失自主生活能力，子代再现风险高，医学上认为不宜生育的疾病人数。严重遗传性疾病如：先天性智力低下、特纳综合征（先天性卵巢发育不全）、克氏综合征（先天性睾丸发育不全）、真假两性畸形、成骨发育不全、双眼视网膜母细胞瘤、双眼先天性无虹膜、双眼视网膜色素变性、遗传性先天性聋哑、Down 综合征（21－三体）等。

（4）有关精神病人数：是指患精神分裂症、躁狂抑郁型精神病以及其他重型精神病的人数。

（5）生殖系统疾病人数：是指患除性病外的生殖器官感染、肿瘤、畸形等疾病的人数。

（6）内科系统疾病人数：是指患对婚育有影响的内科疾病（如风湿性心脏病、糖尿病、肾病等）的人数。

3. 对影响婚育疾病的医学意见：是指医生向接受婚前医学检查的当事人提出医学上认为不宜结婚、不宜生育、暂缓结婚或尊重受检者意愿的意见。

（1）对影响婚育疾病的医学意见总人数：是指下述四类人数之和。

（2）建议不宜结婚人数：是指发现双方为直系血亲或三代以内旁系血亲关系，以及医学上认为不宜结婚的疾病（如发现一方或双方患有重度、极重度智力低下，不具有婚姻意识能力；重型精神病，在病情发作期有攻击危害行为等），医生建议不宜结婚的人数。

（3）建议不宜生育人数：是指发现医学上认为不宜生育的严重遗传性疾病或重要脏器疾病，以及医学上认为不宜生育的其他疾病，医生建议不宜生育的人数。

（4）建议暂缓结婚人数：是指发现指定传染病在传染期内、有关精神病在发病期内或其他医学上认为应暂缓结婚的疾病，医生建议暂缓结婚的人数。

（5）尊重受检者意愿人数：是指建议采取医学措施，尊重受检者意愿的人数。对于婚检发现的可能会终生传染的不在发病期的传染病患者或病原体携带者（如乙肝大三阳患者、艾滋病病毒携带者等），在出具婚前检查医学意见时，向受检者说明情况，提出预防、治疗及采取其他医学措施的意见。受检者坚持结婚，则尊重受检双方的意愿。

七、孕产妇死亡报告卡

1. 发生在监测地区内的所有孕产妇死亡均要求填写一张死亡报告卡。如属无监测地区正式户口者，请于卡片右上角注明，并写出她的原户口所在地（省、市、县名称）。

2. 致死的主要疾病：要写明疾病的名称（全称），如妊娠合并风湿性心脏病、胎盘滞留等，不要写致死原因，如循环衰竭、产后大出血等，也不要以临床症状代替此项，如高热、抽搐等。

3. 编号：不填写，由系统自动生成。

4. 文化程度：以已毕业的文化程度为标准。如曾上过高中，但未毕业，以初中文化程度计，中专毕业以高中文化程度计，大专毕业以大学文化程度计，半文盲以文盲计。

5. 居住地区："山区"项目中含半山区，坝区归在其他地区项目中。

6. 孕、产次：凡妊娠一次，不管其妊娠部位及结局怎样，都算一孕次。产次包括孕满28周及以后的分娩。双胎及多胎妊娠分娩，算一孕次、一产次。人工流产、引产次：包括药物流产，不包括自然流产及不全流产刮宫者。

7. 末次月经：如流产或分娩后未来月经而再次妊娠者，则此项填0，如末次月经不详者，此项目填999999。

8. 分娩时间：日期年、月、日按阳历填写，时间按0~23点的格式填写，不详者不填，如未分娩或28周以前流产者，此项目填0。

9. 分娩地点：指胎儿娩出时，孕产妇所在的地点。未娩或28周之前流产者，此项填0，不详者不填。

10. 分娩方式：臀牵引术、胎头吸引术、产钳术、毁胎术、内倒转术均属阴道手术产范围。

11. 新法接生：指四消毒，即产包、接生者的手、产妇的外阴部及婴儿脐带消毒，由医生、助产士、培训过的初级卫生人员或培训过的接生员接生。

12. 致死的主要疾病诊断：填写原则即注意寻找根本死因，如死亡直接由根本死因所致，则填写该死因的疾病全称，如根本死因又导致了其他的疾病或并发症，则按原发并发的顺序，将各疾病的全称填写清楚，如：某孕妇因妊娠期高血压疾病并发胎盘早剥大出血死亡，则按妊娠期高血压疾病→胎盘早剥的顺序填写。

13. 死因分类：根据所附的孕产妇常见疾病死因分类及编号对根本死因进行分类。

14. 死因诊断依据：按最高的诊断依据填写，如同时有临床诊断与病理诊断则填病理诊断，临床诊断包括实验室及其他的辅助检查。

15. 省级医疗保健机构评审结果：应围绕死亡的主要原因填写评审结果，影响死亡的主要因素应从个人、家庭、居民团体，医疗保健部门，社会其他部门三个环节的知识技能、态度、资源、管理等方面进行综合评价及讨论。

八、儿童死亡报告卡

1. 儿童编号：要与"0~4岁儿童花名册"中该儿童的编号相一致，每1个儿童只能有1个编号。儿童编号为9位数字；左起第1、2位为儿童所在区县代码，第3、4位为乡（街道）的代码，第5、6位为村（地段）的代码，第7、8、9位为儿童个人代码。

2. 报告卡中出生日期、死亡日期：均用阳历。年只填最后两位数字，月、日只有一位数字时，前一方格必须填"0"。死亡年龄均填写实足年龄，出生不满24小时填写"0"天，不满28天者填具体天数，满28天~1月29天者填具体1月，不足1岁者填月数，超过1岁者填岁数。

3. 出生体重、孕周、出生地点：年龄小于1岁以下的死亡儿童填写。

4. 死亡诊断：应写引起儿童死亡的主要疾病诊断。如儿童死亡有二种以上疾病均起重要作用，可都写上。

5. 死因分类：按下方的疾病分类，把相应的代码填入□。

6. 死前治疗：指引起本次死亡疾病的治疗情况。住院指在街道（乡镇）、区县以上医院正式办理住院手续，住院治疗后死亡者（包括在医院或出院回家死亡）。门诊治疗包括急诊、观察室治疗未正式住院者。未就医指未接受医生治疗。同时有两种治疗情况，如"门诊"和"住院"要填写最高治疗级别，填"住院"。凡经村医生诊治，按"门诊"治疗填写。"未治疗"指根本未治或家长自治。

7. 诊断级别：填写死亡疾病的最高诊断级别，如患儿曾在村卫生所、乡卫生院、县医院诊治，应填写县医院。

8. 未治疗或未就医的主要原因：死亡前未治疗或未就医者请填写主要原因，仅选一项。

9. 死因诊断依据：①病理尸检：指在医院死亡做过尸检证实诊断的；②临床诊断：指医疗单位根据患儿的临床表现做出的诊断；③死后推断：指死前未经医疗单位诊治，死因是死后分析判断出来的。死后推断要把病情记录在"死因推断依据"栏内，供上级单位核查时参考。

九、医疗机构出生缺陷儿登记卡、围产儿数季报表

1. 常住地：产妇常住县辖乡者属"乡村"；其余属"城镇"（包括市辖区、街道、市辖镇、县辖镇）。

2. 出生日期：请按阳历填写。"年"填写四位数；"月"、"日"填写两位数，当只有一位数时，数字前用"0"补充，如1995年1月1日出生，则填成1995年01月01日。

3. 胎龄：指妊娠整周数。如39周+6天，填为39周。

4. 转归：指出生缺陷患儿的生存或死亡状况。分娩未发作前死于宫内者为"死胎"；在分娩过程中死亡者为"死产"；出生时为活产，而于七天内死亡者计为"七天内死亡"；"安乐死"计为"活产"。

5. 诊断为出生缺陷后治疗性引产：特指因产前确诊为出生缺陷而进行的治疗性引产；若产前未确诊出生缺陷，因其他原因进行的治疗性引产，该项目应填"否"。

6. 诊断依据：指依据何种手段确诊为缺陷。如同时有两种以上诊断依据，请分别在各自的代码上画圈。

7. 出生缺陷诊断：请严格按照统一的诊断标准确诊。请在相应出生缺陷名称前的代码上画圈；凡有左右之分的畸形，请在左和/或右上画圈；如同一缺陷儿有多种缺陷，则在每种缺陷的代码上均画圈，肢体短缩畸形还应在上肢和/或下肢上画圈。此外，如果有未列出的缺陷，请写出病名或详细描述其特征。

8. 孕早期情况：孕早期指妊娠的前 3 个月。如孕早期有患病、服药、接触农药及其他有害因素，则请在列出的病名、药名、农药及其他有害因素上画圈，并请在括号内写出具体名称。如有未列出的因素，则请在"其他"栏注明。服药情况中特别要注意市面上的新药。

9. 围产儿数：包括孕 28 周至产后 7 天正常和缺陷的活产、死胎和死产（不包括计划外引产）。请按"例数"统计，单胎计 1 例，双胎计 2 例，三胎计 3 例，余类推。

10. 产妇年龄（岁）："＜20，指实足年龄不满 20 岁者；"20 ～"指满 20 岁至不满 25 岁者；"25 ～"指满 25 岁至不满 30 岁者；"30 ～"指满 30 岁至不满 35 岁者；"35 ～"指满 35 岁及以上者。

11. 性别不明：指出生时难以辨认性别。

12. 围产儿情况："出生缺陷例数"依据产妇常住地分城、乡填写，该例数应与《出生缺陷儿登记卡》的份数相等（仅指≥孕 28 周引产或出生的出生缺陷病例）。"围产儿死亡"情况中"死胎"为分娩未发作前死于宫内者；"死产"为在分娩过程中死亡者；"七天内死亡"为出生时活产，而于七天内死亡者（不包括安乐死）。"胎数"中，一次妊娠为一胎（即双胎、三胎及以上均为一胎）。

十、居委会（村）出生缺陷儿登记表、出生情况及婴儿随访登记表

1. 胎婴儿编号：为当年当月该社区服务中心或街道，村内出生胎婴儿的连续编号。由保健机构人员核对出生名单时填写。

2. 患儿家庭情况：孕次，确诊为妊娠，孕次则计为 1 次；分娩孕周≥28 周，则计产次 1 次。非本地户口指母亲户口不在本地而暂住监测地区，在城市监测点指本市城区以外的流动人口，在农村监测点指本县以外的流动人口，不包括城区与城区、乡镇与乡镇之间的流动人口。必须准确填写家庭住址和联系方式，以便于随访。

3. 患儿基本情况：出生孕周按实足孕周填写，如 36 周 + 6 天计为 36 周。胎数，双胎及多胎妊娠应在同卵还是异卵选项上划"√"。转归指妊娠 28 周至生后 42 天内患儿的生存或死亡情况，分娩前死于宫内者为"死胎"，在分娩过程中死亡者为"死产"，出生时为活产，而于 42 天内死者，根据其死亡时间，选择相应项目填写。出生地点应写明详细地点或医院名称。

4. 出生缺陷诊断情况：每个患儿最多可填 4 种缺陷，请从严重的缺陷开始填写，若缺陷超过 4 个，应补充在后。体表畸形可从部位、大小、形状、颜色等方面来描述临床特征，描述的具体内容及要点参考第五章内容。内脏畸形如先天性心脏病，重在诊断准确，临床特征描述应体现疾病的严重程度。诊断依据指该种缺陷最后的确诊方法，若有两种以上诊断依据，请同时在相应的选项上划"√"。

5. 非本地户口：户口不在本地而暂住监测地区的孕妇分娩的婴儿。在城市监测点指本市城区以外的流动人口，农村监测点指本县以外的流动人口，不包括城区与城区、乡镇与乡镇之间的流动人口。

6. 性别：按男、女、两性畸形和不详填写。

7. 孕周：按实足孕周填写，如 36 周 +6 天计为 36 周。

8. 胎数：按单胎、双胎、多胎填写。

9. 出生地点：按医院、街道（乡镇）卫生院、村卫生室、家中、途中填写。个体诊所归为村卫生室。

10. 妊娠结局：按活产、死胎、死产填写。活产是指出生后有呼吸、心跳、脐带搏动和随意肌收缩四种生命现象之一者，死胎指分娩前死于宫内者，死产指在分娩过程中死亡者。

11. 监测期转归：出生缺陷是指被诊断为出生缺陷。在监测期限内若新发现出生缺陷或者死亡，应在"备注"栏详细写明具体诊断或者死亡的时间、疾病名称和死亡原因。

十一、健康教育所（中心）业务工作调查表

1. 专业技术培训：对下级健康教育或社区卫生服务等卫生机构提供健康教育专业技术培训。

2. 专业技术指导：对下级健康教育或社区卫生服务等卫生机构提供健康教育专业技术指导，包括技术指导、督导、考核评估等。

3. 合办栏目：指与媒体有连续 6 个月以上的固定栏目合作。

4. 合办节目：指与媒体合办的专题节目，包括专题片、专题讲座、公益广告等。

5. 活动报道：指媒体对健康教育活动进行的报道，包括新闻、滚动字幕等。

6. 网站：指本机构主办或参与的面向公众的网站或主页，网页内容与健康教育相关。

4.5 统计标准

5岁以下儿童体重标准（2006年世界卫生组织标准）

1. 男（0~4岁）

岁：月龄	月龄	-3SD	-2SD	-1SD	中位数	1SD	2SD	3SD
0：0	0	2.1	2.5	2.9	3.3	3.9	4.4	5.0
0：1	1	2.9	3.4	3.9	4.5	5.1	5.8	6.6
0：2	2	3.8	4.3	4.9	5.6	6.3	7.1	8.0
0：3	3	4.4	5.0	5.7	6.4	7.2	8.0	9.0
0：4	4	4.9	5.6	6.2	7.0	7.8	8.7	9.7
0：5	5	5.3	6.0	6.7	7.5	8.4	9.3	10.4
0：6	6	5.7	6.4	7.1	7.9	8.8	9.8	10.9
0：7	7	5.9	6.7	7.4	8.3	9.2	10.3	11.4
0：8	8	6.2	6.9	7.7	8.6	9.6	10.7	11.9
0：9	9	6.4	7.1	8.0	8.9	9.9	11.0	12.3
0：10	10	6.6	7.4	8.2	9.2	10.2	11.4	12.7
0：11	11	6.8	7.6	8.4	9.4	10.5	11.7	13.0
1：0	12	6.9	7.7	8.6	9.6	10.8	12.0	13.3
1：1	13	7.1	7.9	8.8	9.9	11.0	12.3	13.7
1：2	14	7.2	8.1	9.0	10.1	11.3	12.6	14.0
1：3	15	7.4	8.3	9.2	10.3	11.5	12.8	14.3
1：4	16	7.5	8.4	9.4	10.5	11.7	13.1	14.6
1：5	17	7.7	8.6	9.6	10.7	12.0	13.4	14.9
1：6	18	7.8	8.8	9.8	10.9	12.2	13.7	15.3
1：7	19	8.0	8.9	10.0	11.1	12.5	13.9	15.6
1：8	20	8.1	9.1	10.1	11.3	12.7	14.2	15.9
1：9	21	8.2	9.2	10.3	11.5	12.9	14.5	16.2
1：10	22	8.4	9.4	10.5	11.8	13.2	14.7	16.5
1：11	23	8.5	9.5	10.7	12.0	13.4	15.0	16.8
2：0	24	8.6	9.7	10.8	12.2	13.6	15.3	17.1
2：1	25	8.8	9.8	11.0	12.4	13.9	15.5	17.5
2：2	26	8.9	10.0	11.2	12.5	14.1	15.8	17.8
2：3	27	9.0	10.1	11.3	12.7	14.3	16.1	18.1

岁:月龄	月龄	-3SD	-2SD	-1SD	中位数	1SD	2SD	3SD
2:4	28	9.1	10.2	11.5	12.9	14.5	16.3	18.4
2:5	29	9.2	10.4	11.7	13.1	14.8	16.6	18.7
2:6	30	9.4	10.5	11.8	13.3	15.0	16.9	19.0
2:7	31	9.5	10.7	12.0	13.5	15.2	17.1	19.3
2:8	32	9.6	10.8	12.1	13.7	15.4	17.4	19.6
2:9	33	9.7	10.9	12.3	13.8	15.6	17.6	19.9
2:10	34	9.8	11.0	12.4	14.0	15.8	17.8	20.2
2:11	35	9.9	11.2	12.6	14.2	16.0	18.1	20.4
3:0	36	10.0	11.3	12.7	14.3	16.2	18.3	20.7
3:1	37	10.1	11.4	12.9	14.5	16.4	18.6	21.0
3:2	38	10.2	11.5	13.0	14.7	16.6	18.8	21.3
3:3	39	10.3	11.6	13.1	14.8	16.8	19.0	21.6
3:4	40	10.4	11.8	13.3	15.0	17.0	19.3	21.9
3:5	41	10.5	11.9	13.4	15.2	17.2	19.5	22.1
3:6	42	10.6	12.0	13.6	15.3	17.4	19.7	22.4
3:7	43	10.7	12.1	13.7	15.5	17.6	20.0	22.7
3:8	44	10.8	12.2	13.8	15.7	17.8	20.2	23.0
3:9	45	10.9	12.4	14.0	15.8	18.0	20.5	23.3
3:10	46	11.0	12.5	14.1	16.0	18.2	20.7	23.6
3:11	47	11.1	12.6	14.3	16.2	18.4	20.9	23.9
4:0	48	11.2	12.7	14.4	16.3	18.6	21.2	24.2
4:1	49	11.3	12.8	14.5	16.5	18.8	21.4	24.5
4:2	50	11.4	12.9	14.7	16.7	19.0	21.7	24.8
4:3	51	11.5	13.1	14.8	16.8	19.2	21.9	25.1
4:4	52	11.6	13.2	15.0	17.0	19.4	22.2	25.4
4:5	53	11.7	13.3	15.1	17.2	19.6	22.4	25.7
4:6	54	11.8	13.4	15.2	17.3	19.8	22.7	26.0
4:7	55	11.9	13.5	15.4	17.5	20.0	22.9	26.3
4:8	56	12.0	13.6	15.5	17.7	20.2	23.2	26.6
4:9	57	12.1	13.7	15.6	17.8	20.4	23.4	26.9
4:10	58	12.2	13.8	15.8	18.0	20.6	23.7	27.2
4:11	59	12.3	14.0	15.9	18.2	20.8	23.9	27.6
5:0	60	12.4	14.1	16.0	18.3	21.0	24.2	27.9

2. 女（0~4岁）

岁:月龄	月龄	-3SD	-2SD	-1SD	中位数	1SD	2SD	3SD
0:0	0	2.0	2.4	2.8	3.2	3.7	4.2	4.8
0:1	1	2.7	3.2	3.6	4.2	4.8	5.5	6.2
0:2	2	3.4	3.9	4.5	5.1	5.8	6.6	7.5
0:3	3	4.0	4.5	5.2	5.8	6.6	7.5	8.5
0:4	4	4.4	5.0	5.7	6.4	7.3	8.2	9.3
0:5	5	4.8	5.4	6.1	6.9	7.8	8.8	10.0
0:6	6	5.1	5.7	6.5	7.3	8.2	9.3	10.6
0:7	7	5.3	6.0	6.8	7.6	8.6	9.8	11.1
0:8	8	5.6	6.3	7.0	7.9	9.0	10.2	11.6
0:9	9	5.8	6.5	7.3	8.2	9.3	10.5	12.0
0:10	10	5.9	6.7	7.5	8.5	9.6	10.9	12.4
0:11	11	6.1	6.9	7.7	8.7	9.9	11.2	12.8
1:0	12	6.3	7.0	7.9	8.9	10.1	11.5	13.1
1:1	13	6.4	7.2	8.1	9.2	10.4	11.8	13.5
1:2	14	6.6	7.4	8.3	9.4	10.6	12.1	13.8
1:3	15	6.7	7.6	8.5	9.6	10.9	12.4	14.1
1:4	16	6.9	7.7	8.7	9.8	11.1	12.6	14.5
1:5	17	7.0	7.9	8.9	10.0	11.4	12.9	14.8
1:6	18	7.2	8.1	9.1	10.2	11.6	13.2	15.1
1:7	19	7.3	8.2	9.2	10.4	11.8	13.5	15.4
1:8	20	7.5	8.4	9.4	10.6	12.1	13.7	15.7
1:9	21	7.6	8.6	9.6	10.9	12.3	14.0	16.0
1:10	22	7.8	8.7	9.8	11.1	12.5	14.3	16.4
1:11	23	7.9	8.9	10.0	11.3	12.8	14.6	16.7
2:0	24	8.1	9.0	10.2	11.5	13.0	14.8	17.0
2:1	25	8.2	9.2	10.3	11.7	13.3	15.1	17.3
2:2	26	8.4	9.4	10.5	11.9	13.5	15.4	17.7
2:3	27	8.5	9.5	10.7	12.1	13.7	15.7	18.0
2:4	28	8.6	9.7	10.9	12.3	14.0	16.0	18.3
2:5	29	8.8	9.8	11.1	12.5	14.2	16.2	18.7
2:6	30	8.9	10.0	11.2	12.7	14.4	16.5	19.0
2:7	31	9.0	10.1	11.4	12.9	14.7	16.8	19.3
2:8	32	9.1	10.3	11.6	13.1	14.9	17.1	19.6

240

岁：月龄	月龄	-3SD	-2SD	-1SD	中位数	1SD	2SD	3SD
2：9	33	9.3	10.4	11.7	13.3	15.1	17.3	20.0
2：10	34	9.4	10.5	11.9	13.5	15.4	17.6	20.3
2：11	35	9.5	10.7	12.0	13.7	15.6	17.9	20.6
3：0	36	9.6	10.8	12.2	13.9	15.8	18.1	20.9
3：1	37	9.7	10.9	12.4	14.0	16.0	18.4	21.3
3：2	38	9.8	11.1	12.5	14.2	16.3	18.7	21.6
3：3	39	9.9	11.2	12.7	14.4	16.5	19.0	22.0
3：4	40	10.1	11.3	12.8	14.6	16.7	19.2	22.3
3：5	41	10.2	11.5	13.0	14.8	16.9	19.5	22.7
3：6	42	10.3	11.6	13.1	15.0	17.2	19.8	23.0
3：7	43	10.4	11.7	13.3	15.2	17.4	20.1	23.4
3：8	44	10.5	11.8	13.4	15.3	17.6	20.4	23.7
3：9	45	10.6	12.0	13.6	15.5	17.8	20.7	24.1
3：10	46	10.7	12.1	13.7	15.7	18.1	20.9	24.5
3：11	47	10.8	12.2	13.9	15.9	18.3	21.2	24.8
4：0	48	10.9	12.3	14.0	16.1	18.5	21.5	25.2
4：1	49	11.0	12.4	14.2	16.3	18.8	21.8	25.5
4：2	50	11.1	12.6	14.3	16.4	19.0	22.1	25.9
4：3	51	11.2	12.7	14.5	16.6	19.2	22.4	26.3
4：4	52	11.3	12.8	14.6	16.8	19.4	22.6	26.6
4：5	53	11.4	12.9	14.8	17.0	19.7	22.9	27.0
4：6	54	11.5	13.0	14.9	17.2	19.9	23.2	27.4
4：7	55	11.6	13.2	15.1	17.3	20.1	23.5	27.7
4：8	56	11.7	13.3	15.2	17.5	20.3	23.8	28.1
4：9	57	11.8	13.4	15.3	17.7	20.6	24.1	28.5
4：10	58	11.9	13.5	15.5	17.9	20.8	24.4	28.8
4：11	59	12.0	13.6	15.6	18.0	21.0	24.6	29.2
5：0	60	12.1	13.7	15.8	18.2	21.2	24.9	29.5

第五部分

全国新型农村合作
医疗调查制度

5.1 总 说 明

一、调查目的

了解新型农村合作医疗运行情况，为政府制定和完善新型农村合作医疗制度提供科学依据。

二、调查范围

开展新型农村合作医疗的县（市、区）。

三、主要内容

开展新型农村合作医疗县（市、区）社会经济与参合情况、基金筹集情况、基金分配与支出情况、新型农村合作医疗补偿情况、新型农村合作医疗县（市、区）经办机构人员及收支情况。

四、报送方式、报告时间及调查方法

1. 开展新型农村合作医疗的县（市、区）为单位填写，由各省（区、市）新型农村合作医疗管理机构汇总报送。

2. 季报分别于当年 4 月 20 日、7 月 20 日、10 月 20 日、1 月 25 日之前上报，年报于次年 1 月 25 日之前上报卫生部农村卫生管理司。

3. 报送方式为逐级上报。调查方法为全面调查。

5.2 报表目录

表号	表名	报告期	填报范围	报送单位	报送日期及方式
卫统 47 表	参合情况调查表	季报/年报	开展新农合的县（市、区）	新农合省级管理机构	季后 20 日内/次年 1 月 25 日前逐级上报
卫统 48 表	新农合基金筹集情况调查表	季报/年报	同上	同上	同上
卫统 49 表	新农合基金分配与支出情况调查表	年报	同上	同上	次年 1 月 25 日前逐级上报
卫统 50-1 表	新农合补偿情况调查表 – 住院补偿	季报/年报	同上	同上	季后 20 日内/次年 1 月 25 日前逐级上报
卫统 50-2 表	新农合补偿情况调查表 – 门诊补偿	季报/年报	同上	同上	同上
卫统 50-3 表	新农合补偿情况调查表 – 其他补偿	季报/年报	同上	同上	同上
卫统 51 表	新农合经办机构调查表	年报	同上	同上	次年 1 月 25 日前逐级上报

5.3 调查表式

5.3.1 社会经济与参合情况调查表

表　　号：卫统 47 表
制表机关：卫生部
批准机关：国家统计局
批准文号：国统制〔2010〕5 号
有效期至：2012 年

省（自治区、直辖市）：
地（市、州、盟）：
县（市、区、旗）：　　　　　年　　　　季

指标名称	代码	计量单位	数量
甲	乙	丙	1
一、新农合启动时间	101	—	
二、乡（镇、街道）数	102	个	
三、行政村数	103	个	
四、农村总户数	104	户	
五、总人口数	105	人	
六、农业人口数	106	人	
七、农村医疗救助对象人数	107	人	
八、参加新农合户数	108	户	
九、参加新农合人数	109	人	
十、民政部门资助参合人数	110	人	
十一、上年生产总值	111	万元	
十二、上年财政收入	112	万元	
十三、上年财政支出	113	万元	
十四、上年农民人均纯收入	114	元	

单位负责人：　　　　　 填表人：　　　　　 联系电话：　　　　 报出日期：　　　　年　　月　　日

填报说明：季度报表只填写 101 项、105-107 项、109-110 项。

5.3.2 新农合基金筹集情况调查表

表　　号：卫统 48 表
制表机关：卫生部
批准机关：国家统计局
批准文号：国统制〔2010〕5 号
有效期至：2012 年

省（自治区、直辖市）：
地（市、州、盟）：
县（市、区、旗）：＿＿＿＿＿年＿＿＿＿＿季

指标名称	代码	计量单位	数量
甲	乙	丙	1
一、基金总额	201	万元	
二、本年度筹资总额	202	万元	
其中：1 中央财政	203	万元	
2 地方财政	204	万元	
其中：2.1 省级财政	205	万元	
2.2 市级财政	206	万元	
2.3 县级财政	207	万元	
2.4 乡级财政	208	万元	
3 个人缴纳	209	万元	
其中：3.1 个人自付	210	万元	
3.2 医疗救助缴纳	211	万元	
3.3 其他资助	212	万元	
4 利息收入	213	万元	
5 其他	214	万元	
三、上年结转	215	万元	
其中：1 家庭账户基金结转	216	万元	
2 风险基金结转	217	万元	

单位负责人：＿＿＿＿＿＿　填表人：＿＿＿＿＿＿　联系电话：＿＿＿＿＿　报出日期：＿＿＿年＿＿月＿＿日

填报说明：1. 201 项 = 202 项 + 215 项；202 项 = 203 项 + 204 项 + 209 项 + 213 项 + 214 项；204 项 = 205 项 + 206 项 + 207 项 + 208 项；209 项 = 210 项 + 211 项 + 212 项。

　　　　　2. 季度报表只填写 202-214 项，为本年内截止到本季度末的累计数。

5.3.3 新农合基金分配与支出情况调查表

表　　号：卫统 49 表
制表机关：卫生部
批准机关：国家统计局
批准文号：国统制〔2010〕5 号
有效期至：2012 年

省（自治区、直辖市）：
地（市、州、盟）：
县（市、区、旗）：　　　　　　年

指标名称	代码	计量单位	数量
甲	乙	丙	1
一、本年度基金分配	－	－	－
本年度筹资总额	301	万元	
其中：1 统筹基金	302	万元	
其中：1.1 计提风险基金	303	万元	
2 门诊家庭账户基金	304	万元	
二、本年度基金支出	－	－	－
本年度基金支出总额	305	万元	
其中：1 统筹基金支出	306	万元	
其中：1.1 动用风险基金	307	万元	
2 门诊家庭账户基金支出	308	万元	

单位负责人：＿＿＿＿＿　填表人：＿＿＿＿＿　联系电话：＿＿＿＿　报出日期：＿＿＿年＿＿月＿＿日

填报说明：1. 301 项＝302 项＋304 项；305 项＝306 项＋308 项。

2. 305 项＝"卫统 50-1 表"411 项＋"卫统 50-2 表"507 项＋"卫统 50-2 表"513 项＋"卫统 50-3 表"603 项＋"卫统 50-3 表"606 项＋"卫统 50-3 表"608 项＋"卫统 50-3 表"610 项。

5.3.4 新农合补偿情况调查表

（住院补偿）

表　　号：卫统 50-1 表
制表机关：卫生部
批准机关：国家统计局
批准文号：国统制〔2010〕5 号
有效期至：2012 年

省（自治区、直辖市）：
地（市、州、盟）：
县（市、区、旗）：　　　　　　年　　　　委

指标名称	代码	计量单位	数量
甲	乙	丙	1
一、参合农民住院	–	–	–
人次数	401	人次	
总费用	402	万元	
二、参合农民住院补偿	–	–	–
补偿人次数	403	人次	
其中：1 县外医疗机构	404	人次	
2 县级医疗机构	405	人次	
3 乡级医疗机构	406	人次	
住院总费用	407	万元	
其中：1 县外医疗机构	408	万元	
2 县级医疗机构	409	万元	
3 乡级医疗机构	410	万元	
补偿金额	411	万元	
其中：1 县外医疗机构	412	万元	
2 县级医疗机构	413	万元	
3 乡级医疗机构	414	万元	

单位负责人：　　　　　　填表人：　　　　　　联系电话：　　　　　报出日期：　　　　年　　月　　日

填报说明：1. 403 项 = 404 项 + 405 项 + 406 项；407 项 = 408 项 + 409 项 + 410 项；411 项 = 412 项 + 413 项 + 414 项；401 项≥403 项；402 项≥407 项。

　　　　　2. 季度报表只填写 401-403 项、407 项、411 项，为本季度当季发生数。

5.3.5 新农合补偿情况调查表

（门诊补偿）

表　　号：卫统 50-2 表
制表机关：卫生部
批准机关：国家统计局
批准文号：国统制〔2010〕5 号
有效期至：2012 年

省（自治区、直辖市）：
地（市、州、盟）：
县（市、区、旗）：　　　　　年　　　　委

指标名称	代码	计量单位	数量
甲	乙	丙	1
一、门诊统筹形式	－	－	－
补偿人次数	501	人次	
其中：1 乡级医疗机构	502	人次	
2 村级医疗机构	503	人次	
总费用	504	万元	
其中：1 乡级医疗机构	505	万元	
2 村级医疗机构	506	万元	
补偿金额	507	万元	
其中：1 乡级医疗机构	508	万元	
2 村级医疗机构	509	万元	
二、家庭账户形式	－	－	－
补偿人次数	510	人次	
其中：1 乡级医疗机构	511	人次	
2 村级医疗机构	512	人次	
补偿金额	513	万元	
其中：1 乡级医疗机构	514	万元	
2 村级医疗机构	515	万元	

单位负责人：＿＿＿＿＿　填表人：＿＿＿＿＿　联系电话：＿＿＿＿＿　报出日期：＿＿＿＿年＿＿月＿＿日

填报说明：1. 501 项≥502 项＋503 项；504 项≥505 项＋506 项；507 项≥508 项＋509 项；510 项≥
　　　　　 511 项＋512 项；513 项≥514 项＋515 项。

　　　　2. 季度报表只填写 501 项、504 项、507 项、510 项、513 项，为本季度当季发生数。

5.3.6 新农合补偿情况调查表
（其他补偿）

表　　号：卫统 50-3 表
制表机关：卫生部
批准机关：国家统计局
批准文号：国统制〔2010〕5 号
有效期至：2012 年

省（自治区、直辖市）：

地（市、州、盟）：

县（市、区、旗）：　　　　　　　　　年　　　委

指标名称	代码	计量单位	数量
甲	乙	丙	1
一、住院分娩（定额补偿）	－	－	－
补偿人次数	601	人次	
总费用	602	万元	
补偿金额	603	万元	
二、特殊病种大额门诊	－	－	
补偿人次数	604	人次	
总费用	605	万元	
补偿金额	606	万元	
三、体检	－	－	
人次数	607	人次	
支出	608	万元	
四、其他补偿	－	－	
补偿人次数	609	人次	
补偿金额	610	万元	
项目（请注明）	611	－	

单位负责人：　　　　　　　填表人：　　　　　　　联系电话：　　　　　　报出日期：　　　　年　　月　　日

填报说明：季度报表请填写本季度当季发生数。

5.3.7 新农合经办机构调查表

表　　号：卫统 51 表
制表机关：卫生部
批准机关：国家统计局
批准文号：国统制〔2010〕5 号
有效期至：2012 年

省（自治区、直辖市）：
地（市、州、盟）：
县（市、区、旗）：　　　　　年

指标名称	代码	计量单位	数量
甲	乙	丙	1
一、定编人数	701	人	
其中：县级	702	人	
二、实有人数	703	人	
其中：县级	704	人	
三、经费收入	705	万元	
其中：1 财政拨款	706	万元	
2 其他收入	707	万元	
四、经费支出	708	万元	
其中：1 人员支出	709	万元	
2 公用支出	710	万元	
3 专项支出	711	万元	
4 其他支出	712	万元	

单位负责人：_____　填表人：_____　联系电话：_____　报出日期：_____年___月___日

填报说明：1. 本表由参加新农合的县（市、区）填报。

　　　　　2. 705 项 = 706 项 + 707 项；708 项 = 709 项 + 710 项 + 711 项 + 712 项。

5.4 主要指标解释

一、社会经济与参合情况调查表（卫统 47 表）

1. 乡（镇、街道）数、行政村数、农村总户数、总人口数：指相应行政区域内上一年度的乡（镇、街道）数、行政村数、农村总户数、总人口数，以当地统计局公布数据为准。

2. 农业人口数：指相应行政区域内上一年度的农业人口数，以当地统计局公布数据为准。无农业人口统计数字的县（市、区）可按当地统计局公布的乡村人口数填报。

3. 农村医疗救助对象人数：指相应行政区域内上一年度由民政部门确定的农村医疗救助对象人数（包括农村居民最低生活保障人口、五保户、农村传统及临时救济人口等），以当地民政部门公布数据为准。

4. 参加新农合的户数：指根据本地新农合的实施方案，到本年度新农合筹资截止时，实际参加新农合的户数。

5. 参加新农合的人数：指根据本地新农合的实施方案，到本年度新农合筹资截止时，已缴纳参加新农合资金的人口数。

二、新农合基金筹集情况调查表（卫统 48 表）

6. 基金总额：指本年度的筹资总额（包括中央及地方财政配套资金、农民个人缴纳资金、新农合基金本年度产生的全部利息收入、其他来源的资金）、新农合基金上一年结转金额（含家庭账户基金结转、风险基金结转）的合计数。

7. 本年度筹资总额：指为本年度筹集的，实际进入新农合专用账户的基金数额，包括本年的中央及地方财政配套资金、农民个人缴纳资金（包含民政部门及其他相关部门代缴的救助资金）、新农合基金本年度产生的全部利息收入及其他渠道实际筹集到的新农合基金额，筹资数额以进入新农合专用账户的基金数额为准，不含上年结转资金。

8. 中央财政、地方财政：指本年度筹资总额中，中央、地方财政（包括省、市、县各级财政拨款）实际拨付进入新农合专用账户的基金数额。

9. 个人缴纳：指本年度筹资总额中，实际应由个人缴纳的基金数额，包括农民个人自付金额、由民政等相关部门代救助对象缴纳的及由乡镇或村集体代农民缴纳的应由个人缴纳的资金等。

10. 医疗救助缴纳：指本年度内，由民政部门为符合规定的农村救助对象（如农村居民最低生活保障人口、五保户、农村传统及临时救济人口等）代缴参合费的资金总额。

11. 其他资助：指本年度内，由民政以外的其他政府相关部门、村集体、社会团体、企事业单位、个人等为参合农民代缴参合费的资金总额。

12. 利息收入：指新农合基金在本年度所产生的全部利息收入。

13. 其他：本年度筹资总额中，除省、市、县级财政补助、个人缴纳的资金、利息收入外，其他所有来源的新农合资金数额，如乡级财政、社会捐赠、村集体出资等。

14. 上年结转：指上一年度新农合基金结余额，转入本年度新农合基金的资金数额（上年新农合基金总额减去上年新农合基金支出总额），含家庭账户基金结转和风险基金结转。

15. 家庭账户基金结转：指根据新农合基金管理办法，上一年度新农合家庭账户基金结余额，转入本年度新农合家庭账户基金的资金数额。

16. 风险基金结转：指根据新农合基金管理办法，上一年度新农合风险基金结余额，转入本年度新农合风险基金账户的资金数额。

三、新农合基金分配与支出情况调查表（卫统 49 表）

17. 本年度基金分配：指根据本县（市、区）新农合实施方案，对本年度实际到位的新农合基金（即本年度筹资总额）按其不同使用目的划分到统筹基金、门诊家庭账户基金和风险基金的情况。

18. 统筹基金：指根据本县（市、区）新农合实施方案，从新农合基金中划分出来，以统筹的形式进行管理，用于对参合人员住院、门诊或某些特殊项目进行补偿的基金数额。

19. 门诊家庭账户基金：指根据本县（市、区）新农合实施方案，从新农合基金中划分出来，以家庭账户的形式进行管理，用于对参合人员门诊进行补偿的基金数额。

20. 本年度计提风险基金：指根据本县（市、区）新农合实施方案，本年度按规定比例从筹集的新农合基金中提取的风险基金数额。

21. 本年度基金支出：指本年度内，实际从新农合基金账户中支出用于新农合补偿的金额。

22. 统筹基金支出：指本年度内，统筹基金实际支出金额。包括因统筹基金超支而使用的上年结转。

23. 门诊家庭账户基金支出：指本年度内，门诊家庭账户基金的实际支出金额。

24. 本年度动用风险基金：本年度由于新农合基金非正常超支而造成新农合基金临时周转困难而动用风险基金数。发生基金超支，但从基金历年结余中列支而没有动用风险基金的，不填写该项。

四、新农合补偿情况调查表（住院补偿）（卫统 50-1 表）

25. 住院人次数：指本年度内，参合人员因疾病住院（不包括参合孕产妇计划内住院分娩）的人次数，包括获得住院补偿和未获得住院补偿的参合人员的住院人次数。

26. 住院总费用：指本年度内，参合人员因疾病住院（不包括参合孕产妇计划内住院分娩）发生的总费用，包括获得住院补偿和未获得住院补偿的参合人员的住院总费用。

27. 住院补偿人次数：指本年度内，参合人员因疾病住院获得补偿（不包括对参合孕产妇计划内住院分娩给予的定额补偿）的人次数。

28. 获得补偿的参合人员住院总费用：指本年度内，参合人员中因疾病住院获得补偿（不包括对参合孕产妇计划内住院分娩给予的定额补偿）的人员住院发生的医疗总费用。

29. 住院补偿金额：指本年度内，参合人员因疾病住院获得补偿（不包括对参合孕产妇计划内住院分娩给予的定额补偿）的金额。

五、新农合补偿情况调查表（门诊补偿）（卫统 50-2 表）

30. 门诊补偿人次数：指本年度内，参合人员获得门诊补偿的人次数。门诊统筹和家庭账户两种形式分别统计。

31. 门诊统筹总费用：指本年度内，以门诊统筹形式获得门诊补偿的参合人员门诊发生的总费用。

32. 门诊补偿金额：指本年度内，参合人员获得的门诊补偿金额。门诊统筹和家庭账户两种形式分别统计。

六、新农合补偿情况调查表（其他补偿）（卫统50-3表）

33. 住院分娩（定额补偿）人次：指根据本地新农合实施方案，本年度内，对参合孕产妇计划内住院分娩给予定额补偿的人次数。

34. 住院分娩（定额补偿）的住院总费用：指本年度内，获得补偿的计划内住院分娩的参合孕产妇住院发生的总费用。

35. 住院分娩（定额补偿）的补偿金额：指根据本地新农合实施方案，本年度内，参合孕产妇计划内住院分娩获得的定额补偿金额。

36. 特殊病种大额门诊补偿人次：指根据本地新农合实施方案，本年度内，对参合人员患有特殊病种所产生的大额门诊费用进行补偿的人次数。特殊病种大额门诊补偿一般是指对在门诊治疗的某些疾病（通常为慢性病、高额治疗费用的疾病等）制定不同于普通门诊的补偿办法。

37. 特殊病种大额门诊总费用：指本年度内，参合人员中，获得特殊病种大额门诊补偿的人员发生的大额门诊费用。

38. 特殊病种大额门诊补偿金额：指根据本地新农合实施方案，本年度内，参合人员获得特殊病种大额门诊补偿的金额。

39. 体检：指根据本地新农合实施方案，本年度内，对参合人员进行体检的人次数及从新农合基金中支出的费用。

40. 其他补偿：指根据本地新农合实施方案，本年度内，从新农合基金中支出的，除住院、门诊、住院分娩、体检以及特殊病种大额门诊之外，对参合人员的某些项目按规定补偿的情况。

七、新农合经办机构调查表（卫统51表）

41. 定编人数：指由编办行文确定的全县（包括乡镇）新农合经办机构工作人员数。

县级定编人数是指县本级经办机构定编人数，不含派出到乡镇的定编人员。

42. 实有人数：指全县（包括乡镇）新农合经办机构现有专（兼）职工作人员数。

县级实有人数是指县本级经办机构专（兼）职工作人员人数，不含派出到乡镇的专（兼）职工作人员。

43. 人员支出：指用于支付全县（包括乡镇）新农合经办机构人员工资、奖金等的支出。

44. 公用支出：指用于支付全县新农合日常管理的办公费、业务费等支出。

45. 专项支出：指用于支付全县新农合建设专项资金的支出。

附录 1

相关法律法规及文件

附录1

有关法律法规及文件

6.1 统　　计

6.1.1　中华人民共和国统计法

（1983 年 12 月 8 日第六届全国人民代表大会常务委员会第三次会议通过　根据 1996 年 5 月 15 日第八届全国人民代表大会常务委员会第十九次会议《关于修改〈中华人民共和国统计法〉的决定》修正　2009 年 6 月 27 日第十一届全国人民代表大会常务委员会第九次会议修订）

第一章　总　　则

第一条　为了科学、有效地组织统计工作，保障统计资料的真实性、准确性、完整性和及时性，发挥统计在了解国情国力、服务经济社会发展中的重要作用，促进社会主义现代化建设事业发展，制定本法。

第二条　本法适用于各级人民政府、县级以上人民政府统计机构和有关部门组织实施的统计活动。

统计的基本任务是对经济社会发展情况进行统计调查、统计分析，提供统计资料和统计咨询意见，实行统计监督。

第三条　国家建立集中统一的统计系统，实行统一领导、分级负责的统计管理体制。

第四条　国务院和地方各级人民政府、各有关部门应当加强对统计工作的组织领导，为统计工作提供必要的保障。

第五条　国家加强统计科学研究，健全科学的统计指标体系，不断改进统计调查方法，提高统计的科学性。

国家有计划地加强统计信息化建设，推进统计信息搜集、处理、传输、共享、存储技术和统计数据库体系的现代化。

第六条　统计机构和统计人员依照本法规定独立行使统计调查、统计报告、统计监督的职权，不受侵犯。

地方各级人民政府、政府统计机构和有关部门以及各单位的负责人，不得自行修改统计机构和统计人员依法搜集、整理的统计资料，不得以任何方式要求统计机构、统计人员及其他机构、人员伪造、篡改统计资料，不得对依法履行职责或者拒绝、抵制统计违法行为的统计人员打击报复。

第七条　国家机关、企业事业单位和其他组织以及个体工商户和个人等统计调查对象，必须依照本法和国家有关规定，真实、准确、完整、及时地提供统计调查所需的资料，不得提供不真实或者不完整的统计资料，不得迟报、拒报统计资料。

第八条　统计工作应当接受社会公众的监督。任何单位和个人有权检举统计中弄虚作假等违法行为。对检举有功的单位和个人应当给予表彰和奖励。

第九条　统计机构和统计人员对在统计工作中知悉的国家秘密、商业秘密和个人信息，应当予以保密。

第十条 任何单位和个人不得利用虚假统计资料骗取荣誉称号、物质利益或者职务晋升。

第二章 统计调查管理

第十一条 统计调查项目包括国家统计调查项目、部门统计调查项目和地方统计调查项目。

国家统计调查项目是指全国性基本情况的统计调查项目。部门统计调查项目是指国务院有关部门的专业性统计调查项目。地方统计调查项目是指县级以上地方人民政府及其部门的地方性统计调查项目。

国家统计调查项目、部门统计调查项目、地方统计调查项目应当明确分工，互相衔接，不得重复。

第十二条 国家统计调查项目由国家统计局制定，或者由国家统计局和国务院有关部门共同制定，报国务院备案；重大的国家统计调查项目报国务院审批。

部门统计调查项目由国务院有关部门制定。统计调查对象属于本部门管辖系统的，报国家统计局备案；统计调查对象超出本部门管辖系统的，报国家统计局审批。

地方统计调查项目由县级以上地方人民政府统计机构和有关部门分别制定或者共同制定。其中，由省级人民政府统计机构单独制定或者和有关部门共同制定的，报国家统计局审批；由省级以下人民政府统计机构单独制定或者和有关部门共同制定的，报省级人民政府统计机构审批；由县级以上地方人民政府有关部门制定的，报本级人民政府统计机构审批。

第十三条 统计调查项目的审批机关应当对调查项目的必要性、可行性、科学性进行审查，对符合法定条件的，作出予以批准的书面决定，并公布；对不符合法定条件的，作出不予批准的书面决定，并说明理由。

第十四条 制定统计调查项目，应当同时制定该项目的统计调查制度，并依照本法第十二条的规定一并报经审批或者备案。

统计调查制度应当对调查目的、调查内容、调查方法、调查对象、调查组织方式、调查表式、统计资料的报送和公布等作出规定。

统计调查应当按照统计调查制度组织实施。变更统计调查制度的内容，应当报经原审批机关批准或者原备案机关备案。

第十五条 统计调查表应当标明表号、制定机关、批准或者备案文号、有效期限等标志。

对未标明前款规定的标志或者超过有效期限的统计调查表，统计调查对象有权拒绝填报；县级以上人民政府统计机构应当依法责令停止有关统计调查活动。

第十六条 搜集、整理统计资料，应当以周期性普查为基础，以经常性抽样调查为主体，综合运用全面调查、重点调查等方法，并充分利用行政记录等资料。

重大国情国力普查由国务院统一领导，国务院和地方人民政府组织统计机构和有关部门共同实施。

第十七条 国家制定统一的统计标准，保障统计调查采用的指标涵义、计算方法、分类目录、调查表式和统计编码等的标准化。

国家统计标准由国家统计局制定，或者由国家统计局和国务院标准化主管部门共同制定。

国务院有关部门可以制定补充性的部门统计标准，报国家统计局审批。部门统计标准不得与国家统计标准相抵触。

第十八条 县级以上人民政府统计机构根据统计任务的需要，可以在统计调查对象中推广使用计算机网络报送统计资料。

第十九条 县级以上人民政府应当将统计工作所需经费列入财政预算。

重大国情国力普查所需经费，由国务院和地方人民政府共同负担，列入相应年度的财政预算，按时拨付，确保到位。

第三章　统计资料的管理和公布

第二十条 县级以上人民政府统计机构和有关部门以及乡、镇人民政府，应当按照国家有关规定建立统计资料的保存、管理制度，建立健全统计信息共享机制。

第二十一条 国家机关、企业事业单位和其他组织等统计调查对象，应当按照国家有关规定设置原始记录、统计台账，建立健全统计资料的审核、签署、交接、归档等管理制度。

统计资料的审核、签署人员应当对其审核、签署的统计资料的真实性、准确性和完整性负责。

第二十二条 县级以上人民政府有关部门应当及时向本级人民政府统计机构提供统计所需的行政记录资料和国民经济核算所需的财务资料、财政资料及其他资料，并按照统计调查制度的规定及时向本级人民政府统计机构报送其组织实施统计调查取得的有关资料。

县级以上人民政府统计机构应当及时向本级人民政府有关部门提供有关统计资料。

第二十三条 县级以上人民政府统计机构按照国家有关规定，定期公布统计资料。

国家统计数据以国家统计局公布的数据为准。

第二十四条 县级以上人民政府有关部门统计调查取得的统计资料，由本部门按照国家有关规定公布。

第二十五条 统计调查中获得的能够识别或者推断单个统计调查对象身份的资料，任何单位和个人不得对外提供、泄露，不得用于统计以外的目的。

第二十六条 县级以上人民政府统计机构和有关部门统计调查取得的统计资料，除依法应当保密的外，应当及时公开，供社会公众查询。

第四章　统计机构和统计人员

第二十七条 国务院设立国家统计局，依法组织领导和协调全国的统计工作。

国家统计局根据工作需要设立的派出调查机构，承担国家统计局布置的统计调查等任务。

县级以上地方人民政府设立独立的统计机构，乡、镇人民政府设置统计工作岗位，配备专职或者兼职统计人员，依法管理、开展统计工作，实施统计调查。

第二十八条 县级以上人民政府有关部门根据统计任务的需要设立统计机构，或者在有关机构中设置统计人员，并指定统计负责人，依法组织、管理本部门职责范围内的统计工作，实施统计调查，在统计业务上受本级人民政府统计机构的指导。

第二十九条　统计机构、统计人员应当依法履行职责，如实搜集、报送统计资料，不得伪造、篡改统计资料，不得以任何方式要求任何单位和个人提供不真实的统计资料，不得有其他违反本法规定的行为。

统计人员应当坚持实事求是，恪守职业道德，对其负责搜集、审核、录入的统计资料与统计调查对象报送的统计资料的一致性负责。

第三十条　统计人员进行统计调查时，有权就与统计有关的问题询问有关人员，要求其如实提供有关情况、资料并改正不真实、不准确的资料。

统计人员进行统计调查时，应当出示县级以上人民政府统计机构或者有关部门颁发的工作证件；未出示的，统计调查对象有权拒绝调查。

第三十一条　国家实行统计专业技术职务资格考试、评聘制度，提高统计人员的专业素质，保障统计队伍的稳定性。

统计人员应当具备与其从事的统计工作相适应的专业知识和业务能力。

县级以上人民政府统计机构和有关部门应当加强对统计人员的专业培训和职业道德教育。

第五章　监督检查

第三十二条　县级以上人民政府及其监察机关对下级人民政府、本级人民政府统计机构和有关部门执行本法的情况，实施监督。

第三十三条　国家统计局组织管理全国统计工作的监督检查，查处重大统计违法行为。

县级以上地方人民政府统计机构依法查处本行政区域内发生的统计违法行为。但是，国家统计局派出的调查机构组织实施的统计调查活动中发生的统计违法行为，由组织实施该项统计调查的调查机构负责查处。

法律、行政法规对有关部门查处统计违法行为另有规定的，从其规定。

第三十四条　县级以上人民政府有关部门应当积极协助本级人民政府统计机构查处统计违法行为，及时向本级人民政府统计机构移送有关统计违法案件材料。

第三十五条　县级以上人民政府统计机构在调查统计违法行为或者核查统计数据时，有权采取下列措施：

（一）发出统计检查查询书，向检查对象查询有关事项；

（二）要求检查对象提供有关原始记录和凭证、统计台账、统计调查表、会计资料及其他相关证明和资料；

（三）就与检查有关的事项询问有关人员；

（四）进入检查对象的业务场所和统计数据处理信息系统进行检查、核对；

（五）经本机构负责人批准，登记保存检查对象的有关原始记录和凭证、统计台账、统计调查表、会计资料及其他相关证明和资料；

（六）对与检查事项有关的情况和资料进行记录、录音、录像、照相和复制。

县级以上人民政府统计机构进行监督检查时，监督检查人员不得少于二人，并应当出示执法证件；未出示的，有关单位和个人有权拒绝检查。

第三十六条　县级以上人民政府统计机构履行监督检查职责时，有关单位和个人应当如实反映情况，提供相关证明和资料，不得拒绝、阻碍检查，不得转移、隐匿、篡改、毁弃原始记录和凭证、统计台账、统计调查表、会计资料及其他相关证明和资料。

第六章 法律责任

第三十七条 地方人民政府、政府统计机构或者有关部门、单位的负责人有下列行为之一的，由任免机关或者监察机关依法给予处分，并由县级以上人民政府统计机构予以通报：

（一）自行修改统计资料、编造虚假统计数据的；

（二）要求统计机构、统计人员或者其他机构、人员伪造、篡改统计资料的；

（三）对依法履行职责或者拒绝、抵制统计违法行为的统计人员打击报复的；

（四）对本地方、本部门、本单位发生的严重统计违法行为失察的。

第三十八条 县级以上人民政府统计机构或者有关部门在组织实施统计调查活动中有下列行为之一的，由本级人民政府、上级人民政府统计机构或者本级人民政府统计机构责令改正，予以通报；对直接负责的主管人员和其他直接责任人员，由任免机关或者监察机关依法给予处分：

（一）未经批准擅自组织实施统计调查的；

（二）未经批准擅自变更统计调查制度的内容的；

（三）伪造、篡改统计资料的；

（四）要求统计调查对象或者其他机构、人员提供不真实的统计资料的；

（五）未按照统计调查制度的规定报送有关资料的。

统计人员有前款第三项至第五项所列行为之一的，责令改正，依法给予处分。

第三十九条 县级以上人民政府统计机构或者有关部门有下列行为之一的，对直接负责的主管人员和其他直接责任人员由任免机关或者监察机关依法给予处分：

（一）违法公布统计资料的；

（二）泄露统计调查对象的商业秘密、个人信息或者提供、泄露在统计调查中获得的能够识别或者推断单个统计调查对象身份的资料的；

（三）违反国家有关规定，造成统计资料毁损、灭失的。

统计人员有前款所列行为之一的，依法给予处分。

第四十条 统计机构、统计人员泄露国家秘密的，依法追究法律责任。

第四十一条 作为统计调查对象的国家机关、企业事业单位或者其他组织有下列行为之一的，由县级以上人民政府统计机构责令改正，给予警告，可以予以通报；其直接负责的主管人员和其他直接责任人员属于国家工作人员的，由任免机关或者监察机关依法给予处分：

（一）拒绝提供统计资料或者经催报后仍未按时提供统计资料的；（二）提供不真实或者不完整的统计资料的；（三）拒绝答复或者不如实答复统计检查查询书的；（四）拒绝、阻碍统计调查、统计检查的；（五）转移、隐匿、篡改、毁弃或者拒绝提供原始记录和凭证、统计台账、统计调查表及其他相关证明和资料的。

企业事业单位或者其他组织有前款所列行为之一的，可以并处五万元以下的罚款；情节严重的，并处五万元以上二十万元以下的罚款。

个体工商户有本条第一款所列行为之一的，由县级以上人民政府统计机构责令改正，给予警告，可以并处一万元以下的罚款。

第四十二条 作为统计调查对象的国家机关、企业事业单位或者其他组织迟报统计资料，或者未按照国家有关规定设置原始记录、统计台账的，由县级以上人民政府统计机构责令改正，给予警告。

企业事业单位或者其他组织有前款所列行为之一的，可以并处一万元以下的罚款。

个体工商户迟报统计资料的，由县级以上人民政府统计机构责令改正，给予警告，可以并处一千元以下的罚款。

第四十三条　县级以上人民政府统计机构查处统计违法行为时，认为对有关国家工作人员依法应当给予处分的，应当提出给予处分的建议；该国家工作人员的任免机关或者监察机关应当依法及时作出决定，并将结果书面通知县级以上人民政府统计机构。

第四十四条　作为统计调查对象的个人在重大国情国力普查活动中拒绝、阻碍统计调查，或者提供不真实或者不完整的普查资料的，由县级以上人民政府统计机构责令改正，予以批评教育。

第四十五条　违反本法规定，利用虚假统计资料骗取荣誉称号、物质利益或者职务晋升的，除对其编造虚假统计资料或者要求他人编造虚假统计资料的行为依法追究法律责任外，由作出有关决定的单位或者其上级单位、监察机关取消其荣誉称号，追缴获得的物质利益，撤销晋升的职务。

第四十六条　当事人对县级以上人民政府统计机构作出的行政处罚决定不服的，可以依法申请行政复议或者提起行政诉讼。其中，对国家统计局在省、自治区、直辖市派出的调查机构作出的行政处罚决定不服的，向国家统计局申请行政复议；对国家统计局派出的其他调查机构作出的行政处罚决定不服的，向国家统计局在该派出机构所在的省、自治区、直辖市派出的调查机构申请行政复议。

第四十七条　违反本法规定，构成犯罪的，依法追究刑事责任。

第七章　附　　则

第四十八条　本法所称县级以上人民政府统计机构，是指国家统计局及其派出的调查机构、县级以上地方人民政府统计机构。

第四十九条　民间统计调查活动的管理办法，由国务院制定。中华人民共和国境外的组织、个人需要在中华人民共和国境内进行统计调查活动的，应当按照国务院的规定报请审批。

利用统计调查危害国家安全、损害社会公共利益或者进行欺诈活动的，依法追究法律责任。

第五十条　本法自 2010 年 1 月 1 日起施行。

6.1.2 统计违法违纪行为处分规定

（《统计违法违纪行为处分规定》已经监察部 2009 年 2 月 9 日第一次部长办公会议、人力资源社会保障部 2008 年 12 月 30 日第十六次部务会议、国家统计局 2008 年 11 月 6 日第十八次局务会议审议通过。现予公布，自 2009 年 5 月 1 日起施行）

第一条 为了加强统计工作，提高统计数据的准确性和及时性，惩处和预防统计违法违纪行为，促进统计法律法规的贯彻实施，根据《中华人民共和国统计法》、《中华人民共和国行政监察法》、《中华人民共和国公务员法》、《行政机关公务员处分条例》及其他有关法律、行政法规，制定本规定。

第二条 有统计违法违纪行为的单位中负有责任的领导人员和直接责任人员，以及有统计违法违纪行为的个人，应当承担纪律责任。属于下列人员的（以下统称有关责任人员），由任免机关或者监察机关按照管理权限依法给予处分：

（一）行政机关公务员；

（二）法律、法规授权的具有公共事务管理职能的事业单位中经批准参照《中华人民共和国公务员法》管理的工作人员；

（三）行政机关依法委托的组织中除工勤人员以外的工作人员；

（四）企业、事业单位、社会团体中由行政机关任命的人员。

法律、行政法规、国务院决定和国务院监察机关、国务院人力资源社会保障部门制定的处分规章对统计违法违纪行为的处分另有规定的，从其规定。

第三条 地方、部门以及企业、事业单位、社会团体的领导人员有下列行为之一的，给予记过或者记大过处分；情节较重的，给予降级或者撤职处分；情节严重的，给予开除处分：

（一）自行修改统计资料、编造虚假数据的；

（二）强令、授意本地区、本部门、本单位统计机构、统计人员或者其他有关机构、人员拒报、虚报、瞒报或者篡改统计资料、编造虚假数据的；

（三）对拒绝、抵制篡改统计资料或者对拒绝、抵制编造虚假数据的人员进行打击报复的；

（四）对揭发、检举统计违法违纪行为的人员进行打击报复的。

有前款第（三）项、第（四）项规定行为的，应当从重处分。

第四条 地方、部门以及企业、事业单位、社会团体的领导人员，对本地区、本部门、本单位严重失实的统计数据，应当发现而未发现或者发现后不予纠正，造成不良后果的，给予警告或者记过处分；造成严重后果的，给予记大过或者降级处分；造成特别严重后果的，给予撤职或者开除处分。

第五条 各级人民政府统计机构、有关部门及其工作人员在实施统计调查活动中，有下列行为之一的，对有关责任人员，给予记过或者记大过处分；情节较重的，给予降级或者撤职处分；情节严重的，给予开除处分：

（一）强令、授意统计调查对象虚报、瞒报或者伪造、篡改统计资料的；

（二）参与篡改统计资料、编造虚假数据的。

第六条　各级人民政府统计机构、有关部门及其工作人员在实施统计调查活动中，有下列行为之一的，对有关责任人员，给予警告、记过或者记大过处分；情节较重的，给予降级处分；情节严重的，给予撤职处分：

（一）故意拖延或者拒报统计资料的；

（二）明知统计数据不实，不履行职责调查核实，造成不良后果的。

第七条　统计调查对象中的单位有下列行为之一，情节较重的，对有关责任人员，给予警告、记过或者记大过处分；情节严重的，给予降级或者撤职处分；情节特别严重的，给予开除处分：

（一）虚报、瞒报统计资料的；

（二）伪造、篡改统计资料的；

（三）拒报或者屡次迟报统计资料的；

（四）拒绝提供情况、提供虚假情况或者转移、隐匿、毁弃原始统计记录、统计台账、统计报表以及与统计有关的其他资料的。

第八条　违反国家规定的权限和程序公布统计资料，造成不良后果的，对有关责任人员，给予警告或者记过处分；情节较重的，给予记大过或者降级处分；情节严重的，给予撤职处分。

第九条　有下列行为之一，造成不良后果的，对有关责任人员，给予警告、记过或者记大过处分；情节较重的，给予降级或者撤职处分；情节严重的，给予开除处分：

（一）泄露属于国家秘密的统计资料的；

（二）未经本人同意，泄露统计调查对象个人、家庭资料的；

（三）泄露统计调查中知悉的统计调查对象商业秘密的。

第十条　包庇、纵容统计违法违纪行为的，对有关责任人员，给予记过或者记大过处分；情节较重的，给予降级或者撤职处分；情节严重的，给予开除处分。

第十一条　受到处分的人员对处分决定不服的，依照《中华人民共和国行政监察法》、《中华人民共和国公务员法》、《行政机关公务员处分条例》等有关规定，可以申请复核或者申诉。

第十二条　任免机关、监察机关和人民政府统计机构建立案件移送制度。

任免机关、监察机关查处统计违法违纪案件，认为应当由人民政府统计机构给予行政处罚的，应当将有关案件材料移送人民政府统计机构。人民政府统计机构应当依法及时查处，并将处理结果书面告知任免机关、监察机关。

人民政府统计机构查处统计行政违法案件，认为应当由任免机关或者监察机关给予处分的，应当及时将有关案件材料移送任免机关或者监察机关。任免机关或者监察机关应当依法及时查处，并将处理结果书面告知人民政府统计机构。

第十三条　有统计违法违纪行为，应当给予党纪处分的，移送党的纪律检查机关处理。涉嫌犯罪的，移送司法机关依法追究刑事责任。

第十四条　本规定由监察部、人力资源社会保障部、国家统计局负责解释。

第十五条　本规定自 2009 年 5 月 1 日起施行。

6.1.3 统计从业资格认定办法
（2005年5月16日国家统计局发布，
2007年4月28日国家统计局修订）

第一章 总 则

第一条 为规范统计从业资格认定工作，提高统计人员的素质，保障统计资料的准确性和及时性，根据《中华人民共和国统计法》、《中华人民共和国行政许可法》和《国务院对确需保留的行政审批项目设定行政许可的决定》，制定本办法。

第二条 在国家机关、社会团体、企业事业单位和其他组织等统计调查对象中承担经常性政府统计调查任务的人员，必须取得统计从业资格，持有统计从业资格证书。

已取得统计员以上统计专业技术职务资格的人员，可免于统计从业资格考试和申请，凭统计专业技术职务资格证书直接从事统计工作。

第三条 国家统计局领导和管理全国的统计从业资格认定工作。

第四条 省级人民政府统计机构是本行政区域内统计从业资格认定工作的实施机关。

第五条 县级人民政府统计机构是本行政区域内统计从业资格认定工作的承办机关。

必要时，省级人民政府统计机构可以决定由设区的市人民政府统计机构承办统计从业资格认定的有关工作。

新疆生产建设兵团统计局负责所属单位的统计从业资格认定工作。

第二章 申请与受理

第六条 具备下列条件的人员，可申请取得统计从业资格：

（一）熟悉统计法律、法规和规章；

（二）坚持原则，具备良好的道德品质；

（三）具备从事统计工作所需的专业知识和技能。

第七条 国家实行统计从业资格考试制度。

统计从业资格考试的时间为每年九月份的第三个星期日。

统计从业资格考试的科目为：统计基础知识与统计实务；统计法基础知识。

第八条 已具备教育行政部门认可的会计与统计核算、统计实务专业大专，统计学类、经济学类、工商管理类专业本科以上学历（或学位）的人员，可免于参加统计基础知识与统计实务科目的考试。

统计学类、经济学类、工商管理类专业以国务院教育主管部门公布的《高等学校本科专业目录（统计用）》为准。

第九条 国家统计局负责编制统计从业资格考试大纲、考试命题、制定考试管理办法和考务规则等工作。

省级人民政府统计机构负责统计从业资格考试考点的设定、试卷的印制、组织阅卷和成绩登记造册等工作。

统计从业资格认定工作承办机关负责统计从业资格考试的报名、考务组织和成绩通知等工作。

第十条 统计从业资格考试应当公开举行。县级以上人民政府统计机构应当事先公布考试的报名条件、报考办法、考试科目以及考试大纲。

第十一条 申请取得统计从业资格的人员，在向统计从业资格认定工作承办机关提出申请时，应当提交下列材料：

（一）《统计从业资格认定申请表》一式两份；

（二）本人有效身份证件及其两份复印件；

（三）统计从业资格考试合格成绩单原件及其两份复印件；

（四）本人近期正面免冠彩色照片一张。

符合本办法第八条规定的人员，在提出统计从业资格认定申请时，除提交前款所规定的材料外，还需同时提交本人学历证书原件及其两份复印件。

第十二条 具备条件的地方，可通过网络受理统计从业资格认定申请，所需材料由省级人民政府统计机构规定。

第十三条 统计从业资格认定工作的承办机关应当将有关统计从业资格认定的依据、条件、程序、期限以及需要提交的全部材料的目录和申请书示范文本等在办公场所公示。

第十四条 申请人申请统计从业资格，应当如实向受理申请的统计从业资格认定工作承办机关提交有关材料。受理机关不得要求申请人提交与其申请的统计从业资格认定事项无关的材料。

第十五条 统计从业资格认定工作的承办机关对申请人提出的申请，应当根据下列情况分别作出处理：

（一）申请人依法不需要取得统计从业资格的，应当即时告知申请人不受理；

（二）申请材料存在可以当场更正的错误的，应当允许申请人当场更正；

（三）申请材料不齐全或者不符合法定形式的，应当当场或者在五日内一次告知申请人需要补正的全部内容，逾期不告知的，自收到申请材料之日起即为受理；

（四）申请材料齐全、符合法定形式，或者申请人按照承办机关的要求提交全部补正申请材料的，应当受理统计从业资格认定申请。

统计从业资格认定工作的承办机关受理或者不予受理统计从业资格认定申请，应当向申请人出具加盖本行政机关专用印章并注明日期的书面凭证。

第三章 审查与决定

第十六条 统计从业资格认定工作的承办机关应当对已受理的申请材料进行审查，并将初步审查意见和全部申请材料自受理之日起二十日内报送省级人民政府统计机构。

省级人民政府统计机构应当自收到初步审查意见和全部申请材料之日起二十日内作出是否授予统计从业资格的决定。二十日内不能作出决定的，经本行政机关负责人批准，可以延长十日，并将延长期限的理由告知申请人。

第十七条 申请人的申请符合法定条件的，省级人民政府统计机构应当依法做出授予统计从业资格的书面决定，并颁发统计从业资格证书。统计从业资格证书应当加盖省级人民政府统计机构印章。

申请人的申请不符合法定条件，省级人民政府统计机构依法作出不授予统计从业资格的书面决定的，应当说明理由，并告知申请人享有依法申请行政复议或者提起行政诉讼的权利。

第四章　证书的使用与管理

第十八条　统计从业资格证书在全国范围内有效。

统计从业资格证书应当依法使用，不得涂改、转让、出租和出借。

第十九条　统计从业资格证书由国家统计局统一设计样式，统一制定编号规则。

省级人民政府统计机构负责统计从业资格证书的印制、编号、颁发和管理工作。

统计从业资格认定工作的承办机关负责本行政区域内统计从业资格证书的送达工作。

第二十条　统计从业资格证书遗失或损坏的，取得统计从业资格的人员可持有效证明，向原承办机关提出补发统计从业资格证书的申请。原承办机关进行审查后，报原发证机关依法予以补发。

第二十一条　对取得统计从业资格的人员，实行统计继续教育。

第二十二条　有下列情形之一的，国家统计局和省级人民政府统计机构可以依法撤销已经授予的统计从业资格：

（一）滥用职权、玩忽职守作出授予统计从业资格决定的；

（二）超越法定职权作出授予统计从业资格决定的；

（三）违反法定程序作出授予统计从业资格决定的；

（四）对不具备申请资格或者不符合法定条件的申请人授予统计从业资格的；

（五）以欺骗、贿赂等不正当手段取得统计从业资格的；

（六）依法可以撤销统计从业资格的其他情形。

因前款所列情形被依法撤销统计从业资格的人员，其已取得的统计从业资格证书应当依法予以收回。

第二十三条　申请人因第二十二条第一款第（五）项原因被撤销统计从业资格的，自撤销之日起两年内，省级人民政府统计机构不得授予统计从业资格。

第二十四条　上级人民政府统计机构应当加强对下级人民政府统计机构实施统计从业资格认定工作的监督检查，及时纠正和处理统计从业资格认定工作中的各种违法行为。

第五章　法　律　责　任

第二十五条　任何单位违反本办法第二条的规定，聘请、任用未取得统计从业资格证书的人员从事统计工作的，由县级以上人民政府统计机构责令限期改正，予以警告或者通报批评。拒不改正的，处一千元以下的罚款。

第二十六条　县级以上地方各级人民政府统计机构违反本办法的规定，有下列情形之一的，由其上级人民政府统计机构责令改正；情节较重的，对直接负责的主管人员和其他直接责任人员依法给予行政处分：

（一）对符合法定条件的统计从业资格申请不予受理的；

（二）对不符合法定条件的申请人授予统计从业资格或者超越法定职权作出授予统计从业资格决定的；

（三）对符合法定条件的申请人不授予统计从业资格或者不在法定期限内作出授予统计从业资格决定的；

（四）法律、法规、规章规定的其他违法行为。

第二十七条　申请人隐瞒有关情况或者提供虚假材料申请统计从业资格的，县级以上地方各级人民政府统计机构不予受理或者不授予统计从业资格，并给予批评教育。

第二十八条　已取得统计从业资格的人员有下列行为之一的，由县级以上人民政府统计机构责令改正，予以警告或者通报批评：

（一）涂改、转让、出租、出借统计从业资格证书的；

（二）向负责监督检查的县级以上人民政府统计机构隐瞒有关情况、提供虚假材料或者拒绝提供情况的；

（三）以欺骗、贿赂等不正当手段取得统计从业资格证书的；

（四）法律、法规、规章规定的其他违法行为。

第六章　附　　则

第二十九条　在本办法实施前已依法取得《统计证》、《统计上岗证》或《统计上岗资格证书》的人员，应当自本办法实施之日起一年内，到所在地统计从业资格认定工作承办机关换领统计从业资格证书。

第三十条　本办法规定的实施行政许可的期限以工作日计算，不含法定节假日。

第三十一条　本办法自 2005 年 7 月 1 日起施行。国家统计局 1998 年发布的《统计人员持证上岗暂行规定》同时废止。

6.1.4 部门统计调查项目管理暂行办法

（1999 年 10 月 27 日国家统计局令第 4 号公布）

第一章 总 则

第一条 为加强对部门统计调查的管理和监督，规范部门统计调查行为，提高统计调查的整体效率，减轻被调查者负担，保障统计资料的准确性，提高共享性，根据《中华人民共和国统计法》及其实施细则，制定本办法。

第二条 本办法适用于国家机关、具有行政管理职能的事业单位、经授权代主管部门行使统计职能的国家级集团公司和工商领域联合会或协会、经国务院授权具有一定行政职能的人民团体开展的统计调查，以及上述部门和单位与其他部门联合组织实施的统计调查。法院、检察院组织实施的统计调查，参照本办法执行。

第三条 本办法所称的统计调查，是指部门搜集国民经济、社会和科技发展情况，用于政府管理目的的各类统计调查。包括以数字形式、文字形式或混合形式；以表格、问卷、电讯（电报、电话、传真等）、磁盘磁带、网络通讯（网络表格、电子邮件等）等为介质的普查、经常性调查、一次性调查、试点调查等。

第二章 部门统计调查项目的管理

第四条 政府综合统计机构统一管理和协调部门统计调查。国家统计局管理和协调国家一级部门制定的统计调查；县及县以上地方各级政府统计局管理和协调同级部门的统计调查。

第五条 部门的综合统计机构统一组织、管理和协调本部门各职能机构的统计调查活动，制定本部门的统计调查总体方案。部门内其它职能机构无权单独制定统计调查项目。

第六条 政府综合统计机构通过建立审批备案制度、有效期制度、调查项目公布制度、跟踪检查制度、举报制度，对部门统计调查进行管理。

第三章 制定统计调查项目的基本原则与要求

第七条 国家机关、具有行政管理职能的事业单位、经授权代主管部门行使统计职能的国家级集团公司和工商领域联合会或协会、经国务院授权具有一定行政职能的人民团体，可以制定与职能范围相对应的统计调查项目。

国务院临时机构，一般不得直接制定统计调查项目。工作需要的统计资料，应当向有关部门搜集、加工。确有需要调查的，须事先取得国家统计局的同意，方可制定统计调查。

法院、检察院可制定业务情况统计调查项目。

第八条 统计调查项目的立项必须有充分的理由。调查要有明确的目的和资料使用范围。

第九条 统计调查的内容和调查范围必须与部门的职能相一致，必须符合既定的政府

271

综合统计与部门统计的分工原则。

第十条　统计调查项目必须兼顾需要与可能，充分考虑基层调查人员和被调查对象的承受能力。必须符合精简、效能的原则。凡一次性调查能满足需要的，不搞定期调查；凡非全面调查能满足需要的，不搞全面调查。最大限度地减少调查频率，缩小调查规模，降低调查成本。

第十一条　调查项目中的报表表式和文字说明必须规范；指标解释和计算方法必须科学；调查内容要简明扼要，不能与其他调查重复、交叉、矛盾。

第十二条　调查项目中的统计标准和分类必须与政府综合统计部门规定使用的标准和分类相一致。涉及政府综合统计部门规定以外的专业标准和分类，要与有关国家标准或行业标准相一致。尚无国家标准和行业标准的，必须严格按照标准化科学及分类科学的原理进行归纳和设计，并在使用前征求政府综合统计部门的意见。

第十三条　所使用的调查方法要科学合理。要结合调查目的和要求选择最适当的调查方法，以获得最大的调查效益。避免由于调查方法使用不当给基层造成过重负担和产生数据质量问题。

第十四条　重大调查项目必须经过研究论证和试点，必须有完备的论证材料和试点材料。

第十五条　调查者必须依法使用调查资料，对属于国家秘密的统计资料，必须保密；对属于私人、家庭的单项调查资料和在统计调查中知悉的调查对象的商业秘密，负有保密义务。

第四章　审批及备案程序

第十六条　部门建立以系统内单位为对象的调查项目，须报同级政府综合统计机构备案；部门建立调查范围涉及到系统外单位的统计调查项目，必须报同级政府综合统计机构审批，在取得政府综合统计机构的同意或批准后方可组织实施。

系统内是指：与部门有直接隶属关系的单位及部门的派出机构；省及省以下与部门对口设立的管理机构；国家级集团公司所属企业。除此之外均属系统外。

第十七条　审批及备案程序的有关时间规定：

（一）政府综合统计机构在收到部门正式申请函及完整的相关资料后，在20个工作日内完成审批；在5个工作日内完成备案。完成时间以复函日期为准。

（二）部门收到复函后，在20个工作日内将布置调查的正式文件、调查方案和调查表式送达政府综合统计机构，以便及时在"部门统计调查项目库"中建立或更新记录，以及履行公文存档手续。

（三）对有关自然灾害、突发事件等不可预知、有特殊时效性要求的调查，政府综合统计机构将根据特事特办的原则，在最短的时间内完成审批工作，备案项目可事后补办。

第十八条　部门统计调查项目送审及备案时，须备齐以下文件：

（一）以部门名义发出的申请审批或备案的函。

（二）调查方案和表式。包括：总说明、报表目录、基层表式、综合表式、统计标准和分类目录、指标解释、逻辑关系及抽样方案（针对抽样调查）等。应明确表述调查目的、调查对象、统计范围、调查方法、调查频率、填报要求、报送渠道、时间要求等。

（三）相关文件。包括新建立该调查项目的背景材料、重大调查项目的研究论证材料及试点报告等。

第十九条　制定统计调查的部门，在将调查方案送审的同时，要认真填写《部门统计调查项目审批/备案登记表》。

第二十条　政府综合统计机构对送审的部门统计调查进行初审，提出修改意见和建议，部门应积极配合，及时作出说明和解释，并按照修改意见认真进行修改；如有不同意见，双方应进一步研究磋商达成一致。否则由国家统计局进行最终裁决，部门应按最终裁决意见进行修改。

政府综合统计机构对送备案的部门统计调查提出修改意见和完善建议。

第二十一条　政府综合统计机构对部门统计调查的具体审核工作完成之后，以统计局名义发函批复。批复分为：同意实施；不同意实施；建议暂缓实施三种。部门收到批复后，应严格按照批复执行。

第二十二条　部门收到同意实施的复文后，要及时印制调查方案和调查表式，起草布置实施的部门文件，部署调查工作。如遇特殊情况不能实施调查、延期实施调查或需调整变更调查方案的，须及时向政府综合统计机构报告说明。

第二十三条　调查范围涉及到省及省以下单位的部门调查，在将调查任务逐级布置时，应及时通知同级政府综合统计机构。

第二十四条　对部门内职能机构为监控生产经营活动的具体环节而建立的内容专一、分类至细、频率固定的业务统计项目，在其内容不与其它统计调查项目重复的前提下，可向政府综合统计机构提出申请，由政府综合统计机构研究同意后，授权部门的综合统计机构进行定期审批管理。部门的综合统计机构审批后，须将调查方案送政府综合统计机构，以便纳入"部门统计调查项目库"。

第五章　调查的法定标识和有效期

第二十五条　部门统计调查经政府综合统计机构批准或备案后，必须在报表的右上角标明法定标识。法定标识包括：（一）表号；（二）制表机关；（三）批准机关/备案机关；（四）批准文号/备案文号；（五）有效期截止时间。

第二十六条　政府综合统计机构对部门统计调查实行有效期管理制度。批准的年度调查及其调查周期小于一年的定期调查的有效期为两年；普查、一次性调查、调查周期大于一年的定期调查，其有效期到该次调查的资料上报结束时止。备案的定期调查的有效期为三年；一次性调查的有效期到该次调查的资料上报结束时止。有效期皆以复函的日期为起点计算。

超过有效期的调查项目，一律自动废止。如需要继续执行，应当重新办理审批或备案手续。在有效期内发生变化的调查项目，应随时办理重新审批或备案手续。

第六章　监督与处罚

第二十七条　政府综合统计机构为了保护合法的部门统计调查项目顺利实施，采取以下监督措施：

（一）定期通过公共媒体向社会公布"部门统计调查项目目录"，以便建立全社会监督机制。"部门统计调查项目目录"的内容包括：

1、经过批准或备案的部门统计调查项目名称；

2、制定及组织实施该项调查的单位名称；

3、批准文号或备案文号及其日期；

4、调查项目的有效期。

同时公布经查实的违规调查项目和因超过有效期而被废止的调查项目。

（二）建立对违规调查的举报核实制度。在政府综合统计机构设立举报接待部门，根据举报线索，对违规调查的情况进行调查核实后予以公布。

第二十八条 为保护国家利益和被调查者的权益，减轻被调查者和各级数据加工部门的负担，政府综合统计机构对部门调查的资料使用情况、实施方案与批准方案的一致性进行监督，监督内容包括：

（一）检查调查取得的资料是否被正当使用。资料使用与调查目的是否一致；资料使用是否超出原定的范围；资料是否被私自用于营利目的；是否违反有关保密的规定；是否有其他损害国家利益和被调查者权益的行为。

（二）检查调查资料的有用性。对大部分内容使用频率不高、针对性不强的调查，建议修改、合并或停止实施。

（三）检查调查实施过程中是否严格按政府统计机构批准的方案执行，是否有擅自变更调查内容、调查范围、计算方法和报送频率等行为。

第二十九条 对违反本办法第十六条、第二十二条、第二十六条的规定，未履行法定的审批或者备案程序和擅自变更调查方案的部门统计调查，县级以上政府综合统计机构可以依法予以废止，并按照《统计法》及其实施细则的有关规定处理。

第七章 管理部门提供的服务

第三十条 为主动作好部门统计调查的管理工作，避免可能出现的问题，政府综合统计机构为制定统计调查的部门提供有关业务性咨询、调查方案设计指导。帮助部门掌握设计统计调查项目的基本方法，提高设计工作的效率和质量。

第三十一条 为了避免调查项目之间的重复、矛盾，政府综合统计机构建立并向部门开放"部门统计调查项目库"。部门在制定调查项目前可先进行查询，以达到避免重复调查，充分利用已有信息的目的。

第三十二条 对于部门利用已有资料，精简调查项目和调查内容的，政府综合统计机构给予充分支持和协助。对部门之间在利用对方资料中遇到障碍的，政府综合统计机构可出面协调。

第八章 附　　则

第三十三条 对于政府综合统计机构与部门联合制定的统计调查项目，以政府综合统计机构为主制定的（使用政府统计机构的文号），参照政府综合统计机构调查审批程序办理；以部门为主制定的（使用部门的文号），参照部门调查审批程序办理，最后以会签文件作为实施依据。

第三十四条 本办法由国家统计局负责解释。

第三十五条 本办法自公布之日起施行。

6.1.5 卫生部关于执行
《全国卫生资源与医疗服务调查制度》的通知

（卫办发〔2009〕106 号）

各省、自治区、直辖市卫生厅局，新疆生产建设兵团卫生局，部直属各单位，部机关各司局：

为贯彻落实《中共中央、国务院关于深化医药卫生体制改革的意见》（中发〔2009〕6号）和《国务院关于印发医药卫生体制改革近期重点实施方案（2009～2011 年）的通知》（国发〔2009〕12 号）的精神，我部组织制定了新的《国家卫生统计调查制度》，由全国卫生资源与医疗服务、疾病控制、妇幼保健、卫生监督和新型农村合作医疗调查制度五部分组成。

《全国卫生资源与医疗服务调查制度》（以下简称《调查制度》）已经国家统计局批准，现予印发，拟于 2009 年底正式实施。其他 4 个调查制度待国家统计局审批后，另行布置。现将有关事项通知如下：

一、调查内容

《调查制度》包括 5 套调查表。表号为卫统 1-1 表至卫统 1-10 表、卫统 2 表至卫统 5 表，制表机关为卫生部，批准机关为国家统计局，批准文号为国统制〔2009〕56 号，有效期至2011 年。卫统 1-1 表至卫统 1-10 表、卫统 2 表、卫统 3 表、卫统 4 表主管单位为我部统计信息中心，卫统 5 表主管单位为我部医政司。调查表及指标解释见附件，电子文档可从卫生部网站下载（www.moh.gov.cn/政策法规/法规）。

二、实施要求

（一）实施时间。从 2009 年起，执行卫生机构年报表（卫统 1-1 表至卫统 1-8 表），即按照新的年报表填报年报。从 2010 年 1 月起，执行月报表（卫统 1-9 表、卫统 1-10 表）、季报表（卫统 4 表）和实时报告表（卫统 2 表、卫统 3 表）。

（二）报送方式。网络直报，即各调查单位登录"国家卫生统计网络直报系统"省级平台报送数据。

（三）补充调查内容。地方各级卫生行政部门可在严格遵守《调查制度》的前提下，制定补充性调查表或调查内容，并报同级统计部门批准或备案。

（四）标明法定标识。卫生行政部门下发调查表必须在表的右上角标明表号、制表机关、批准机关和批准文号等。否则，一律视为非法调查表，基层卫生单位有权拒绝填报。

三、保障措施

（一）加强领导，做好准备工作。统计工作是卫生行政部门的一项基本职能。各级卫生部门要认真落实新的《调查制度》，做好工作布置、人员培训和系统升级等准备工作。

（二）加强队伍建设，落实工作经费。实行新的《调查制度》后，统计任务将越来越繁重，各级卫生部门要加强统计信息机构建设和人员配备，市地、县区级卫生行政部门要指定专人负责此项工作，保证工作布置、人员培训、平台建设及系统运行所需经费。

（三）开展网络直报工作，保证数据质量。基层医疗卫生单位要及时开展网络直报工作，完成各项统计调查任务，任何单位不得拒报、迟报、漏报和瞒报。卫生行政部门要严格数据审核和层级督查，确保数据及时、准确、可靠。我部拟于明年组织开展制度实施和网络直报工作督导检查。

附件：全国卫生资源与医疗服务调查制度（略）

二〇〇九年十一月十二日

6.1.6 卫生部关于执行
《全国卫生监督调查制度》等 4 项制度的通知
（卫办发〔2010〕19 号）

各省、自治区、直辖市卫生厅局，新疆生产建设兵团卫生局，部直属各单位，部机关各司局：

我部重新修订的《国家卫生统计调查制度》由全国卫生资源与医疗服务、卫生监督、疾病控制、妇幼卫生、新型农村合作医疗调查制度五部分组成。其中，《全国卫生资源与医疗服务调查制度》已于 2009 年 11 月印发执行。《全国卫生监督调查制度》、《全国疾病控制调查制度》、《全国妇幼卫生调查制度》和《全国新型农村合作医疗调查制度》于 2010 年 1 月经国家统计局批准，现予印发，2010 年起正式实施。现将有关事项通知如下：

一、调查内容

（一）《全国卫生监督调查制度》包括 19 个调查表。表号为卫统 6 表至卫统 24 表（附件 1），制表机关为卫生部，批准机关为国家统计局，批准文号为国统制〔2010〕5 号，有效期至 2012 年，主管单位为我部食品安全综合协调与卫生监督局，调查表式见附件 2。

（二）《全国疾病控制调查制度》包括 27 个调查表。表号为卫统 25 表至卫统 35-3 表（附件 1），制表机关为卫生部，批准机关为国家统计局，批准文号为国统制〔2010〕5 号，有效期至 2012 年，主管单位分别为我部疾病预防控制局、统计信息中心、应急办、食品安全综合协调与卫生监督局，调查表式见附件 3。

（三）《全国妇幼卫生调查制度》包括 15 个调查表。表号为卫统 36 表至卫统 46 表（附件 1），制表机关为卫生部，批准机关为国家统计局，批准文号为国统制〔2010〕5 号，有效期至 2012 年。主管单位为我部妇幼保健与社区卫生司，调查表式见附件 4。

（四）《全国新型农村合作医疗调查制度》包括 7 个调查表。表号为卫统 47 表至卫统 51 表（附件 1），制表机关为卫生部，批准机关为国家统计局，批准文号为国统制〔2010〕5 号，有效期至 2012 年。主管单位为我部农村卫生管理司、调查表式见附件 5。

4 项调查制度的具体执行时间及工作安排另行通知。附件 2 至附件 5 可从卫生部网站（http://www.moh.gov.cn/政策法规/法规）下载。

二、实施要求

（一）卫生行政部门可在严格遵守 4 项调查制度规定的前提下，制定补充性地方卫生统计调查制度，并报同级统计部门批准或备案。

（二）卫生行政部门下发调查表必须在表的右上角标明表号、制表机关、批准机关和批准文号等。否则，一律视为非法报表，基层卫生单位有权拒绝填报。

（三）各级卫生行政部门和基层医疗卫生单位要加强领导，组织统计人员学习并严格执行新的调查制度，及时完成各项统计调查任务，并将执行情况及遇到的问题及时反馈我部相关司局。

附件：1. 调查表目录
　　　2. 全国卫生监督调查制度（略）
　　　3. 全国疾病控制调查制度（略）
　　　4. 全国妇幼卫生调查制度（略）
　　　5. 全国新型农村合作医疗调查制度（略）

二〇一〇年二月十一日

调查表目录

表号	表名	报告期	填报范围	报送单位	报送日期及方式
一、卫生监督调查表					
卫统6表	建设项目卫生审查信息卡	实时	开展卫生审查的新建、改建、扩建的建设项目	各级卫生监督机构	监督后5日内网络直报
卫统7表	经常性卫生监督信息卡	实时	开展经常性监督的被监督单位	同上	监督后5日内网络直报
卫统8表	卫生监督监测信息卡	实时	开展监测、抽检的被监督单位	同上	获得监测结果后5日内网络直报
卫统9表	公共场所卫生被监督单位信息卡	实时	发放公共场所卫生许可证的单位	同上	许可证变动5日内网络直报
卫统10表	公共场所卫生监督案件查处信息卡	实时	以《公共场所卫生管理条例》为依据实施的卫生行政处罚案	同上	结案后5日内网络直报
卫统11表	生活饮用水卫生被监督单位信息卡	实时	发放生活饮用水或涉及饮用水卫生安全产品卫生许可证（批件）的单位	同上	许可证变动5日内网络直报
卫统12表	生活饮用水卫生监督案件查处信息卡	实时	全国以生活饮用水卫生法律法规为依据实施的卫生行政处罚案	同上	结案后5日内网络直报
卫统13表	消毒产品被监督单位信息卡	实时	发放消毒产品卫生许可证的生产单位	同上	许可证变动5日内网络直报
卫统14表	学校卫生被监督单位信息卡	实时	全国小学及小学以上各级各类学校	同上	投用后5日内网络直报
卫统15表	学校卫生监督案件查处信息卡	实时	以学校卫生工作条例为依据实施的卫生行政处罚案	同上	结案后5日内网络直报
卫统16表	职业卫生被监督单位信息卡	实时	存在职业病危害的用人单位	同上	检查后5日内网络直报
卫统17表	职业卫生技术机构被监督单位信息卡	实时	具有相应资质的职业卫生技术服务、职业健康检查和职业病诊断机构	同上	许可证变动5日内网络直报

表号	表名	报告期	填报范围	报送单位	报送日期及方式
卫统18表	职业卫生监督案件查处信息卡	实时	以职业病防治法律法规作为主要法律依据实施的卫生行政处罚案	同上	结案后5日内网络直报
卫统19表	放射卫生被监督单位信息卡	实时	生产、使用、销售放射性同位素或射线装置的单位	同上	监督后5日内网络直报
卫统20表	放射卫生监督案件查处信息卡	实时	以职业病防治和放射卫生法律法规为主要依据实施的卫生行政处罚案	同上	结案后5日内网络直报
卫统21表	传染病防治监督案件查处信息卡	实时	以传染病防治法律法规为主要依据实施的卫生行政处罚案	同上	同上
卫统22表	医疗卫生监督案件查处信息卡	实时	以执业医师法、母婴保健法、医疗机构管理条例、乡村医生从业管理条例、护士条例等作为法律依据实施的卫生行政处罚案	同上	同上
卫统23表	无证行医案件查处信息卡	实时	以执业医师法、母婴保健法、医疗机构管理条例、乡村医生从业管理条例等为依据实施的卫生行政处罚	同上	同上
卫统24表	采供血卫生监督案件查处信息卡	实时	以献血法、血液制品管理条例等为依据实施的卫生行政处罚案	同上	同上
二、疾病控制调查表					
卫统25表	国家免疫规划疫苗常规预防接种情况调查表	月报	各省、自治区、直辖市	同上	次月15日前逐级上报
卫统26表	居民病伤死亡原因报告卡	年报	死因统计点	县区卫生局、疾控中心	次年2月20日前网络报告
卫统26-1表	部分县（区、县级市）人口数和出生人数	年报			
卫统26-2表	居民病伤死亡原因汇总表	年报			

表号	表名	报告期	填报范围	报送单位	报送日期及方式
卫统 27 表	结核病人登记调查表	年报	各省、自治区、直辖市	同上	次年 2 月底以前逐级上报
卫统 28 表	血吸虫病防治工作调查表	年报	血吸虫病流行村	血防专业机构	次月 15 日和次年 1 月 15 日前网络直报
卫统 29 表	疟疾防治工作调查表	年报	有疟疾病例报告（包括输入病例）的县（市\区）	疾控机构	6 月 30 日和次年 1 月 20 日前网络直报
卫统 30 表	包虫病防治工作调查表	年报	包虫病流行的省、自治区	同上	次年 1 月 15 日前网络直报
卫统 31 表	土源性线虫病防治工作调查表	年报	各省、自治区、直辖市	同上	同上
卫统 32-1 表	克山病防治工作调查表	年报	有克山病防治任务的省、自治区、直辖市	疾控机构	次年 1 月 10 日前逐级上报
卫统 32-2 表	大骨节病防治工作调查表	年报	有大骨节病防治任务的省、自治区、直辖市	同上	同上
卫统 32-3 表	碘缺乏病防治工作调查表	年报	有碘缺乏病防治任务的省、自治区、直辖市	同上	同上
卫统 32-4 表	高碘性甲状腺肿防治工作调查表	年报	有高碘性甲状腺肿防治任务的省、自治区、直辖市	同上	同上
卫统 32-5 表	地方性氟中毒（水型）防治工作调查表	年报	有地方性氟中毒（水型）防治任务的省、自治区、直辖市	同上	同上
卫统 32-6 表	地方性氟中毒（燃煤污染型）防治工作调查表	年报	有地方性氟中毒（燃煤污染型）防治任务的省、自治区、直辖市	同上	同上
卫统 32-7 表	地方性砷中毒（水型）防治工作调查表	年报	有地方性砷中毒（水型）防治任务的省、自治区、直辖市	同上	同上
卫统 32-8 表	地方性砷中毒（燃煤污染型）防治工作调查表	年报	有地方性砷中毒（燃煤污染型）防治任务的省、自治区、直辖市	同上	同上

表号	表名	报告期	填报范围	报送单位	报送日期及方式
卫统 33-1 表	尘肺病报告卡	半年报	各省、自治区、直辖市	承担职业病诊断的医疗卫生机构	7 月 10 日和次年 1 月 10 日前网络直报
卫统 33-2 表	职业病报告卡	半年报	各省、自治区、直辖市	承担职业病诊断的医疗卫生机构	同上
卫统 33-3 表	农药中毒报告卡	半年报	各省、自治区、直辖市	医疗机构	7 月 10 日和次年 1 月 10 日前网络直报
卫统 33-4 表	职业性放射性疾病报告卡	半年报	各省、自治区、直辖市	职业性放射性疾病诊断资质的医疗机构和放射工作单位	7 月 10 日和次年 1 月 10 日前网络直报
卫统 33-5 表	放射机构人员个人剂量监测报告卡	年报	各省、自治区、直辖市	县级以上卫生行政部门或有监测资质的个人剂量监测机构	次年 1 月 10 日前网络直报
卫统 34-1 表	职业卫生重大公共卫生事件报告卡	月报	各省、自治区、直辖市	职业病防治机构	突发公共卫生事件终止后 2 周内网络直报
卫统 34-2 表	放射卫生重大公共卫生事件报告卡	月报	各省、自治区、直辖市	发生放射卫生重大事件的单位或医疗机构	同上
卫统 35-1 表	有毒有害作业工人健康监护卡	半年报	各省、自治区、直辖市	职业健康检查机构	7 月 10 日和次年 1 月 10 日前网络直报
卫统 35-2 表	作业场所职业病危害因素监测卡	半年报	各省、自治区、直辖市	职业卫生技术服务机构	同上
卫统 35-3 表	放射工作单位职业健康管理报告卡	年报	各省、自治区、直辖市	放射工作单位	当年 10 月 30 日前网络直报

表号	表名	报告期	填报范围	报送单位	报送日期及方式
三、妇幼卫生调查表					
卫统 36 表	孕产妇保健和健康情况年报表	年报	医疗保健机构	县区级妇幼保健机构	当年 12 月 25 日前电子邮件上报
卫统 37 表	7 岁以下儿童保健和健康情况年报表	年报	医疗保健机构	县区级妇幼保健机构	同上
卫统 38 表	非户籍儿童与孕产妇健康状况年报表	年报	医疗保健机构	县区级妇幼保健机构	同上
卫统 39 表	妇女常见病筛查情况年报表	年报	医疗保健机构	县区级妇幼保健机构	同上
卫统 40 表	计划生育技术服务数量和质量情况年报表	年报	所有开展计划生育技术服务工作的机构	县区级妇幼保健机构	当年 12 月 25 日前电子邮件和保密途径上报
卫统 41 表	婚前保健情况年报表	年报	所有开展婚前保健工作的机构	县区级妇幼保健机构	当年 12 月 25 日前电子邮件上报
卫统 42 表	孕产妇死亡报告卡	季报	336 个妇幼卫生监测县区	县区级妇幼保健机构	季后第 2 个月内网络报告
卫统 42-1 表	监测点活产数和孕产妇死亡季报表	季报/年报	336 个妇幼卫生监测县区	县区级妇幼保健机构	同上
卫统 43 表	儿童死亡报告卡	季报	336 个妇幼卫生监测县区	乡镇卫生院、社区卫生服务机构	同上
卫统 43-1 表	0～4 岁儿童死亡监测表	季报/年报	336 个妇幼卫生监测县区	乡镇卫生院、社区卫生服务机构	同上
卫统 44 表	医疗机构出生缺陷儿登记	季报	336 个妇幼卫生监测县区	医疗、妇幼保健机构	同上
卫统 44-1 表	围产儿数季报表	季报/年报	336 个妇幼卫生监测县区	医疗、妇幼保健机构	同上
卫统 45 表	居委会（村）出生缺陷儿登记表	月报	336 个妇幼卫生监测县区	乡镇卫生院、社区卫生服务机构	次月底前网络直报
卫统 45-1 表	出生情况及婴儿随访登记表	月报	336 个妇幼卫生监测县区		同上

表号	表名	报告期	填报范围	报送单位	报送日期及方式
卫统 46 表	健康教育业务工作调查表	年报	各省、自治区、直辖市	健康教育机构	次年 2 月底前电子邮件逐级上报
四、新型农村合作医疗调查制度					
卫统 47 表	参合情况调查表	季报/年报	开展新农的县（市、区）	新型农村合作医疗省级管理机构	季后 20 日内/次年 1 月 25 日前逐级上报
卫统 48 表	新农合基金筹集情况调查表	季报/年报	同上	同上	同上
卫统 49 表	新农合基金分配与支出情况调查表	年报	同上	同上	次年 1 月 25 日前逐级上报
卫统 50-1 表	新农合补偿情况调查表（住院补偿）	季报/年报	同上	同上	季后 20 日内/次年 1 月 25 日前逐级上报
卫统 50-2 表	新农合补偿情况调查表（门诊补偿）	季报/年报	同上	同上	同上
卫统 50-3 表	新农合补偿情况调查表（其他补偿）	季报/年报	同上	同上	同上
卫统 51 表	新农合县级经办机构调查表	年报	同上	同上	次年 1 月 25 日前逐级上报

6.1.7 卫生部关于印发《国家卫生统计指标体系》的通知

卫办发〔2007〕44 号

各省、自治区、直辖市卫生厅局，新疆生产建设兵团卫生局，中国疾病预防控制中心、卫生部卫生监督中心：

为适应卫生改革与发展的需要，按照国家卫生统计调查制度改革的总体安排，我部组织制定了《国家卫生统计指标体系》《以下简称《指标体系》），确定了统计指标的调查方法、调查范围、调查频率、报送方式、数据采集系统及主管部门，现印发给你们，请各地在制定地方卫生统计调查制度中参照执行。

卫 生 部

二〇〇七年一月二十六日

国家卫生统计指标体系（2007版）

序号	指标名称	分组	调查方法	调查范围	调查频率	报送方式	数据采集系统	主管部门
	一、健康状况							
1	期望寿命	性别、年龄、城乡、地区	人口普查/抽样调查		5年			国家统计局/卫生部
2	健康寿命	性别、年龄、城乡	根据有关调查推算		5年			卫生部
3	出生率	性别、年龄、城乡、地区	人口普查/抽样调查	全人口	年报			国家统计局
4	人口（自然）增长率							
5	死亡率	性别、年龄、城乡、疾病（109类）	人口普查/抽样调查	全人口/国家死因调查点/160个疾病监测县区	年报	网络直报	卫生统计直报系统/疾病监测信息系统	统计信息中心/疾病控制局
6	5岁以下儿童死亡率	性别、疾病（前10位）、城乡、东中西部地区、流动人口	人口普查/抽样调查	336个妇幼卫生监测县区/国家死因调查点/160个疾病监测县区	年报		妇幼卫生监测系统/卫生统计直报系统/疾病监测信息系统	妇幼保健与社区卫生司/统计信息中心/疾病控制局
7	婴儿死亡率							
8	新生儿死亡率	性别、城乡、疾病（前10位）						
9	围产儿死亡率	性别、城乡						
10	孕产妇死亡率	疾病（前10位）、城乡、东中西部地区						
11	传染病报告死亡率	甲乙丙类传染病，地区	全面调查	法定报告甲乙丙类传染病病人	实时	网络直报	疾病监测信息系统	疾病控制局
12	恶性肿瘤死亡率	城乡，肿瘤类别	抽样调查	国家死因调查点/160个疾病监测县区/恶性肿瘤死亡调查县区	10年	网络直报	卫生统计直报系统	统计信息中心/疾病控制局
13	职业病死亡率	职业	全面调查		实时	网络直报	疾病监测信息系统	疾病控制局

序号	指标名称	分组	调查方法	调查范围	调查频率	报送方式	数据采集系统	主管部门
14	麻醉死亡率	疾病（173类）	全面调查	医疗机构	年报	网络直报	卫生统计直报系统	统计信息中心
15	居民死亡原因构成	城乡、性别、疾病（前20位）	抽样调查	国家死因调查点/160个疾病监测县区	年报	网络直报	卫生统计直报系统	统计信息中心/疾病控制局
16	5岁以下儿童死亡原因构成	城乡、性别、疾病（前10位）	抽样调查	336个妇幼卫生监测县区	年报	网络直报	妇幼卫生监测系统	妇幼保健与社区卫生司
17	婴儿死亡原因构成	性别、疾病（前10位）						
18	新生儿死亡原因构成	城乡、性别、疾病（前10位）						
19	孕产妇死亡原因构成	城乡、疾病（前10位）						
20	食物中毒死亡原因构成	中毒原因	重点调查	食物中毒死亡事件	实时	网络直报	卫生监督信息系统	卫生监督局
	病死率							
21	传染病病死率	甲乙丙类传染病,地区	全面调查	法定报告甲乙丙类传染病病人	实时	网络直报	疾病监测信息系统	疾病控制局
22	出院病人病死率	急诊、观察室、疾病（173类）	全面调查	医院	年报	网络直报	卫生统计直报系统	统计信息中心
	发病率							
23	传染病发病率	甲乙丙类传染病,地区	全面调查	法定报告甲乙丙类传染病病人	实时	网络直报	疾病监测信息系统	疾病控制局
24	职业病发病率	职业	全面调查	职业病人	实时	网络直报	疾病监测信息系统	疾病控制局
25	急性职业中毒发病率							
	患病率							
26	两周患病率	城乡、性别、年龄、疾病（30类）	抽样调查	95个国家卫生服务调查县区	5年			统计信息中心
27	慢性病患病率							
28	高血压患病率	城乡、性别、年龄	抽样调查	132个营养调查县区/160个疾病监测县区	10年			疾病控制局
29	高血脂患病率							
30	糖尿病患病率							
31	贫血患病率							

287

序号	指标名称	分组	调查方法	调查范围	调查频率	报送方式	数据采集系统	主管部门
32	常见妇科病患病率	地区	全面调查	医疗机构	年报	网络直报	妇幼卫生专报系统	妇幼保健与社区卫生司
感染率								
33	HIV 感染率	年龄、性别	全面调查	医疗机构及疾病预防控制中心	年报	网络直报	艾滋病专报系统	疾病控制局
34	艾滋病病人感染途径构成	感染途径						
35	产妇梅毒感染率		重点调查		年报	网络直报	妇幼卫生专报系统	妇幼保健与社区卫生司
36	血吸虫感染率	居民、家畜	重点调查	血吸虫流行区	年报	网络直报	血吸虫与寄生虫专报系统	疾病控制局
37	失能率	城乡	抽样调查	95个国家卫生服务调查县区	5年			统计信息中心
38	残障流行率							
39	伤害致残率		抽样调查		不定期			疾病控制局
生长发育								
40	平均身高	年（月）龄、城乡	抽样调查	160个疾病监测县区/132个营养调查县区/9市和10省农村儿童体格发育调查点	3年/10年			疾病控制局/妇社司
41	平均体重							
42	肥胖发生率	成人、5岁以下儿童	抽样调查	160个疾病监测县区/132个营养调查县区	3年/10年			疾病控制局
43	出生缺陷发生率	城乡、性别、疾病	抽样调查	336个妇幼卫生监测县区	年报	网络直报	妇幼卫生监测系统	妇幼保健与社区卫生司
44	5岁以下儿童中重度营养不良患病率	城乡	全面调查	医疗机构	年报	网络直报	妇幼卫生专报系统	
45	5岁以下儿童低体重率	城乡	抽样调查	132个营养调查县区	10年			疾病控制局
46	低出生体重发生率							
47	5岁以下儿童消瘦发生率							
48	5岁以下儿童生长迟缓率							
49	儿童维生素 A 缺乏率							

序号	指标名称	分　组	调查方法	调查范围	调查频率	报送方式	数据采集系统	主管部门
	营养状况							
50	居民食物摄入量	城乡、各类食物						
51	居民能量和营养素摄入量	城乡、各类营养素	抽样调查	132个营养调查县区	10年			疾病控制局
52	居民膳食构成	城乡、膳食来源						
	二、预防保健							
	计划免疫							
53	1岁儿童免疫规划接种率	卡介苗、麻疹、百白破、脊灰、乙肝	全面调查	计划免疫接种单位	年报	网络直报	计划免疫专报系统	疾病控制局
54	新生儿乙肝首针及时接种率							
	疾病防治							
	传染病							
55	艾滋病人接受ARV治疗率	年龄、性别	重点调查	医疗机构及疾病预防控制中心	年报	网络直报	艾滋病专报系统	疾病控制局
56	现代结核病控制策略（DOTS）覆盖率（以县为单位）		重点调查	医疗机构及疾病预防控制中心	年报	网络直报	结核病专报系统	疾病控制局
57	DOTS结核病人发现率							
58	DOTS结核病人治愈率							
59	血吸虫流行区域	县/乡/村,控制/达到传播阻断/未控制	重点调查	血吸虫流行区	季报	网络直报	血吸虫与寄生虫专报系统	疾病控制局
60	血吸虫病化疗对象服药率							
61	家畜圈养率							
62	实有钉螺面积							
63	疟疾流行区域	县/乡/村,控制/达到传播阻断/未控制	重点调查	疟疾流行区	年报	网络直报	血吸虫与寄生虫专报系统	疾病控制局
64	发热病人血检阳性率							
65	疟疾规范治疗率							
66	疟疾休止期治疗（服药）率							

289

序号	指标名称	分　组	调查方法	调查范围	调查频率	报送方式	数据采集系统	主管部门
	重点寄生虫病							
67	包虫病流行区域	县、乡	重点调查	包虫病流行区	年报	网络直报	血吸虫与寄生虫专报系统	疾病控制局
68	犬驱虫覆盖率（包虫病）							
69	驱虫覆盖率（土源性线虫）		重点调查	土源性线虫监测地区				
	地方病							
70	病区数	克山病、大骨节病、碘缺乏病、地方性氟中毒（水型/燃煤污染型）、地方性砷中毒（水型/燃煤污染型）	重点调查	地方病病区	年报	逐级上报	地方病与改水改厕专报系统	疾病控制局
71	现症病人数							
72	病区改水率	地方性氟（砷）中毒						
73	病区改炉改灶率	地方性氟（砷）中毒						
74	合格碘盐食用率							
75	高血压治疗率		抽样调查	160个疾病监测县区/132个营养调查县区	3年/10年			疾病控制局
	妇幼保健							
	孕产妇保健							
76	孕产妇建卡率	地区	全面调查	医疗机构	年报	网络直报	妇幼卫生专报系统	妇幼保健与社区卫生司
77	孕产妇系统管理率							
78	高危孕产妇比例							
79	产前检查率（孕产妇保健覆盖率）							
80	孕产妇中重度缺铁性贫血患病率							

序号	指标名称	分　组	调查方法	调查范围	调查频率	报送方式	数据采集系统	主管部门
81	产前筛查率	地区	重点调查	医疗机构	不定期	网络直报	妇幼卫生专报系统	妇幼保健与社区卫生司
82	产妇 HIV 检测率							
83	产妇梅毒检测率							
84	产妇 HIV 阳性率							
85	住院分娩率	城乡、地区、高危产妇	全面调查	医疗机构	年报	网络直报	妇幼卫生专报系统	妇幼保健与社区卫生司
86	新法接生率	城乡、地区						
87	剖宫产率	地区						
88	产后访视率							
	儿童保健							
89	7岁以下儿童保健管理率	地区	全面调查	医疗机构	年报	网络直报	妇幼卫生专报系统	妇幼保健与社区卫生司
90	3岁以下儿童系统管理率							
91	新生儿疾病筛查率							
92	新生儿听力筛查率							
93	纯母乳喂养率							
	妇科病查治、婚检与节育							
94	常见妇科疾病治疗率	地区	全面调查	医疗机构	年报	网络直报	妇幼卫生专报系统	妇幼保健与社区卫生司
95	婚检率	地区、婚检疾病	全面调查	婚检机构	年报	网络直报	妇幼卫生专报系统	妇幼保健与社区卫生司
96	婚检查出疾病率							
97	婚前卫生咨询指导率							
98	节育手术总例数	地区	全面调查	实施节育手术机构	年报	网络直报	妇幼卫生专报系统	妇社司/人口计生委
99	节育手术并发症发生率							
100	已婚育龄妇女避孕率		抽样调查		年报			人口计生委/妇社司
	行为和环境危险因素							
101	农村改水受益人口比例	地区	全面调查	各级爱卫办	年报	逐级上报	地方病与改水改厕专报系统	疾病控制局
102	农村自来水普及率							
103	农村卫生厕所普及率							
104	粪便无害化处理率							

序号	指标名称	分　组	调查方法	调查范围	调查频率	报送方式	数据采集系统	主管部门
105	15岁以上人口吸烟率	城乡	抽样调查	95个国家卫生服务调查县区	5年			统计信息中心
106	15岁以上人口饮酒率							
107	15岁以上人口锻炼率							
	健康教育							
108	基本健康知识知晓率	中小学生	重点调查		不定期			妇幼保健与社区卫生司
109	疾病防治知识知晓率	艾滋病、结核病、血吸虫病、乙肝、高血压病	重点调查		不定期			疾病控制局
110	中医知识知晓率		重点调查		不定期			国家中医药管理局
111	居民健康档案建档率	城乡	重点调查		不定期			疾病控制局/农村卫生司
	医疗保障制度							
112	医疗保障方式构成	各类医疗保障方式	抽样调查	95个国家卫生服务调查县区	5年			统计信息中心
113	新型农村合作医疗参合率		重点调查	新型农村合作医疗试点地区	季报	逐级上报	新农合信息系统	农村卫生司
114	新型农村合作医疗资金使用率							
115	参合农民住院费用补偿比例							
	三、医疗服务(含中医、西医)							
	门急诊							
116	总诊疗人次	地区	全面调查	医疗机构	季报	网络直报	卫生统计直报系统	统计信息中心
117	门急诊人次	分科、地区						
118	每百门急诊入院人数	地区						
119	两周就诊率	城乡、性别、年龄、疾病(30类)	抽样调查	95个国家卫生服务调查县区	5年			统计信息中心
120	两周未就诊率	城乡						

序号	指标名称	分组	调查方法	调查范围	调查频率	报送方式	数据采集系统	主管部门
	住院							
121	入院人数	地区、分科	全面调查	医疗机构	季报	网络直报	卫生统计直报系统	统计信息中心
122	出院人数	地区						
123	出院病人疾病构成	城乡、年龄、疾病						
124	出院者平均住院日	疾病(173类)						
125	住院病人手术人次数							
126	住院率	城乡、性别、年龄、疾病(30类)	抽样调查	95个国家卫生服务调查县区	5年			统计信息中心
	医疗服务质量							
127	治愈率	疾病(173类)	全面调查	医疗机构	季报	网络直报	卫生统计直报系统	统计信息中心
128	好转率							
129	危重病人抢救成功率	急诊、住院						
130	诊断符合率	入院与出院、临床与病理、住院病人手术前后						
131	无菌手术切口甲级愈合率	医院						
132	医院感染率							
	工作效率							
133	医生平均每日担负诊疗人次	地区、医疗机构	全面调查	医疗机构	季报	网络直报	卫生统计直报系统	统计信息中心
134	医生平均每日担负住院床日							
135	病床使用率	地区、医疗机构						
136	病床周转次数							
	病人医疗费用							
137	病人人均医疗费用	门诊、出院,地区,五级医院	全面调查	医疗机构	季报	网络直报	卫生统计直报系统	统计信息中心
138	病人医疗费用构成	门诊、出院,地区,五级医院						
139	单病种医疗费用	30种疾病,地区						
140	年内病人欠费率	地区						

续 表

序号	指标名称	分组	调查方法	调查范围	调查频率	报送方式	数据采集系统	主管部门
	药品							
141	基本用药目录使用率							统计信息中心
142	持续获得基本药物人口比例	WHO 规定的20种药品	抽样调查		不定期			
	采供血							
143	供血服务人口							
144	采集血液总量					逐级上报	采供血信息系统	医政司
145	临床供血总量		全面调查	采供血机构	年报			
146	报废血液总量							
147	血液检测合格率							
	四、卫生监督							
	被监督单位							
148	卫生监督户次数	食品、生活饮用水、化妆品、公共场所、消毒产品、放射、职业卫生		①食品、化妆品、生活饮用水及涉水产品生产经营单位;②消毒产品生产单位;③公共场所;④大学、中学及小学;⑤使用放射性同位素或射线装置单位;⑥存在职业病危害用人单位;⑦职业卫生技术服务单位				
149	有卫生许可证户数	食品、化妆品、公共场所、消毒产品、放射卫生	全面调查			网络直报	卫生监督信息系统	卫生监督局
150	建立职业健康监护档案企业数	地区						
151	体检率	从业人员、学生						

序号	指标名称	分组	调查方法	调查范围	调查频率	报送方式	数据采集系统	主管部门
152	行政处罚户次	被监督单位、处罚种类	全面调查	①食品、化妆品、生活饮用水及涉水产品、消毒产品生产经营单位;②公共场所;③大学中学小学;④使用放射性同位素/射线装置单位;⑤存在职业病危害用人单位;⑥医疗卫生机构	年报	网络直报	卫生监督信息系统	卫生监督局
153	行政处罚金额	被监督单位						
	食物中毒							
154	食物中毒起数	中毒原因	全面调查	食物中毒事件	年报	网络直报	卫生监督信息系统	卫生监督局
155	食物中毒人数							
156	食物中毒死亡人数							
157	食物中毒死亡原因							
	职业卫生							
158	职业病危害因素接触人数		全面调查	存在职业病危害用人单位	年报	网络直报	卫生监督信息系统	卫生监督局
159	检出职业禁忌人员							
160	检出疑似职业病人							
161	职业病人数	现有、年内确诊及死亡						
	放射卫生							
162	检出职业禁忌人员		全面调查	使用放射性同位素或射线装置单位	年报	网络直报	卫生监督信息系统	卫生监督局
163	检出疑似放射病人							
164	放射病人	现有、年内死亡						
165	个人剂量监测率							
166	个人剂量超标率							
	五、卫生资源(含中医、西医)							

序号	指标名称	分　组	调查方法	调查范围	调查频率	报送方式	数据采集系统	主管部门
	人员							
167	卫生人员	卫生机构、经济类型、主办单位、分类管理、城乡、地区	全面调查	各级各类卫生机构	季报	网络直报	国家卫生统计直报系统	统计信息中心
168	卫生技术人员	性别、年龄、学历、职称、专业、城乡、地区、卫生机构						
169	执业(助理)医师	性别、年龄、学历、职称、科室、专业、城乡、地区、卫生机构	全面调查	各级各类卫生机构	实时	网络直报	卫生统计直报系统	统计信息中心
170	注册护士	年龄、学历、职称、城乡、地区,助产士						
171	卫生监督员	性别、年龄、学历、职称、科室、专业、城乡、地区						
172	管理人员	性别、年龄、学历、职称、城乡、地区						
173	每千人卫生技术人员	城乡、地区						
174	每千人执业(助理)医师							
175	每千人注册护士		全面调查	各级各类卫生机构	年报	网络直报	卫生统计直报系统	统计信息中心
176	每千农业人口乡镇卫生院人员	地区						
177	每千农业人口乡村医生和卫生员							
178	医护之比	地区						
179	全科医师培训比例	地区、医疗机构	全面调查	医疗机构	年报	网络直报	卫生统计直报系统	统计信息中心
180	住院医师规范化培训比例							
181	医师继续医学教育比例							

序号	指标名称	分　组	调查方法	调查范围	调查频率	报送方式	数据采集系统	主管部门
182	医学专业招生数	专业，研究生、本科、大专、中专	全面调查	高中等院校	年报			教育部
183	医学专业毕业人数							
184	医学在校生数							
	卫生设施							
185	床位数	分科、城乡、地区	全面调查	医疗机构	季报	网络直报	卫生统计直报系统	统计信息中心
186	家庭病床	地区						
187	每千人医院、卫生院床位	城乡、地区	全面调查	医院、卫生院	年报	网络直报	卫生统计直报系统	统计信息中心
188	每千人乡镇卫生院床位							
189	医生与床位之比	地区、医疗机构	全面调查	医疗机构	年报	网络直报	卫生统计直报系统	统计信息中心
190	护士与床位之比	地区、医疗机构						
191	专业设备台数	卫生机构，专控及部分常规设备	全面调查	医院、乡镇卫生院、社区卫生服务中心、疾病预防控制中心、卫生监督所(中心)	月报	网络直报	卫生统计直报系统	统计信息中心
192	设备配置率							
193	医用设备检查阳性率	医院，CT及MRI	全面调查	医院	年报	网络直报	卫生统计直报系统	统计信息中心
194	房屋建筑面积	卫生机构、经济类型、主办单位、分类管理、地区	全面调查	卫生机构	年报	网络直报	卫生统计直报系统	统计信息中心
195	业务用房面积							
196	危房比例							
197	年内施工面积							
198	年内竣工面积							
199	卫生机构数	各类机构、经济类型、主办单位、分类管理、地区	全面调查	卫生机构	实时	网络直报	卫生统计直报系统	统计信息中心
200	农村卫生机构建设合格率	县级卫生机构、乡镇卫生院、村卫生室	重点调查	农村卫生机构	不定期			农村卫生司

序号	指标名称	分　组	调查方法	调查范围	调查频率	报送方式	数据采集系统	主管部门
201	村卫生室覆盖率		全面调查	村卫生室	季报			统计信息中心
	卫生经费							
202	卫生总费用							
203	卫生总费用构成	政府、社会及个人卫生支出,城乡						
204	中央政府卫生支出占政府卫生支出比例		根据相关调查数据测算		年报		卫生总费用测算系统	规划财务司
205	人均卫生费用	城乡						
206	人均公共卫生支出							
207	卫生总费用占 GDP 比例							
208	卫生消费弹性系数							
209	卫生事业费占财政支出%							
210	总收入	卫生机构、各类收入						
211	总支出	卫生机构、各类支出						
212	总资产	卫生机构、各类资产	全面调查	卫生机构	季报/年报	网络直报	卫生统计直报系统	统计信息中心
213	负债							
214	净资产	卫生机构						
215	卫生占固定资产投资总额%							

6.1.8 卫生部关于下发《卫生机构（组织）分类代码证》的通知

（卫统发〔2002〕117号）

各省、自治区、直辖市卫生厅局：

为加强卫生行业管理，我部决定在全国范围内发放《卫生机构（组织）分类代码证》（以下简称《分类代码证》）。现将发证有关事项通知如下：

一、发证范围与原则

1. 除下列三类机构外的各级各类卫生机构和卫生社会团体，均应申办《分类代码证》。这三类机构是：①卫生行政机关；②军队编制内卫生机构；③香港、澳门特别行政区和台湾所属卫生机构。教育部门登记注册的高中等医学院校、军队编制外医疗机构属发证范围之内。

2. 发证原则：①医疗机构和采供血机构按卫生行政部门批准执业的机构数发放《分类代码证》；②其他卫生机构只要提供法人单位登记证书（分别由民政、工商行政或机构编制管理部门发放），均应发放《分类代码证》。

二、发证机关

1.《分类代码证》由省级卫生行政部门统一印制，具体工作由省级卫生行政部门统计机构承担。

2. 地区、县级卫生行政部门统计人员负责收集和保存《分类代码证》申报表、编制代码、审核代码质量、发放证书、办理代码变更手续等，具体分工由省级卫生行政部门规定。

三、办证程序

1. 各级各类卫生机构（组织）依据属地原则向本县（区）卫生行政部门申办《分类代码证》，并递交以下材料：①《分类代码证》申报表；②医疗机构提供《医疗机构执业许可证》复印件；血站提供《血站执业许可证》复印件，中心血库提供《中心血库采供血许可证》复印件，单采血浆站提供《单采血浆许可证》复印件；其他卫生机构和卫生社团提供民政、工商或机构编制管理部门登记批准证书复印件。

2.《分类代码证》有效期5年。有效期过期后继续开业（执业）的卫生机构或更换组织机构代码的卫生机构须重新办理《分类代码证》。

3. 卫生机构（组织）发生更名、合并、分离、迁址时，应向发证机关提交《分类代码证》，办理代码变更手续。

4. 卫生机构依法注销、撤消时，应向原发证机关办理注销登记，并交回代码证。

5. 申报表和证书格式由卫生部统一制定。

6. 证书由计算机打印，不得涂改。证书上的"登记号"由10位数字组成，格式为"×××××-××××"。前六位数字表示发证年（××××）和月（××），后四位数字按发证顺序填写。

四、编制代码

1. 编制代码要严格执行《卫生机构（组织）分类与代码》（WS218-2002）。

2. 机关、企业和事业单位设置为内部职工服务的、非独立法人的医院、门诊部、诊所、卫生所（室）、医务室，其"组织机构代码"由地方卫生行政部门赋予。

3. 对于尚未取得《全国组织机构代码证》的、规模较小的独立法人医疗机构（指门诊部、诊所、卫生所/室、医务室、村卫生室），可由地方卫生行政部门赋予其临时组织机构代码（编码范围一律在 PDY00001～PDY99999 之内）。一旦取得《全国组织机构代码证》，其临时代码取消并作废。

4.《医疗机构执业许可证》上未注明"非营利性"或"营利性"的医疗机构（主要指农村乡镇卫生院和村卫生室），机构分类管理代码为"9"。

五、建立《分类代码数据库》

地方各级卫生行政部门建立本地区《分类代码数据库》，卫生部建立全国《分类代码数据库》。

附件：1.《卫生机构（组织）分类代码证》申报表
      2.《卫生机构（组织）分类代码证》式样

卫　生　部

二〇〇二年五月九日

《卫生机构（组织）分类代码证》
申报表

申领单位（盖章）：＿＿＿＿＿＿＿＿＿

申 领 人（签字）：＿＿＿＿＿＿＿＿

申领日期：＿＿＿＿＿＿年＿＿月＿＿日

此页由申领单位填写：

1.1　组织机构代码　□□□□□□□□ － □

1.2　机构名称（全称）：

2.0　机构属性代码：

2.1　经济类型代码　　　□□

　　　11 国有全资　　　　　12 集体全资　　13 股份合作　　14 联营

　　　16 股份有限公司　　　17 私有　　　　19 其他内资　　21 内地和港澳台合资

　　　22 内地和港澳台合作　31 中外合资　　32 中外合作　　90 其他

2.2　卫生机构（组织）类别代码　□□□□

2.3　机构分类管理代码　□

　　　1 非营利性医疗机构　　2 营利性医疗机构　　9 其他卫生机构

3.0　通讯联系：

3.1　地　　址：

3.2　邮政编码　　　　　□□□□□□

3.3　电话号码（总机/查询台）　□□□□（区号）－□□□□□□□□

3.4　单位电子邮箱（E-mail）：

3.5　单位网站域名：

4.1　单位开业/成立时间：　　□□□□年

4.2　法定代表人（单位负责人）：

4.3　注册资金（万元）：　　□□□□□

5.1　登记批准机构：

5.2　批准文号或注册号：

6.0　设置/主办单位　　　□

　　　1 政府　　2 企业　　3 事业单位　　4 社会团体　　5 其他社会组织　　6 个人

7.0　政府办卫生机构隶属关系　□

　　　1 中央属　　　　　　　　　　　　　　2 省、自治区、直辖市属

　　　3 省辖市（地区、州、直辖市区）属　　4 县级市、省辖市区属

　　　5 县（旗）属　　　6 街道属　　　7 镇属　　　　8 乡属

8.0　下设直属分站（院、所）个数　□□

8.1　其中：社区卫生服务站个数　　□□

此页由发证机关填写：

卫生机构（组织）分类代码：

　　　　□□□□□□□□－□　□□□□□□　□□　□□□□　□

办证日期：　□□□□年□□月□□日　　　作废日期：　□□□□年□□月□□日

经办人（签字）：　　　　　　　　　　　录入人（签字）：

申领单位代码变更记录

序号	变更内容	旧代码	新代码	经办人（签字）	变更日期
1					
2					
3					
4					
5					
6					
7					
8					

代码证废止登记

1	注销、撤销原因：			
2	批　准　机　关：			
3	交证人（签字）：	年	月	日
4	经办人（签字）：	年	月	日

填　表　说　明

一、填报单位：申办《分类代码证》的所有卫生机构（组织）统一填报本表。

二、组织机构代码：已取得《组织机构代码证书》的卫生机构（组织），按证书上的9位代码填写（有关部门也称为法人代码）。未取得《组织机构代码证书》的卫生机构，此项由发证机关填写。

三、经济类型代码

1. 国有全资：不包括联营中的国有联营；

2. 集体全资：不包括股份合作、联营中的集体联营；

3. 股份合作：以合作制为基础，由职工共同出资入股，吸收一定比例社会资产投资组建；实行自主经营，自负盈亏，按劳分配与按股分红的机构；

4. 联营：包括国有联营、集体联营、国有与集体联营、其他联营；

5. 私有：包括私人独资、私人合伙、私营股份、个体经营和其他私有。

6. 内地和港澳台合资、内地和港澳台合作、中外合资、中外合作：一般为外经贸部和卫生行政部门批准设立的医疗机构。

四、卫生机构（组织）类别代码：由发证机关填写。

五、单位开业/成立时间：填写最早开业时间或批准成立时间。此项不要求筹建单位填写。

六、登记批准机构：医疗机构和采供血机构填写卫生行政部门；其他卫生机构分别填写领取法人单位注册登记证书的民政、工商行政、机构编制管理机关。

七、批准文号或注册号：医疗机构填写批准成立文件的文号，其他卫生机构分别填写法人单位注册登记证书上的登记号。

八、设置/主办单位：①政府：指各级政府举办的承担基本医疗、保健、社区卫生、疾病控制、卫生监督服务、医学科研与教育（包括高等院校附属医院、政府举办卫生机构下设独立的分支机构）；②其他社会组织：包括联营、股份合作制、股份制、港澳台商投资、外商投资等卫生机构。

九、卫生机构分类代码：卫生机构分类代码共22位代码，依次为组织机构代码（9位）、行政区划代码（6位）、经济类型代码（2位）、卫生机构（组织）类别代码（4位）、机构分类管理代码（1位）。

十、办证日期和作废日期：办证日期填写颁发代码证日期，作废日期从办证日期顺延5年。

十一、变更内容：填写行政区划代码、经济类型代码、卫生机构（组织）类别代码、机构分类管理代码。

十二、批准机关：指批准申报单位注销或依法撤消的机关。

附件2:《卫生机构(组织)分类代码证》(式样)

XX 省
卫生机构(组织)分类代码证

代　　码：

机构名称：

地　　址：

有 效 期：自　　年　　月　　日至　　年　　月　　日

颁发单位：

登 记 号：

说　　明

1. 卫生机构（组织）分类代码是卫生行业管理的法定标识代码，《卫生机构（组织）分类代码证》是卫生机构（组织）法定代码标识的凭证，分正本和副本。
2. 《卫生机构（组织）分类代码证》不得出借、冒用、转让、伪造、非法变更和买卖。
3. 《卫生机构（组织）分类代码证》登记项目发生变化时，应向发证机关申请变更登记并变更代码。
4. 卫生机构依法注销、撤销时，应向原发证机关办理注销登记，并交回代码证。

XX 省卫生厅（签章）

代码变更记录

变更内容	旧代码	新代码	变更日期

6.1.9 关于使用《出生医学证明书》、《死亡医学证明书》和加强死因统计工作的通知

（卫生部 公安部 民政部，卫统发〔1992〕第 1 号）

人口出生、死亡登记和统计分析工作是研究人口出生、死亡水平、死亡原因及变化规律和进行人口管理的一项基础工作，具有重要的社会经济意义和科学价值。它是制定社会经济以及卫生事业发展规划、评价人口健康水平及社会卫生状况的重要依据，也是医学、人口学等科学研究的基础资料。近年来，虽然人口出生、死亡登记工作质量有所提高，但仍然存在一些问题。为了更好地理顺工作关系，保证登记工作的法制化、规范化，进一步提高登记工作质量，现就使用《出生医学证明书》、《死亡医学证明书》和加强死因统计工作的有关问题通知如下：

一、从 1993 年 1 月 1 日起，各地医疗卫生机构必须使用全国统一制定的《出生医学证明书》，作为婴儿出生的医学证明。所有已经开展居民病伤死亡原因登记报告的市、县医疗卫生机构必须使用全国统一制定的《死亡医学证明书》，作为人口死亡的医学证明。

二、从各地的实际出发，在已有居民病伤死亡原因登记报告点的省、自治区可逐步扩大登记报告点的范围。没有居民病伤死亡原因登记报告点的省、自治区，应进行试点并加紧建立。

三、人口出生、死亡登记工作涉及到多个部门的工作。有关部门做如下分工：

1. 卫生部门负责统一印发《出生医学证明书》和《死亡医学证明书》。医疗卫生单位和基层卫生组织对于每一个活产或死者必须准确、完整、及时地填写《出生医学证明书》或《死亡医学证明书》，并完成有关个案调查工作。

2. 出生婴儿或死者的家属必须持卫生部门出具的《出生医学证明书》或《死亡医学证明书》向户口登记机关申报出生登记或注销户口手续；户口登记机关必须凭卫生部门出具的《出生医学证明书》或《死亡医学证明书》办理出生登记或注销户口手续，保存《出生医学证明书》和《死亡医学证明书》。

3. 殡葬管理部门应凭盖有户口登记机关公章的《死亡医学证明书》的第四联《居民死亡殡葬证》办理殡葬手续。

4. 卫生部门指定统计人员定期到户口登记机关收集《出生医学证明书》和《死亡医学证明书》及有关的人口数据。经整理、统计后向卫生行政部门填报《居民病伤死亡原因年报表》。

卫生、公安、民政部门应严格按照本通知要求，做好本部门所承担的工作。

附件 1：

关于使用《出生医学证明书》和
《死亡医学证明书》的有关说明

《出生医学证明书》和《死亡医学证明书》是医疗卫生部门出具的、从医学角度说明婴儿的出生情况和居民死亡及其原因的证明。是从事人口统计、生命统计等有关工作的基本信息来源，是判定出生婴儿情况和死者死亡性质的基本法律依据。因此，要求填写者及有关人员以严肃、认真、科学的态度对待此项工作。

一、《出生医学证明书》和《死亡医学证明书》的式样见附件 2。

二、《出生医学证明书》和《亡医学证明书》的填写。

（一）填写范围

1. 《出生医学证明书》的填写范围：凡是在中华人民共和国境内出生的活产婴儿均应填写。活产指出生时有呼吸、心跳、脐带搏动及随意肌收缩四项生命体征之一的婴儿。

2. 《死亡医学证明书》的填写范围：凡在目前开展居民病伤死亡原因统计的市、县属正常死亡的中国公民均属填写对象；对于在中国境内正常死亡的境外公民可由有关医疗单位填写《死亡医学证明书》作为死亡凭证，但不作为统计对象；没有开展居民病伤死亡原因统计的地区，医疗卫生部门应参照本办法执行。

（二）填写要求：《出生医学证明书》和《死亡医学证明书》的填写必须使用钢笔或圆珠笔填写，务必项目齐全、内容准确、字迹清楚，不得勾划涂改，并由填写者所在单位加盖公章后方可生效。

（三）填写单位和填写人

1. 凡出生在医疗单位的活产婴儿，《出生医学证明书》由接生该婴儿的医生或护士填写；如在家中或其他地点出生的婴儿，由赴家中接生的医务人员或该地区基层卫生组织的医生填写。

2. 凡死于医疗卫生单位内者，《死亡医学证明书》由经治医生填写；死于家中者，由负责该地区基层卫生组织的医生填写；死于公共场所者，由负责救治的医生填写；在医务人员到达之前属于正常死亡者，由接诊医生根据死者家属或知情人提供死者生前病史或体征，进行推断后填写。

3. 凡非正常死亡或卫生部门不能确定是否属于正常死亡者，需经公安司法部门判定死亡性质并出具死亡说明。

三、《出生医学证明书》和《死亡医学证明书》的管理与使用

（一）《出生医学证明书》和《死亡医学证明书》由卫生部门统一制发，卫生部门、公安部门和民政部门共同管理。

（二）出生婴儿或死者的家属向户口登记机关申报出生登记或注销户口手续，必须持医疗卫生单位和基层卫生组织出具的《出生医学证明书》或《死亡医学证明书》。户口登记机关凭《出生医学证明书》或《死亡医学证明书》办理户口登记或注销手续；殡葬管理部门

凭加盖户口登记机关公章的《死亡医学证明书》的第四联《居民死亡殡葬证》办理殡葬手续。

（三）《出生医学证明书》和《死亡医学证明书》的第一联为医疗卫生单位的存根，由填写单位妥善保存，以备查询。《出生医学证明书》和《死亡医学证明书》的第二、三联是户口登记机关进行出生登记和死亡注销的凭据。《出生医学证明书》和《死亡医学证明书》的第二联由户口登记机关收集后定期移交卫生部门作为统计依据并保存，第三联由户口登记机关保存。《死亡医学证明书》的第四联是死者殡葬的证明，由殡葬部门收集、保管，以备查询。

（四）各级医疗卫生单位在此之前根据社会发展和家长要求印发的各种《出生证》小本，只作为出生纪念和私人档案，不能作为申报户口和统计凭证。

附件2：

居民死因报告卡（死亡医学证明书）

_____省_____市_____区（县）_____街道（乡）　　　编号：

死者 姓名	性别 1. 男 2. 女	民族	主要职业 及工种	身份证	常住户 口住址
婚姻 1. 未 2. 已 3. 丧 4. 离 9. 不 状况　婚　婚　偶　婚　详			文化 1. 文盲或 2. 小 3. 中 4. 大 5. 不 程度　半文盲　学　学　学　详		生前工 作单位
出生 日期　年　月　日		死亡 日期　年　月　日	实足 年龄	死亡 1. 医 2. 急诊 3. 家中或赴 4. 外地 9. 不 地点　院　室　医院途中 及其他　详	
可以联系的 家属姓名			住 址 或 工作单位		

致死的主要疾病诊断（请填写具体的病名，勿填症状体征）	发病至死亡大概时间间隔
Ⅰ.（a）直接导致死亡的疾病或情况：_____ 　（b）引起（a）的疾病或情况：_____ 　（c）引起（b）的疾病或情况：_____ Ⅱ.其他疾病诊断（促进死亡，但与 　导致死亡无关的其他重要情况）：_____	_____ _____ _____ _____
死者生前上述疾病 1. 省级（市）　2. 地区级（市）　3. 县级（区）　4. 卫生 5. 乡村 6. 未就 9. 其他及 的最高诊断单位：　医　院　　　医　院　　　　医　院　　　　院　　医生　诊　　不详	
死者生前上述疾病 的最高诊断依据：　1. 尸检 2. 病理 3. 手术 4. 临床＋理化 5. 临床 6. 死后推断 9. 不详	
住院号：　　　医师签名：　　　单位盖章：　　　填报日期：　年　月　日	

（以下由统计人员填写）根本死亡原因：　　　ICD 编码：　　　统计分类号：

（背面）

调 查 记 录

死者生前病史及症状体征：			
被调查者 姓　名	与死者 的关系	联系地址或 工 作 单 位	电话 号码
死因 推断		调查者 姓　名	调查日期 　年　月　日

填表说明：

1. 主要职业及工种：尽可能同时填写职业和主要从事的工作，如工人、农民、干部、学生、军人、服务行业等；还可详细填写工种，如车工、钳工、电工、纺织工等。

2. 常驻户口地址：应按户口簿上登记的住址填写完整，包括住处的具体门牌号码。

3. 实足年龄：按照周岁填写。如为婴儿，可填写实际存活的月、日、小时。

4. 致死的主要疾病诊断可分为两部分报告：在第Ⅰ部分（a）中填写最后造成死亡的那个疾病诊断或损伤、中毒的临床表现，如肺心病、脑出血、颅内损伤（不要填写呼吸、循环衰竭等情况）；（b）中填写引起（a）的疾病或情况，如肺气肿、高血压、损伤中毒的外部原因（骑自行车与汽车相撞、跳楼自杀等）；（c）中填写引起（b）的疾病或情况，如慢性支气管炎。在第Ⅱ部分中填写那些与第Ⅰ部分无关但促进了死亡的其他疾病或情况。

5. 疾病的最高诊断单位：一般指死者主要疾病的最后诊断单位，也可填写在第Ⅰ疾病的最高一级诊断单位，如省（市）级医院包括相当于省级及以上的各类医院，其余依此类推。

死亡医学证明书存根

编号：

死者姓名	
身份证编号：	
性别	
实足年龄	
常住户口地址	
根本死因	
家属姓名及联系处	
医师签名	
填报日期	年 月 日

一联

死亡医学证明书

编号：

死者姓名		性别		民族	
身份证编号		实足年龄			
常住户口地址					
死亡原因		死亡日期	年 月 日		
家属姓名及联系处		户籍民警签字			
医生签字	医疗单位盖章	派出所盖章	年 月 日		

三联

注：此联由户口登记机关保存。

居民死亡殡葬证

编号：

死者姓名		性别		实足年龄	
身份证编号					
常住户口地址					
死亡原因					
死亡日期					
家属姓名及联系处					
医生签字					
医疗单位盖章					
派出所盖章					
			年 月 日		

四联

说明：1. 持此证到火葬场办理尸体火化手续。2. 此证无医生签字、医院和派出所盖章无效。

出生医学证明书

出生医学证明书存根

编号：

婴儿姓名：	性别	
出生日期：	年 月 日	
出生地点：		
父亲姓名：	年龄	
母亲姓名：	年龄	
工作单位		
户主地址：		
接生者（盖章）：		
接生单位（盖章）：		
婴儿母亲签字：		

年 月 日

出生医学证明书

省　　市　　区（县）　　街道（乡）

编号：

婴儿姓名：	性别： 1男 2女	出生时间： 年 月 日 时 分	
出生地点：		出生孕周： 周	
出生体重： 克	畸形： 1无 2有	畸形种类：	
父亲姓名： 父亲身份证编号：	文化程度： 1大 2中 3小 4文盲 9不详		
职业 工作单位 民族			
母亲姓名： 母亲身份证编号：	文化程度： 1大 2中 3小 4文盲 9不详		
职业 工作单位 民族			
计划生育 是，否	胎次		
分娩方式： 1自然 2臀助产 3臀牵引 4胎盘滞留 5产钳 6剖腹产			
产时并发症： 0无 1子痫 2产后出血 3滞产 4胎盘滞留 5子宫破裂 6胎膜早破 7其他			
接生者签字： 接生单位（盖章）：			
婴儿母亲签字： 家庭住址：			

填报日期： 年 月 日

说明：1婴儿父亲或母亲无身份证，身份证编号栏填写父亲或母亲的出生年月日。2出生婴儿家属持此联到户口登记机关办理出生登记手续，卫生部门定期到户口登记机关采取此联进行统计。

出生医学证明书

婴儿姓名：	性别		
出生日期： 年 月 日 时 分			
出生地点：			
父亲姓名： 年龄 国籍 民族			
身份证编号： 工作单位：			
母亲姓名： 年龄 国籍 民族			
身份证编号： 工作单位：			
家庭住址：			
接生者（盖章）			
接生单位（盖章）			
婴儿母亲签字：			

年 月 日

说明：此联由户口登记机关保存

313

6.2 深化医药卫生体制改革

6.2.1 中共中央、国务院关于深化医药卫生体制改革的意见

（中发〔2009〕6号）

按照党的十七大精神，为建立中国特色医药卫生体制，逐步实现人人享有基本医疗卫生服务的目标，提高全民健康水平，现就深化医药卫生体制改革提出如下意见。

一、充分认识深化医药卫生体制改革的重要性、紧迫性和艰巨性

医药卫生事业关系亿万人民的健康，关系千家万户的幸福，是重大民生问题。深化医药卫生体制改革，加快医药卫生事业发展，适应人民群众日益增长的医药卫生需求，不断提高人民群众健康素质，是贯彻落实科学发展观、促进经济社会全面协调可持续发展的必然要求，是维护社会公平正义、提高人民生活质量的重要举措，是全面建设小康社会和构建社会主义和谐社会的一项重大任务。

新中国成立以来，特别是改革开放以来，我国医药卫生事业取得了显著成就，覆盖城乡的医药卫生服务体系基本形成，疾病防治能力不断增强，医疗保障覆盖人口逐步扩大，卫生科技水平迅速提高，人民群众健康水平明显改善，居民主要健康指标处于发展中国家前列。尤其是抗击非典取得重大胜利以来，各级政府投入加大，公共卫生、农村医疗卫生和城市社区卫生发展加快，新型农村合作医疗和城镇居民基本医疗保险取得突破性进展，为深化医药卫生体制改革打下了良好基础。同时，也应该看到，当前我国医药卫生事业发展水平与人民群众健康需求及经济社会协调发展要求不适应的矛盾还比较突出。城乡和区域医疗卫生事业发展不平衡，资源配置不合理，公共卫生和农村、社区医疗卫生工作比较薄弱，医疗保障制度不健全，药品生产流通秩序不规范，医院管理体制和运行机制不完善，政府卫生投入不足，医药费用上涨过快，个人负担过重，对此，人民群众反映强烈。

从现在到2020年，是我国全面建设小康社会的关键时期，医药卫生工作任务繁重。随着经济的发展和人民生活水平的提高，群众对改善医药卫生服务将会有更高的要求。工业化、城镇化、人口老龄化、疾病谱变化和生态环境变化等，都给医药卫生工作带来一系列新的严峻挑战。深化医药卫生体制改革，是加快医药卫生事业发展的战略选择，是实现人民共享改革发展成果的重要途径，是广大人民群众的迫切愿望。

深化医药卫生体制改革是一项涉及面广、难度大的社会系统工程。我国人口多，人均收入水平低，城乡、区域差距大，长期处于社会主义初级阶段的基本国情，决定了深化医药卫生体制改革是一项十分复杂艰巨的任务，是一个渐进的过程，需要在明确方向和框架的基础上，经过长期艰苦努力和坚持不懈的探索，才能逐步建立符合我国国情的医药卫生体制。因此，对深化医药卫生体制改革，既要坚定决心、抓紧推进，又要精心组织、稳步实施，确保改革顺利进行，达到预期目标。

314

二、深化医药卫生体制改革的指导思想、基本原则和总体目标

（一）深化医药卫生体制改革的指导思想。以邓小平理论和"三个代表"重要思想为指导，深入贯彻落实科学发展观，从我国国情出发，借鉴国际有益经验，着眼于实现人人享有基本医疗卫生服务的目标，着力解决人民群众最关心、最直接、最现实的利益问题。坚持公共医疗卫生的公益性质，坚持预防为主、以农村为重点、中西医并重的方针，实行政事分开、管办分开、医药分开、营利性和非营利性分开，强化政府责任和投入，完善国民健康政策，健全制度体系，加强监督管理，创新体制机制，鼓励社会参与，建设覆盖城乡居民的基本医疗卫生制度，不断提高全民健康水平，促进社会和谐。

（二）深化医药卫生体制改革的基本原则。医药卫生体制改革必须立足国情，一切从实际出发，坚持正确的改革原则。

——坚持以人为本，把维护人民健康权益放在第一位。坚持医药卫生事业为人民健康服务的宗旨，以保障人民健康为中心，以人人享有基本医疗卫生服务为根本出发点和落脚点，从改革方案设计、卫生制度建立到服务体系建设都要遵循公益性的原则，把基本医疗卫生制度作为公共产品向全民提供，着力解决群众反映强烈的突出问题，努力实现全体人民病有所医。

——坚持立足国情，建立中国特色医药卫生体制。坚持从基本国情出发，实事求是地总结医药卫生事业改革发展的实践经验，准确把握医药卫生发展规律和主要矛盾；坚持基本医疗卫生服务水平与经济社会发展相协调、与人民群众的承受能力相适应；充分发挥中医药（民族医药）作用；坚持因地制宜、分类指导，发挥地方积极性，探索建立符合国情的基本医疗卫生制度。

——坚持公平与效率统一，政府主导与发挥市场机制作用相结合。强化政府在基本医疗卫生制度中的责任，加强政府在制度、规划、筹资、服务、监管等方面的职责，维护公共医疗卫生的公益性，促进公平公正。同时，注重发挥市场机制作用，动员社会力量参与，促进有序竞争机制的形成，提高医疗卫生运行效率、服务水平和质量，满足人民群众多层次、多样化的医疗卫生需求。

——坚持统筹兼顾，把解决当前突出问题与完善制度体系结合起来。从全局出发，统筹城乡、区域发展，兼顾供给方和需求方等各方利益，注重预防、治疗、康复三者的结合，正确处理政府、卫生机构、医药企业、医务人员和人民群众之间的关系。既着眼长远，创新体制机制，又立足当前，着力解决医药卫生事业中存在的突出问题。既注重整体设计，明确总体改革方向目标和基本框架，又突出重点，分步实施，积极稳妥地推进改革。

（三）深化医药卫生体制改革的总体目标。建立健全覆盖城乡居民的基本医疗卫生制度，为群众提供安全、有效、方便、价廉的医疗卫生服务。

到2011年，基本医疗保障制度全面覆盖城乡居民，基本药物制度初步建立，城乡基层医疗卫生服务体系进一步健全，基本公共卫生服务得到普及，公立医院改革试点取得突破，明显提高基本医疗卫生服务可及性，有效减轻居民就医费用负担，切实缓解"看病难、看病贵"问题。

到2020年，覆盖城乡居民的基本医疗卫生制度基本建立。普遍建立比较完善的公共卫生服务体系和医疗服务体系，比较健全的医疗保障体系，比较规范的药品供应保障体系，比较科学的医疗卫生机构管理体制和运行机制，形成多元办医格局，人人享有基本医疗卫生服

务，基本适应人民群众多层次的医疗卫生需求，人民群众健康水平进一步提高。

三、完善医药卫生四大体系，建立覆盖城乡居民的基本医疗卫生制度

建设覆盖城乡居民的公共卫生服务体系、医疗服务体系、医疗保障体系、药品供应保障体系，形成四位一体的基本医疗卫生制度。四大体系相辅相成，配套建设，协调发展。

（四）全面加强公共卫生服务体系建设。建立健全疾病预防控制、健康教育、妇幼保健、精神卫生、应急救治、采供血、卫生监督和计划生育等专业公共卫生服务网络，完善以基层医疗卫生服务网络为基础的医疗服务体系的公共卫生服务功能，建立分工明确、信息互通、资源共享、协调互动的公共卫生服务体系，提高公共卫生服务和突发公共卫生事件应急处置能力，促进城乡居民逐步享有均等化的基本公共卫生服务。

确定公共卫生服务范围。明确国家基本公共卫生服务项目，逐步增加服务内容。鼓励地方政府根据当地经济发展水平和突出的公共卫生问题，在中央规定服务项目的基础上增加公共卫生服务内容。

完善公共卫生服务体系。进一步明确公共卫生服务体系的职能、目标和任务，优化人员和设备配置，探索整合公共卫生服务资源的有效形式。完善重大疾病防控体系和突发公共卫生事件应急机制，加强对严重威胁人民健康的传染病、慢性病、地方病、职业病和出生缺陷等疾病的监测与预防控制。加强城乡急救体系建设。

加强健康促进与教育。医疗卫生机构及机关、学校、社区、企业等要大力开展健康教育，充分利用各种媒体，加强健康、医药卫生知识的传播，倡导健康文明的生活方式，促进公众合理营养，提高群众的健康意识和自我保健能力。

深入开展爱国卫生运动。将农村环境卫生与环境污染治理纳入社会主义新农村建设规划，推动卫生城市和文明村镇建设，不断改善城乡居民生活、工作等方面的卫生环境。

加强卫生监督服务。大力促进环境卫生、食品卫生、职业卫生、学校卫生，以及农民工等流动人口卫生工作。

（五）进一步完善医疗服务体系。坚持非营利性医疗机构为主体、营利性医疗机构为补充，公立医疗机构为主导、非公立医疗机构共同发展的办医原则，建设结构合理、覆盖城乡的医疗服务体系。

大力发展农村医疗卫生服务体系。进一步健全以县级医院为龙头、乡镇卫生院和村卫生室为基础的农村医疗卫生服务网络。县级医院作为县域内的医疗卫生中心，主要负责基本医疗服务及危重急症病人的抢救，并承担对乡镇卫生院、村卫生室的业务技术指导和卫生人员的进修培训；乡镇卫生院负责提供公共卫生服务和常见病、多发病的诊疗等综合服务，并承担对村卫生室的业务管理和技术指导；村卫生室承担行政村的公共卫生服务及一般疾病的诊治等工作。有条件的农村实行乡村一体化管理。积极推进农村医疗卫生基础设施和能力建设，政府重点办好县级医院，并在每个乡镇办好一所卫生院，采取多种形式支持村卫生室建设，使每个行政村都有一所村卫生室，大力改善农村医疗卫生条件，提高服务质量。

完善以社区卫生服务为基础的新型城市医疗卫生服务体系。加快建设以社区卫生服务中心为主体的城市社区卫生服务网络，完善服务功能，以维护社区居民健康为中心，提供疾病预防控制等公共卫生服务、一般常见病及多发病的初级诊疗服务、慢性病管理和康复服务。转变社区卫生服务模式，不断提高服务水平，坚持主动服务、上门服务，逐步承担起居民健康"守门人"的职责。

健全各类医院的功能和职责。优化布局和结构，充分发挥城市医院在危重急症和疑难病症的诊疗、医学教育和科研、指导和培训基层卫生人员等方面的骨干作用。有条件的大医院按照区域卫生规划要求，可以通过托管、重组等方式促进医疗资源合理流动。

建立城市医院与社区卫生服务机构的分工协作机制。城市医院通过技术支持、人员培训等方式，带动社区卫生服务持续发展。同时，采取增强服务能力、降低收费标准、提高报销比例等综合措施，引导一般诊疗下沉到基层，逐步实现社区首诊、分级医疗和双向转诊。整合城市卫生资源，充分利用城市现有一、二级医院及国有企事业单位所属医疗机构和社会力量举办的医疗机构等资源，发展和完善社区卫生服务网络。

充分发挥中医药（民族医药）在疾病预防控制、应对突发公共卫生事件、医疗服务中的作用。加强中医临床研究基地和中医院建设，组织开展中医药防治疑难疾病的联合攻关。在基层医疗卫生服务中，大力推广中医药适宜技术。采取扶持中医药发展政策，促进中医药继承和创新。

建立城市医院对口支援农村医疗卫生工作的制度。发达地区要加强对口支援贫困地区和少数民族地区发展医疗卫生事业。城市大医院要与县级医院建立长期稳定的对口支援和合作制度，采取临床服务、人员培训、技术指导、设备支援等方式，帮助其提高医疗水平和服务能力。

（六）加快建设医疗保障体系。加快建立和完善以基本医疗保障为主体，其他多种形式补充医疗保险和商业健康保险为补充，覆盖城乡居民的多层次医疗保障体系。

建立覆盖城乡居民的基本医疗保障体系。城镇职工基本医疗保险、城镇居民基本医疗保险、新型农村合作医疗和城乡医疗救助共同组成基本医疗保障体系，分别覆盖城镇就业人口、城镇非就业人口、农村人口和城乡困难人群。坚持广覆盖、保基本、可持续的原则，从重点保障大病起步，逐步向门诊小病延伸，不断提高保障水平。建立国家、单位、家庭和个人责任明确、分担合理的多渠道筹资机制，实现社会互助共济。随着经济社会发展，逐步提高筹资水平和统筹层次，缩小保障水平差距，最终实现制度框架的基本统一。进一步完善城镇职工基本医疗保险制度，加快覆盖就业人口，重点解决国有关闭破产企业、困难企业等职工和退休人员，以及非公有制经济组织从业人员和灵活就业人员的基本医疗保险问题；2009年全面推开城镇居民基本医疗保险，重视解决老人、残疾人和儿童的基本医疗保险问题；全面实施新型农村合作医疗制度，逐步提高政府补助水平，适当增加农民缴费，提高保障能力；完善城乡医疗救助制度，对困难人群参保及其难以负担的医疗费用提供补助，筑牢医疗保障底线。探索建立城乡一体化的基本医疗保障管理制度。

鼓励工会等社会团体开展多种形式的医疗互助活动。鼓励和引导各类组织和个人发展社会慈善医疗救助。

做好城镇职工基本医疗保险制度、城镇居民基本医疗保险制度、新型农村合作医疗制度和城乡医疗救助制度之间的衔接。以城乡流动的农民工为重点积极做好基本医疗保险关系转移接续，以异地安置的退休人员为重点改进异地就医结算服务。妥善解决农民工基本医疗保险问题。签订劳动合同并与企业建立稳定劳动关系的农民工，要按照国家规定明确用人单位缴费责任，将其纳入城镇职工基本医疗保险制度；其他农民工根据实际情况，参加户籍所在地新型农村合作医疗或务工所在地城镇居民基本医疗保险。

积极发展商业健康保险。鼓励商业保险机构开发适应不同需要的健康保险产品，简化理赔手续，方便群众，满足多样化的健康需求。鼓励企业和个人通过参加商业保险及多种形式的补充保险解决基本医疗保障之外的需求。在确保基金安全和有效监管的前提下，积极提倡以政府购买医疗保障服务的方式，探索委托具有资质的商业保险机构经办各类医疗保障管理服务。

（七）建立健全药品供应保障体系。加快建立以国家基本药物制度为基础的药品供应保障体系，保障人民群众安全用药。

建立国家基本药物制度。中央政府统一制定和发布国家基本药物目录，按照防治必需、安全有效、价格合理、使用方便、中西药并重的原则，结合我国用药特点，参照国际经验，合理确定品种和数量。建立基本药物的生产供应保障体系，在政府宏观调控下充分发挥市场机制的作用，基本药物实行公开招标采购，统一配送，减少中间环节，保障群众基本用药。国家制定基本药物零售指导价格，在指导价格内，由省级人民政府根据招标情况确定本地区的统一采购价格。规范基本药物使用，制定基本药物临床应用指南和基本药物处方集。城乡基层医疗卫生机构应全部配备、使用基本药物，其他各类医疗机构也要将基本药物作为首选药物并确定使用比例。基本药物全部纳入基本医疗保障药物报销目录，报销比例明显高于非基本药物。

规范药品生产流通。完善医药产业发展政策和行业发展规划，严格市场准入和药品注册审批，大力规范和整顿生产流通秩序，推动医药企业提高自主创新能力和医药产业结构优化升级，发展药品现代物流和连锁经营，促进药品生产、流通企业的整合。建立便民惠农的农村药品供应网。完善药品储备制度。支持用量小的特殊用药、急救用药生产。规范药品采购，坚决治理医药购销中的商业贿赂。加强药品不良反应监测，建立药品安全预警和应急处置机制。

四、完善体制机制，保障医药卫生体系有效规范运转

完善医药卫生的管理、运行、投入、价格、监管体制机制，加强科技与人才、信息、法制建设，保障医药卫生体系有效规范运转。

（八）建立协调统一的医药卫生管理体制。实施属地化和全行业管理。所有医疗卫生机构，不论所有制、投资主体、隶属关系和经营性质，均由所在地卫生行政部门实行统一规划、统一准入、统一监管。中央、省级可以设置少量承担医学科研、教学功能的医学中心或区域医疗中心，以及承担全国或区域性疑难病症诊治的专科医院等医疗机构；县（市）主要负责举办县级医院、乡村卫生和社区卫生服务机构；其余公立医院由市负责举办。

强化区域卫生规划。省级人民政府制定卫生资源配置标准，组织编制区域卫生规划和医疗机构设置规划，明确医疗机构的数量、规模、布局和功能。科学制定乡镇卫生院（村卫生室）、社区卫生服务中心（站）等基层医疗卫生机构和各级医院建设与设备配置标准。充分利用和优化配置现有医疗卫生资源，对不符合规划要求的医疗机构要逐步进行整合，严格控制大型医疗设备配置，鼓励共建共享，提高医疗卫生资源利用效率。新增卫生资源必须符合区域卫生规划，重点投向农村和社区卫生等薄弱环节。加强区域卫生规划与城乡规划、土地利用总体规划等的衔接。建立区域卫生规划和资源配置监督评价机制。

推进公立医院管理体制改革。从有利于强化公立医院公益性和政府有效监管出发，积极探索政事分开、管办分开的多种实现形式。进一步转变政府职能，卫生行政部门主要承担卫生发展规划、资格准入、规范标准、服务监管等行业管理职能，其他有关部门按照各自职能进行管理和提供服务。落实公立医院独立法人地位。

进一步完善基本医疗保险管理体制。中央统一制定基本医疗保险制度框架和政策，地方政府负责组织实施管理，创造条件逐步提高统筹层次。有效整合基本医疗保险经办资源，逐步实现城乡基本医疗保险行政管理的统一。

（九）建立高效规范的医药卫生机构运行机制。公共卫生机构收支全部纳入预算管理。按照承担的职责任务，由政府合理确定人员编制、工资水平和经费标准，明确各类人员岗位职责，严格人员准入，加强绩效考核，建立能进能出的用人制度，提高工作效率和服务质量。

转变基层医疗卫生机构运行机制。政府举办的城市社区卫生服务中心（站）和乡镇卫生院等基层医疗卫生机构，要严格界定服务功能，明确规定使用适宜技术、适宜设备和基本药物，为广大群众提供低成本服务，维护公益性质。要严格核定人员编制，实行人员聘用制，建立能进能出和激励有效的人力资源管理制度。要明确收支范围和标准，实行核定任务、核定收支、绩效考核补助的财务管理办法，并探索实行收支两条线、公共卫生和医疗保障经费的总额预付等多种行之有效的管理办法，严格收支预算管理，提高资金使用效益。要改革药品加成政策，实行药品零差率销售。加强和完善内部管理，建立以服务质量为核心、以岗位责任与绩效为基础的考核和激励制度，形成保障公平效率的长效机制。

建立规范的公立医院运行机制。公立医院要遵循公益性质和社会效益原则，坚持以病人为中心，优化服务流程，规范用药、检查和医疗行为。深化运行机制改革，建立和完善医院法人治理结构，明确所有者和管理者的责权，形成决策、执行、监督相互制衡，有责任、有激励、有约束、有竞争、有活力的机制。推进医药分开，积极探索多种有效方式逐步改革以药补医机制。通过实行药品购销差别加价、设立药事服务费等多种方式逐步改革或取消药品加成政策，同时采取适当调整医疗服务价格、增加政府投入、改革支付方式等措施完善公立医院补偿机制。进一步完善财务、会计管理制度，严格预算管理，加强财务监管和运行监督。地方可结合本地实际，对有条件的医院开展"核定收支、以收抵支、超收上缴、差额补助、奖惩分明"等多种管理办法的试点。改革人事制度，完善分配激励机制，推行聘用制度和岗位管理制度，严格工资总额管理，实行以服务质量及岗位工作量为主的综合绩效考核和岗位绩效工资制度，有效调动医务人员的积极性。

健全医疗保险经办机构运行机制。完善内部治理结构，建立合理的用人机制和分配制度，完善激励约束机制，提高医疗保险经办管理能力和管理效率。

（十）建立政府主导的多元卫生投入机制。明确政府、社会与个人的卫生投入责任。确立政府在提供公共卫生和基本医疗服务中的主导地位。公共卫生服务主要通过政府筹资，向城乡居民均等化提供。基本医疗服务由政府、社会和个人三方合理分担费用。特需医疗服务由个人直接付费或通过商业健康保险支付。

建立和完善政府卫生投入机制。中央政府和地方政府都要增加对卫生的投入，并兼顾供给方和需求方。逐步提高政府卫生投入占卫生总费用的比重，使居民个人基本医疗卫生费用负担有效减轻；政府卫生投入增长幅度要高于经常性财政支出的增长幅度，使政府卫生投入占经常性财政支出的比重逐步提高。新增政府卫生投入重点用于支持公共卫生、农村卫生、城市社区卫生和基本医疗保障。

按照分级负担的原则合理划分中央和地方各级政府卫生投入责任。地方政府承担主要责任，中央政府主要对国家免疫规划、跨地区的重大传染疾病预防控制等公共卫生、城乡居民的基本医疗保障以及有关公立医疗卫生机构建设等给予补助。加大中央、省级财政对困难地区的专项转移支付力度。

完善政府对公共卫生的投入机制。专业公共卫生服务机构的人员经费、发展建设和业务经费由政府全额安排，按照规定取得的服务收入上缴财政专户或纳入预算管理。逐步提高人均公共卫生经费，健全公共卫生服务经费保障机制。

完善政府对城乡基层医疗卫生机构的投入机制。政府负责其举办的乡镇卫生院、城市社区卫生服务中心（站）按国家规定核定的基本建设经费、设备购置经费、人员经费和其承担公共卫生服务的业务经费，使其正常运行。对包括社会力量举办的所有乡镇卫生院和城市社区卫生服务机构，各地都可采取购买服务等方式核定政府补助。支持村卫生室建设，对乡村医生承担的公共卫生服务等任务给予合理补助。

落实公立医院政府补助政策。逐步加大政府投入，主要用于基本建设和设备购置、扶持重点学科发展、符合国家规定的离退休人员费用和补贴政策性亏损等，对承担的公共卫生服务等任务给予专项补助，形成规范合理的公立医院政府投入机制。对中医院（民族医院）、传染病院、精神病院、职业病防治院、妇产医院和儿童医院等在投入政策上予以倾斜。严格控制公立医院建设规模、标准和贷款行为。

完善政府对基本医疗保障的投入机制。政府提供必要的资金支持新型农村合作医疗、城镇居民基本医疗保险、城镇职工基本医疗保险和城乡医疗救助制度的建立和完善。保证相关经办机构正常经费。

鼓励和引导社会资本发展医疗卫生事业。积极促进非公立医疗卫生机构发展，形成投资主体多元化、投资方式多样化的办医体制。抓紧制定和完善有关政策法规，规范社会资本包括境外资本办医疗机构的准入条件，完善公平公正的行业管理政策。鼓励社会资本依法兴办非营利性医疗机构。国家制定公立医院改制的指导性意见，积极引导社会资本以多种方式参与包括国有企业所办医院在内的部分公立医院改制重组。稳步推进公立医院改制的试点，适度降低公立医疗机构比重，形成公立医院与非公立医院相互促进、共同发展的格局。支持有资质人员依法开业，方便群众就医。完善医疗机构分类管理政策和税收优惠政策。依法加强对社会力量办医的监管。

大力发展医疗慈善事业。制定相关优惠政策，鼓励社会力量兴办慈善医疗机构，或向医疗救助、医疗机构等慈善捐赠。

（十一）建立科学合理的医药价格形成机制。规范医疗服务价格管理。对非营利性医疗机构提供的基本医疗服务，实行政府指导价，其余由医疗机构自主定价。中央政府负责制定医疗服务价格政策及项目、定价原则及方法；省或市级价格主管部门会同卫生、人力资源社会保障部门核定基本医疗服务指导价格。基本医疗服务价格按照扣除财政补助的服务成本制定，体现医疗服务合理成本和技术劳务价值。不同级别的医疗机构和医生提供的服务，实行分级定价。规范公立医疗机构收费项目和标准，研究探索按病种收费等收费方式改革。建立医用设备仪器价格监测、检查治疗服务成本监审及其价格定期调整制度。

改革药品价格形成机制。合理调整政府定价范围，改进定价方法，提高透明度，利用价格杠杆鼓励企业自主创新，促进国家基本药物的生产和使用。对新药和专利药品逐步实行定价前药物经济性评价制度。对仿制药品实行后上市价格从低定价制度，抑制低水平重复建

320

设。严格控制药品流通环节差价率。对医院销售药品开展差别加价、收取药事服务费等试点，引导医院合理用药。加强医用耗材及植（介）入类医疗器械流通和使用环节价格的控制和管理。健全医药价格监测体系，规范企业自主定价行为。

积极探索建立医疗保险经办机构与医疗机构、药品供应商的谈判机制，发挥医疗保障对医疗服务和药品费用的制约作用。

（十二）建立严格有效的医药卫生监管体制。强化医疗卫生监管。健全卫生监督执法体系，加强城乡卫生监督机构能力建设。强化医疗卫生服务行为和质量监管，完善医疗卫生服务标准和质量评价体系，规范管理制度和工作流程，加快制定统一的疾病诊疗规范，健全医疗卫生服务质量监测网络。加强医疗卫生机构的准入和运行监管。加强对生活饮用水安全、职业危害防治、食品安全、医疗废弃物处置等社会公共卫生的监管。依法严厉打击各种危害人民群众身体健康和生命安全的违法行为。

完善医疗保障监管。加强对医疗保险经办、基金管理和使用等环节的监管，建立医疗保险基金有效使用和风险防范机制。强化医疗保障对医疗服务的监控作用，完善支付制度，积极探索实行按人头付费、按病种付费、总额预付等方式，建立激励与惩戒并重的有效约束机制。加强商业健康保险监管，促进规范发展。

加强药品监管。强化政府监管责任，完善监管体系建设，严格药品研究、生产、流通、使用、价格和广告的监管。落实药品生产质量管理规范，加强对高风险品种生产的监管。严格实施药品经营管理规范，探索建立药品经营许可分类、分级的管理模式，加大重点品种的监督抽验力度。建立农村药品监督网。加强政府对药品价格的监管，有效抑制虚高定价。规范药品临床使用，发挥执业药师指导合理用药与药品质量管理方面的作用。

建立信息公开、社会多方参与的监管制度。鼓励行业协会等社会组织和个人对政府部门、医药机构和相关体系的运行绩效进行独立评价和监督。加强行业自律。

（十三）建立可持续发展的医药卫生科技创新机制和人才保障机制。推进医药卫生科技进步。把医药卫生科技创新作为国家科技发展的重点，努力攻克医药科技难关，为人民群众健康提供技术保障。加大医学科研投入，深化医药卫生科技体制和机构改革，整合优势医学科研资源，加快实施医药科技重大专项，鼓励自主创新，加强对重大疾病防治技术和新药研制关键技术等的研究，在医学基础和应用研究、高技术研究、中医和中西医结合研究等方面力求新的突破。开发生产适合我国国情的医疗器械。广泛开展国际卫生科技合作交流。

加强医药卫生人才队伍建设。制定和实施人才队伍建设规划，重点加强公共卫生、农村卫生、城市社区卫生专业技术人员和护理人员的培养培训。制定优惠政策，鼓励优秀卫生人才到农村、城市社区和中西部地区服务。对长期在城乡基层工作的卫生技术人员在职称晋升、业务培训、待遇政策等方面给予适当倾斜。完善全科医师任职资格制度，健全农村和城市社区卫生人员在岗培训制度，鼓励参加学历教育，促进乡村医生执业规范化，尽快实现基层医疗卫生机构都有合格的全科医生。加强高层次科研、医疗、卫生管理等人才队伍建设。建立住院医师规范化培训制度，强化继续医学教育。加强护理队伍建设，逐步解决护理人员比例过低的问题。培育壮大中医药人才队伍。稳步推动医务人员的合理流动，促进不同医疗机构之间人才的纵向和横向交流，研究探索注册医师多点执业。规范医院管理者的任职条件，逐步形成一支职业化、专业化的医疗机构管理队伍。

调整高等医学教育结构和规模。加强全科医学教育，完善标准化、规范化的临床医学教育，提高医学教育质量。加大医学教育投入，大力发展面向农村、社区的高等医学本专科教育，采取定向免费培养等多种方式，为贫困地区农村培养实用的医疗卫生人才，造就大批扎根农村、服务农民的合格医生。

构建健康和谐的医患关系。加强医德医风建设，重视医务人员人文素养培养和职业素质教育，大力弘扬救死扶伤精神。优化医务人员执业环境和条件，保护医务人员的合法权益，调动医务人员改善服务和提高效率的积极性。完善医疗执业保险，开展医务社会工作，完善医疗纠纷处理机制，增进医患沟通。在全社会形成尊重医学科学、尊重医疗卫生工作者、尊重患者的良好风气。

（十四）建立实用共享的医药卫生信息系统。大力推进医药卫生信息化建设。以推进公共卫生、医疗、医保、药品、财务监管信息化建设为着力点，整合资源，加强信息标准化和公共服务信息平台建设，逐步实现统一高效、互联互通。

加快医疗卫生信息系统建设。完善以疾病控制网络为主体的公共卫生信息系统，提高预测预警和分析报告能力；以建立居民健康档案为重点，构建乡村和社区卫生信息网络平台；以医院管理和电子病历为重点，推进医院信息化建设；利用网络信息技术，促进城市医院与社区卫生服务机构的合作。积极发展面向农村及边远地区的远程医疗。

建立和完善医疗保障信息系统。加快基金管理、费用结算与控制、医疗行为管理与监督、参保单位和个人管理服务等具有复合功能的医疗保障信息系统建设。加强城镇职工基本医疗保险、城镇居民基本医疗保险、新型农村合作医疗和医疗救助信息系统建设，实现与医疗机构信息系统的对接，积极推广"一卡通"等办法，方便参保（合）人员就医，增加医疗服务的透明度。

建立和完善国家、省、市三级药品监管、药品检验检测、药品不良反应监测信息网络。建立基本药物供求信息系统。

（十五）建立健全医药卫生法律制度。完善卫生法律法规。加快推进基本医疗卫生立法，明确政府、社会和居民在促进健康方面的权利和义务，保障人人享有基本医疗卫生服务。建立健全卫生标准体系，做好相关法律法规的衔接与协调。加快中医药立法工作。完善药品监管法律法规。逐步建立健全与基本医疗卫生制度相适应、比较完整的卫生法律制度。

推进依法行政。严格、规范执法，切实提高各级政府运用法律手段发展和管理医药卫生事业的能力。加强医药卫生普法工作，努力创造有利于人民群众健康的法治环境。

五、着力抓好五项重点改革，力争近期取得明显成效

为使改革尽快取得成效，落实医疗卫生服务的公益性质，着力保障广大群众看病就医的基本需求，按照让群众得到实惠，让医务人员受到鼓舞，让监管人员易于掌握的要求，2009～2011年着力抓好五项重点改革。

（十六）加快推进基本医疗保障制度建设。基本医疗保障制度全面覆盖城乡居民，3年内城镇职工基本医疗保险、城镇居民基本医疗保险和新型农村合作医疗参保（合）率均达到90%以上；城乡医疗救助制度覆盖到全国所有困难家庭。以提高住院和门诊大病保障为重点，逐步提高筹资和保障水平，2010年各级财政对城镇居民基本医疗保险和新型农村合作医疗的补助标准提高到每人每年120元。做好医疗保险关系转移接续和异地就医结算服务。完善医疗保障管理体制机制。有效减轻城乡居民个人医药费用负担。

（十七）初步建立国家基本药物制度。建立比较完整的基本药物遴选、生产供应、使用和医疗保险报销的体系。2009 年，公布国家基本药物目录；规范基本药物采购和配送；合理确定基本药物的价格。从 2009 年起，政府举办的基层医疗卫生机构全部配备和使用基本药物，其他各类医疗机构也都必须按规定使用基本药物，所有零售药店均应配备和销售基本药物；完善基本药物的医保报销政策。保证群众基本用药的可及性、安全性和有效性，减轻群众基本用药费用负担。

（十八）健全基层医疗卫生服务体系。加快农村三级医疗卫生服务网络和城市社区卫生服务机构建设，发挥县级医院的龙头作用，用 3 年时间建成比较完善的基层医疗卫生服务体系。加强基层医疗卫生人才队伍建设，特别是全科医生的培养培训，着力提高基层医疗卫生机构服务水平和质量。转变基层医疗卫生机构运行机制和服务模式，完善补偿机制。逐步建立分级诊疗和双向转诊制度，为群众提供便捷、低成本的基本医疗卫生服务。

（十九）促进基本公共卫生服务逐步均等化。国家制定基本公共卫生服务项目，从 2009 年起，逐步向城乡居民统一提供疾病预防控制、妇幼保健、健康教育等基本公共卫生服务。实施国家重大公共卫生服务项目，有效预防控制重大疾病及其危险因素，进一步提高突发重大公共卫生事件处置能力。健全城乡公共卫生服务体系，完善公共卫生服务经费保障机制，2009 年人均基本公共卫生服务经费标准不低于 15 元，到 2011 年不低于 20 元。加强绩效考核，提高服务效率和质量。逐步缩小城乡居民基本公共卫生服务差距，力争让群众少生病。

（二十）推进公立医院改革试点。改革公立医院管理体制、运行机制和监管机制，积极探索政事分开、管办分开的有效形式。完善医院法人治理结构。推进公立医院补偿机制改革，加大政府投入，完善公立医院经济补偿政策，逐步解决"以药补医"问题。加快形成多元化办医格局，鼓励民营资本举办非营利性医院。大力改进公立医院内部管理，优化服务流程，规范诊疗行为，调动医务人员的积极性，提高服务质量和效率，明显缩短病人等候时间，实现同级医疗机构检查结果互认，努力让群众看好病。

六、积极稳妥推进医药卫生体制改革

（二十一）提高认识，加强领导。各级党委和政府要充分认识深化医药卫生体制改革的重要性、紧迫性和艰巨性，提高认识、坚定信心，切实加强组织领导，把解决群众看病就医问题作为改善民生、扩大内需的重点摆上重要议事日程，明确任务分工，落实政府的公共医疗卫生责任。成立国务院深化医药卫生体制改革领导小组，统筹组织实施深化医药卫生体制改革。国务院有关部门要认真履行职责，密切配合，形成合力，加强监督考核。地方政府要按照本意见和实施方案的要求，因地制宜制定具体实施方案和有效措施，精心组织，有序推进改革进程，确保改革成果惠及全体人民群众。

（二十二）突出重点，分步实施。建立覆盖城乡居民的基本医疗卫生制度是一项长期任务，要坚持远近结合，从基础和基层起步，近期重点抓好基本医疗保障制度、国家基本药物制度、基层医疗卫生服务体系、基本公共卫生服务均等化和公立医院改革试点五项改革。要抓紧制定操作性文件和具体方案，进一步深化、细化政策措施，明确实施步骤，做好配套衔接，协调推进各项改革。

（二十三）先行试点，逐步推开。医药卫生体制改革涉及面广、情况复杂、政策性强，一些重大改革要先行试点。国务院深化医药卫生体制改革领导小组负责制定试点原则和政策框架，统筹协调、指导各地试点工作。各省区市制定具体试点方案并组织实施。鼓励地方结合当地实际，开展多种形式的试点，积极探索有效的实现途径，并及时总结经验，逐步推开。

（二十四）加强宣传，正确引导。深化医药卫生体制改革需要社会各界和广大群众的理解、支持和参与。要坚持正确的舆论导向，广泛宣传改革的重大意义和主要政策措施，积极引导社会预期，增强群众信心，使这项惠及广大人民群众的重大改革深入人心，为深化改革营造良好的舆论环境。

6.2.2　医药卫生体制改革近期重点实施方案
（2009～2011 年）

（国发〔2009〕12 号）

根据《中共中央　国务院关于深化医药卫生体制改革的意见》（中发〔2009〕6 号，以下简称《意见》），2009～2011 年重点抓好五项改革：一是加快推进基本医疗保障制度建设，二是初步建立国家基本药物制度，三是健全基层医疗卫生服务体系，四是促进基本公共卫生服务逐步均等化，五是推进公立医院改革试点。

推进五项重点改革，旨在着力解决群众反映较多的"看病难、看病贵"问题。推进基本医疗保障制度建设，将全体城乡居民纳入基本医疗保障制度，切实减轻群众个人支付的医药费用负担。建立国家基本药物制度，完善基层医疗卫生服务体系，方便群众就医，充分发挥中医药作用，降低医疗服务和药品价格。促进基本公共卫生服务逐步均等化，使全体城乡居民都能享受基本公共卫生服务，最大限度地预防疾病。推进公立医院改革试点，提高公立医疗机构服务水平，努力解决群众"看好病"问题。

推进五项重点改革，旨在落实医疗卫生事业的公益性质，具有改革阶段性的鲜明特征。把基本医疗卫生制度作为公共产品向全民提供，实现人人享有基本医疗卫生服务，这是我国医疗卫生事业发展从理念到体制的重大变革，是贯彻落实科学发展观的本质要求。医药卫生体制改革是艰巨而长期的任务，需要分阶段有重点地推进。要处理好公平与效率的关系，在改革初期首先着力解决公平问题，保障广大群众看病就医的基本需求，并随着经济社会发展逐步提高保障水平。逐步解决城镇职工基本医疗保险、城镇居民基本医疗保险、新型农村合作医疗制度之间的衔接问题。鼓励社会资本投入，发展多层次、多样化的医疗卫生服务，统筹利用全社会的医疗卫生资源，提高服务效率和质量，满足人民群众多样化的医疗卫生需求。

推进五项重点改革，旨在增强改革的可操作性，突出重点，带动医药卫生体制全面改革。建立基本医疗卫生制度是一项重大制度创新，是医药卫生体制全面改革的关键环节。五项重点改革涉及医疗保障制度建设、药品供应保障、医药价格形成机制、基层医疗卫生机构建设、公立医疗机构改革、医疗卫生投入机制、医务人员队伍建设、医药卫生管理体制等关键环节和重要领域。抓好这五项改革，目的是从根本上改变部分城乡居民没有医疗保障和公共医疗卫生服务长期薄弱的状况，扭转公立医疗机构趋利行为，使其真正回归公益性，有效解决当前医药卫生领域的突出问题，为全面实现医药卫生体制改革的长远目标奠定坚实基础。

一、加快推进基本医疗保障制度建设

（一）扩大基本医疗保障覆盖面。三年内，城镇职工基本医疗保险（以下简称城镇职工医保）、城镇居民基本医疗保险（以下简称城镇居民医保）和新型农村合作医疗（以下简称新农合）覆盖城乡全体居民，参保率均提高到 90% 以上。用两年左右时间，将关闭破产企业退休人员和困难企业职工纳入城镇职工医保，确有困难的，经省级人民政府批准后，参加城镇居民医保。关闭破产企业退休人员实现医疗保险待遇与企业缴费脱钩。中央财政对困难地区的国有关闭破产企业退休人员参保给予适当补助。2009 年全面推开城镇居民医保制度，将在校大学生全部纳入城镇居民医保范围。积极推进城镇非公有制经济组织从业人员、灵活就业人员和农民工参加城镇职工医保。政府对符合就业促进法规定的就业困难人员参加城镇职工医保的参保费用给予补贴。灵活就业人员自愿选择参加城镇职工医保或城镇居民医保。参加城镇职工医保有困难的农民工，可以自愿选择参加城镇居民医保或户籍所在地的新农合。

（二）提高基本医疗保障水平。逐步提高城镇居民医保和新农合筹资标准和保障水平。2010 年，各级财政对城镇居民医保和新农合的补助标准提高到每人每年 120 元，并适当提高个人缴费标准，具体缴费标准由省级人民政府制定。城镇职工医保、城镇居民医保和新农合对政策范围内的住院费用报销比例逐步提高。逐步扩大和提高门诊费用报销范围和比例。将城镇职工医保、城镇居民医保最高支付限额分别提高到当地职工年平均工资和居民可支配收入的 6 倍左右，新农合最高支付限额提高到当地农民人均纯收入的 6 倍以上。

（三）规范基本医疗保障基金管理。各类医保基金要坚持以收定支、收支平衡、略有结余的原则。合理控制城镇职工医保基金、城镇居民医保基金的年度结余和累计结余，结余过多的地方要采取提高保障水平等办法，把结余逐步降到合理水平。新农合统筹基金当年结余率原则上控制在 15% 以内，累计结余不超过当年统筹基金的 25%。建立基本医疗保险基金风险调剂金制度。基金收支情况要定期向社会公布。提高基金统筹层次，2011 年城镇职工医保、城镇居民医保基本实现市（地）级统筹。

（四）完善城乡医疗救助制度。有效使用救助资金，简化救助资金审批发放程序，资助城乡低保家庭成员、五保户参加城镇居民医保或新农合，逐步提高对经济困难家庭成员自负医疗费用的补助标准。

（五）提高基本医疗保障管理服务水平。鼓励地方积极探索建立医保经办机构与医药服务提供方的谈判机制和付费方式改革，合理确定药品、医疗服务和医用材料支付标准，控制成本费用。改进医疗保障服务，推广参保人员就医"一卡通"，实现医保经办机构与定点医疗机构直接结算。允许参加新农合的农民在统筹区域内自主选择定点医疗机构就医，简化到县域外就医的转诊手续。建立异地就医结算机制，探索异地安置的退休人员就地就医、就地结算办法。制定基本医疗保险关系转移接续办法，解决农民工等流动就业人员基本医疗保障关系跨制度、跨地区转移接续问题。做好城镇职工医保、城镇居民医保、新农合、城乡医疗救助之间的衔接。探索建立城乡一体化的基本医疗保障管理制度，并逐步整合基本医疗保障经办管理资源。在确保基金安全和有效监管的前提下，积极提倡以政府购买医疗保障服务的方式，探索委托具有资质的商业保险机构经办各类医疗保障管理服务。

二、初步建立国家基本药物制度

（六）建立国家基本药物目录遴选调整管理机制。制订国家基本药物遴选和管理办法。基本药物目录定期调整和更新。2009 年初，公布国家基本药物目录。

（七）初步建立基本药物供应保障体系。充分发挥市场机制作用，推动药品生产流通企业兼并重组，发展统一配送，实现规模经营；鼓励零售药店发展连锁经营。完善执业药师制度，零售药店必须按规定配备执业药师为患者提供购药咨询和指导。政府举办的医疗卫生机构使用的基本药物，由省级人民政府指定的机构公开招标采购，并由招标选择的配送企业统一配送。参与投标的生产企业和配送企业应具备相应的资格条件。招标采购药品和选择配送企业，要坚持全国统一市场，不同地区、不同所有制企业平等参与、公平竞争。药品购销双方要根据招标采购结果签订合同并严格履约。用量较少的基本药物，可以采用招标方式定点生产。完善基本药物国家储备制度。加强药品质量监管，对药品定期进行质量抽检，并向社会公布抽检结果。

国家制定基本药物零售指导价格。省级人民政府根据招标情况在国家指导价格规定的幅度内确定本地区基本药物统一采购价格，其中包含配送费用。政府举办的基层医疗卫生机构按购进价格实行零差率销售。鼓励各地探索进一步降低基本药物价格的采购方式。

（八）建立基本药物优先选择和合理使用制度。所有零售药店和医疗机构均应配备和销售国家基本药物，满足患者需要。不同层级医疗卫生机构基本药物使用率由卫生行政部门规定。从 2009 年起，政府举办的基层医疗卫生机构全部配备和使用基本药物，其他各类医疗机构也都必须按规定使用基本药物。卫生行政部门制订临床基本药物应用指南和基本药物处方集，加强用药指导和监管。允许患者凭处方到零售药店购买药物。基本药物全部纳入基本医疗保障药品报销目录，报销比例明显高于非基本药物。

三、健全基层医疗卫生服务体系

（九）加强基层医疗卫生机构建设。完善农村三级医疗卫生服务网络。发挥县级医院的龙头作用，三年内中央重点支持 2000 所左右县级医院（含中医院）建设，使每个县至少有 1 所县级医院基本达到标准化水平。完善乡镇卫生院、社区卫生服务中心建设标准。2009 年，全面完成中央规划支持的 2.9 万所乡镇卫生院建设任务，再支持改扩建 5000 所中心乡镇卫生院，每个县 1～3 所。支持边远地区村卫生室建设，三年内实现全国每个行政村都有卫生室。三年内新建、改造 3700 所城市社区卫生服务中心和 1.1 万个社区卫生服务站。中央支持困难地区 2400 所城市社区卫生服务中心建设。公立医院资源过剩地区，要进行医疗资源重组，充实和加强基层医疗卫生机构。对社会力量举办基层医疗卫生机构提供的公共卫生服务，采取政府购买服务等方式给予补偿；对其提供的基本医疗服务，通过签订医疗保险定点合同等方式，由基本医疗保障基金等渠道补偿。鼓励有资质的人员开办诊所或个体行医。

（十）加强基层医疗卫生队伍建设。制定并实施免费为农村定向培养全科医生和招聘执业医师计划。用三年时间，分别为乡镇卫生院、城市社区卫生服务机构和村卫生室培训医疗卫生人员 36 万人次、16 万人次和 137 万人次。完善城市医院对口支援农村制度。每所城市三级医院要与 3 所左右县级医院（包括有条件的乡镇卫生院）建立长期对口协作关系。继续实施"万名医师支援农村卫生工程"。采取到城市大医院进修、参加住院医师规范化培训等方式，提高县级医院医生水平。

落实好城市医院和疾病预防控制机构医生晋升中高级职称前到农村服务一年以上的政策。鼓励高校医学毕业生到基层医疗机构工作。从 2009 年起，对志愿去中西部地区乡镇卫生院工作三年以上的高校医学毕业生，由国家代偿学费和助学贷款。

（十一）改革基层医疗卫生机构补偿机制。基层医疗卫生机构运行成本通过服务收费和政府补助补偿。政府负责其举办的乡镇卫生院、城市社区卫生服务中心和服务站按国家规定核定的基本建设、设备购置、人员经费及所承担公共卫生服务的业务经费，按定额定项和购买服务等方式补助。医务人员的工资水平，要与当地事业单位工作人员平均工资水平相衔接。基层医疗卫生机构提供的医疗服务价格，按扣除政府补助后的成本制定。实行药品零差率销售后，药品收入不再作为基层医疗卫生机构经费的补偿渠道，不得接受药品折扣。探索对基层医疗卫生机构实行收支两条线等管理方式。

政府对乡村医生承担的公共卫生服务等任务给予合理补助，补助标准由地方人民政府规定。

（十二）转变基层医疗卫生机构运行机制。基层医疗卫生机构要使用适宜技术、适宜设备和基本药物，大力推广包括民族医药在内的中医药，为城乡居民提供安全有效和低成本服务。乡镇卫生院要转变服务方式，组织医务人员在乡村开展巡回医疗；城市社区卫生服务中心和服务站对行动不便的患者要实行上门服务、主动服务。鼓励地方制定分级诊疗标准，开展社区首诊制试点，建立基层医疗机构与上级医院双向转诊制度。全面实行人员聘用制，建立能进能出的人力资源管理制度。完善收入分配制度，建立以服务质量和服务数量为核心、以岗位责任与绩效为基础的考核和激励制度。

四、促进基本公共卫生服务逐步均等化

（十三）基本公共卫生服务覆盖城乡居民。制定基本公共卫生服务项目，明确服务内容。从 2009 年开始，逐步在全国统一建立居民健康档案，并实施规范管理。定期为 65 岁以上老年人做健康检查、为 3 岁以下婴幼儿做生长发育检查、为孕产妇做产前检查和产后访视，为高血压、糖尿病、精神疾病、艾滋病、结核病等人群提供防治指导服务。普及健康知识，2009 年开设中央电视台健康频道，中央和地方媒体均应加强健康知识宣传教育。

（十四）增加国家重大公共卫生服务项目。继续实施结核病、艾滋病等重大疾病防控和国家免疫规划、农村妇女住院分娩等重大公共卫生项目。从 2009 年开始开展以下项目：为 15 岁以下人群补种乙肝疫苗；消除燃煤型氟中毒危害；农村妇女孕前和孕早期补服叶酸等，预防出生缺陷；贫困白内障患者复明；农村改水改厕等。

（十五）加强公共卫生服务能力建设。重点改善精神卫生、妇幼卫生、卫生监督、计划生育等专业公共卫生机构的设施条件。加强重大疾病以及突发公共卫生事件预测预警和处置能力。积极推广和应用中医药预防保健方法和技术。落实传染病医院、鼠防机构、血防机构和其他疾病预防控制机构从事高风险岗位工作人员的待遇政策。

（十六）保障公共卫生服务所需经费。专业公共卫生机构人员经费、发展建设经费、公用经费和业务经费由政府预算全额安排，服务性收入上缴财政专户或纳入预算管理。按项目为城乡居民免费提供基本公共卫生服务。提高公共卫生服务经费标准。2009 年人均基本公共卫生服务经费标准不低于 15 元，2011 年不低于 20 元。中央财政通过转移支付对困难地区给予补助。

五、推进公立医院改革试点

（十七）改革公立医院管理体制、运行机制和监管机制。公立医院要坚持维护公益性和社会效益原则，以病人为中心。鼓励各地积极探索政事分开、管办分开的有效形式。界定公立医院所有者和管理者的责权。完善医院法人治理结构。推进人事制度改革，明确院长选拔任用和岗位规范，完善医务人员职称评定制度，实行岗位绩效工资制度。建立住院医师规范化培训制度。鼓励地方探索注册医师多点执业的办法和形式。强化医疗服务质量管理。规范公立医院临床检查、诊断、治疗、使用药物和植（介）入类医疗器械行为，优先使用基本药物和适宜技术，实行同级医疗机构检查结果互认。

探索建立由卫生行政部门、医疗保险机构、社会评估机构、群众代表和专家参与的公立医院质量监管和评价制度。严格医院预算和收支管理，加强成本核算与控制。全面推行医院信息公开制度，接受社会监督。

（十八）推进公立医院补偿机制改革。逐步将公立医院补偿由服务收费、药品加成收入和财政补助三个渠道改为服务收费和财政补助两个渠道。政府负责公立医院基本建设和大型设备购置、重点学科发展、符合国家规定的离退休人员费用和政策性亏损补偿等，对公立医院承担的公共卫生任务给予专项补助，保障政府指定的紧急救治、援外、支农、支边等公共服务经费，对中医院（民族医院）、传染病医院、职业病防治院、精神病医院、妇产医院和儿童医院等在投入政策上予以倾斜。严格控制公立医院建设规模、标准和贷款行为。推进医药分开，逐步取消药品加成，不得接受药品折扣。医院由此减少的收入或形成的亏损通过增设药事服务费、调整部分技术服务收费标准和增加政府投入等途径解决。药事服务费纳入基本医疗保险报销范围。积极探索医药分开的多种有效途径。适当提高医疗技术服务价格，降低药品、医用耗材和大型设备检查价格。定期开展医疗服务成本测算，科学考评医疗服务效率。

公立医院提供特需服务的比例不超过全部医疗服务的10%。鼓励各地探索建立医疗服务定价由利益相关方参与协商的机制。

（十九）加快形成多元办医格局。省级卫生行政部门会同有关部门，按照区域卫生规划，明确辖区内公立医院的设置数量、布局、床位规模、大型医疗设备配置和主要功能。要积极稳妥地把部分公立医院转制为民营医疗机构。制定公立医院转制政策措施，确保国有资产保值和职工合法权益。

鼓励民营资本举办非营利性医院。民营医院在医保定点、科研立项、职称评定和继续教育等方面，与公立医院享受同等待遇；对其在服务准入、监督管理等方面一视同仁。落实非营利性医院税收优惠政策，完善营利性医院税收政策。

公立医院改革2009年开始试点，2011年逐步推开。

六、保障措施

（二十）加强组织领导。国务院深化医药卫生体制改革领导小组统筹组织和协调改革工作。国务院有关部门要抓紧研究制定相关配套文件。各级政府要切实加强领导，抓好组织落实，加快推进各项重点改革。

（二十一）加强财力保障。各级政府要认真落实《意见》提出的各项卫生投入政策，调整支出结构，转变投入机制，改革补偿办法，切实保障改革所需资金，提高财政资金使用效益。为了实现改革的目标，经初步测算，2009～2011年各级政府需要投入8500亿元，其中中央政府投入3318亿元。

（二十二）鼓励各地试点。医药卫生体制改革涉及面广，情况复杂，政策性强，一些重大改革要先行试点，逐步推开。各地情况差别很大，要鼓励地方因地制宜制定具体实施方案，开展多种形式的试点，进行探索创新。国务院深化医药卫生体制改革领导小组负责统筹协调、指导各地试点工作。要注意总结和积累经验，不断深入推进改革。

（二十三）加强宣传引导。坚持正确的舆论导向，制定分步骤、分阶段的宣传方案；采取通俗易懂、生动形象的方式，广泛宣传实施方案的目标、任务和主要措施，解答群众关心的问题；及时总结、宣传改革经验，为深化改革营造良好的社会和舆论环境。

6.2.3 卫生部、财政部、计生委关于促进基本公共卫生服务逐步均等化的意见

（卫妇社发〔2009〕70号）

各省、自治区、直辖市卫生厅局、财政厅局、人口计生委，新疆生产建设兵团卫生局、财政局、人口计生委：

根据《中共中央、国务院关于深化医药卫生体制改革的意见》（中发〔2009〕6号）和《国务院关于印发医药卫生体制改革近期重点实施方案（2009～2011年）的通知》（国发〔2009〕12号），现就促进基本公共卫生服务逐步均等化提出以下意见。

一、工作目标

通过实施国家基本公共卫生服务项目和重大公共卫生服务项目，明确政府责任，对城乡居民健康问题实施干预措施，减少主要健康危险因素，有效预防和控制主要传染病及慢性病，提高公共卫生服务和突发公共卫生事件应急处置能力，使城乡居民逐步享有均等化的基本公共卫生服务。

到2011年，国家基本公共卫生服务项目得到普及，城乡和地区间公共卫生服务差距明显缩小。到2020年，基本公共卫生服务逐步均等化的机制基本完善，重大疾病和主要健康危险因素得到有效控制，城乡居民健康水平得到进一步提高。

二、主要任务

（一）制定和实施基本公共卫生服务项目。

国家根据经济社会发展状况、主要公共卫生问题和干预措施效果，确定国家基本公共卫生服务项目。国家基本公共卫生服务项目随着经济社会发展、公共卫生服务需要和财政承受能力适时调整。地方政府根据当地公共卫生问题、经济发展水平和财政承受能力等因素，可在国家基本公共卫生服务项目基础上增加基本公共卫生服务内容。

现阶段，国家基本公共卫生服务项目主要包括：建立居民健康档案，健康教育，预防接种，传染病防治，高血压、糖尿病等慢性病和重性精神疾病管理，儿童保健，孕产妇保健，老年人保健等。

（二）实施重大公共卫生服务项目。

国家和各地区针对主要传染病、慢性病、地方病、职业病等重大疾病和严重威胁妇女、儿童等重点人群的健康问题以及突发公共卫生事件预防和处置需要，制定和实施重大公共卫生服务项目，并适时充实调整。

从2009年开始继续实施结核病、艾滋病等重大疾病防控、国家免疫规划、农村孕产妇住院分娩、贫困白内障患者复明、农村改水改厕、消除燃煤型氟中毒危害等重大公共卫生服务项目；新增15岁以下人群补种乙肝疫苗、农村妇女孕前和孕早期增补叶酸预防神经管缺陷、农村妇女乳腺癌、宫颈癌检查等项目。

人口和计划生育部门继续组织开展计划生育技术服务，主要包括避孕节育、优生优育科普宣传，避孕方法咨询指导，发放避孕药具，实施避孕节育和恢复生育力手术，随访服务，开展计划生育手术并发症及避孕药具不良反应诊治等。

（三）提高服务能力。

大力培养公共卫生技术人才和管理人才。在农村卫生人员和全科医师、社区护士培训中强化公共卫生知识和技能，提高公共卫生服务能力。加强以健康档案为基础的信息系统建设，提高公共卫生服务工作效率和管理能力。切实加强重大疾病和突发公共卫生事件监测预警和处置能力。

转变公共卫生服务模式。专业公共卫生机构要定期深入工作场所、学校、社区和家庭，开展卫生学监测评价，研究制定公共卫生防治策略，指导其他医疗卫生机构开展基本公共卫生服务。城乡基层医疗卫生机构要深入家庭，全面掌握辖区及居民主要健康问题，主动采取有效的干预措施，做到基本公共卫生服务与医疗服务有机结合。

（四）规范管理。

完善基本公共卫生服务规范。根据城乡基层医疗卫生机构的服务能力和条件，研究制定和推广健康教育、预防接种、儿童保健、孕产妇保健、老年保健及主要传染病防治、慢性病管理等基本公共卫生服务项目规范，健全管理制度和工作流程，提高服务质量和管理水平。以重点人群和基层医疗卫生机构服务对象为切入点，逐步建立规范统一的居民健康档案，积极推进健康档案电子化管理，加强公共卫生信息管理。

在研究制订和推广基本公共卫生服务项目规范中，要积极应用中医药预防保健技术和方法，充分发挥中医药在公共卫生服务中的作用。

完善重大公共卫生服务项目管理制度。整合现有重大公共卫生服务项目，统筹考虑，突出重点，中西医并重。建立重大公共卫生服务项目专家论证机制，实行动态管理。

（五）转变运行机制。

进一步深化专业公共卫生机构和城乡基层医疗卫生机构人事管理和分配制度改革。建立岗位聘用、竞聘上岗、合同管理、能进能出的用人机制。实行岗位绩效工资制度，积极推进内部分配制度改革，绩效工资分配要体现多劳多得、优劳优得、奖勤罚懒，合理拉开差距，形成促进工作任务落实的有效激励机制，充分调动工作人员的积极性和主动性。

三、保障措施

（一）加强公共卫生服务体系建设。

基本公共卫生服务项目主要通过城市社区卫生服务中心（站）、乡镇卫生院、村卫生室等城乡基层医疗卫生机构免费为全体居民提供，其他基层医疗卫生机构也可提供。

重大公共卫生服务项目主要通过专业公共卫生机构组织实施。建立健全疾病预防控制、健康教育、妇幼保健、精神卫生、应急救治、采供血、卫生监督、计划生育等专业公共卫生服务网络。近期要重点改善精神卫生、妇幼保健、卫生监督、计划生育等专业公共卫生机构的设施条件，加强城乡急救体系建设。

优化公共卫生资源配置，完善以基层医疗卫生服务网络为基础的医疗服务体系的公共卫生服务功能。医院依法承担重大疾病和突发公共卫生事件监测、报告、救治等职责以及国家规定的其他公共卫生服务职责。社会力量举办的医疗卫生机构承担法定的公共卫生职责，并鼓励提供公共卫生服务。

加强专业公共卫生机构和医院对城乡基层医疗卫生机构的业务指导。专业公共卫生机构、城乡基层医疗卫生机构和医院之间要建立分工明确、功能互补、信息互通、资源共享的工作机制，实现防治结合。

（二）健全公共卫生经费保障机制。

各级政府要根据实现基本公共卫生服务逐步均等化的目标，完善政府对公共卫生的投入机制，逐步增加公共卫生投入。基本公共卫生服务按项目为城乡居民免费提供，经费标准按单位服务综合成本核定，所需经费由政府预算安排。2009 年人均基本公共卫生服务经费标准不低于 15 元，2011 年不低于 20 元。地方政府要切实负起支出责任，中央通过一般性转移支付和专项转移支付对困难地区给予补助。政府对乡村医生承担的公共卫生服务等任务给予合理补助，具体补助标准由地方人民政府规定，其中基本公共卫生服务所需经费从财政安排的基本公共卫生服务补助经费中统筹安排。

专业公共卫生机构人员经费、发展建设经费、公用经费和业务经费由政府预算全额安排。按照规定取得的服务性收入上缴财政专户或纳入预算管理。合理安排重大公共卫生服务项目所需资金。人口和计划生育部门组织开展的计划生育技术服务所需经费由政府按原经费渠道核拨。

公立医院承担规定的公共卫生服务，政府给予专项补助。社会力量举办的各级各类医疗卫生机构承担规定的公共卫生服务任务，政府通过购买服务等方式给予补偿。

（三）强化绩效考核。

各级卫生、人口和计划生育行政部门要会同有关部门建立健全基本公共卫生服务绩效考核制度，完善考核评价体系和方法，明确各类医疗卫生机构工作职责、目标和任务，考核履行职责、提供公共卫生服务的数量和质量、社会满意度等情况，保证公共卫生任务落实和群众受益。要充分发挥考核结果在激励、监督和资金安排等方面的作用，考核结果要与经费补助以及单位主要领导的年度考核和任免挂钩，作为人员奖惩及核定绩效工资的依据。要注重群众参与考核评价，建立信息公开制度，考核情况应向社会公示，将政府考核与社会监督结合起来。

四、加强组织领导

（一）提高认识，加强领导。促进基本公共卫生服务逐步均等化关系广大人民群众的切身利益，关系千家万户的幸福安康。各级政府要把促进基本公共卫生服务逐步均等化作为落实科学发展观的重要举措和关注民生、促进社会和谐的大事，纳入当地经济社会发展总体规划，切实加强领导。

（二）科学规划，加强管理。各省、自治区、直辖市卫生、人口计生、财政等行政部门要根据本意见的要求，结合当地经济社会发展情况和人民群众健康需要，合理确定本地区基本公共卫生服务项目和重大公共卫生服务项目。要做好调查研究，广泛听取意见，制定具体实施方案，认真组织落实，加快促进基本公共卫生服务逐步均等化工作。在实施过程中，要不断总结经验，完善管理制度。

（三）加强宣传，督导落实。各级政府要采取多种方式，加强对促进基本公共卫生服务逐步均等化工作的宣传，提高群众的知晓率，接受社会监督。新闻媒体要加强对健康知识的宣传教育。各级地方政府要将促进基本公共卫生服务逐步均等化作为重大民生问题纳入政府任期考核目标，进行督导检查和考核评估，逐步使城乡居民平等地享有基本公共卫生服务，切实提高人民群众健康水平。

卫生部　财政部　国家人口和计划生育委员会

二〇〇九年七月七日

附件：

国家基本公共卫生服务项目

一、建立居民健康档案

以妇女、儿童、老年人、残疾人、慢性病人等人群为重点，在自愿的基础上，为辖区常住人口建立统一、规范的居民健康档案，健康档案主要信息包括居民基本信息、主要健康问题及卫生服务记录等；健康档案要及时更新，并逐步实行计算机管理。

二、健康教育

针对健康素养基本知识和技能、优生优育及辖区重点健康问题等内容，向城乡居民提供健康教育宣传信息和健康教育咨询服务，设置健康教育宣传栏并定期更新内容，开展健康知识讲座等健康教育活动。

三、预防接种

为适龄儿童接种乙肝疫苗、卡介苗、脊灰疫苗、百白破疫苗、白破疫苗、麻疹疫苗、甲肝疫苗、流脑疫苗、乙脑疫苗、麻腮风疫苗等国家免疫规划疫苗；在重点地区，对重点人群进行针对性接种，包括肾综合征出血热疫苗、炭疽疫苗、钩体疫苗；发现、报告预防接种中的疑似异常反应，并协助调查处理。

四、传染病防治

及时发现、登记并报告辖区内发现的传染病病例和疑似病例，参与现场疫点处理；开展结核病、艾滋病等传染病防治知识宣传和咨询服务；配合专业公共卫生机构，对非住院结核病人、艾滋病病人进行治疗管理。

五、儿童保健

为0~36个月婴幼儿建立儿童保健手册，开展新生儿访视及儿童保健系统管理。新生儿访视至少2次，儿童保健1岁以内至少4次，第2年和第3年每年至少2次。进行体格检查和生长发育监测及评价，开展心理行为发育、母乳喂养、辅食添加、意外伤害预防、常见疾病防治等健康指导。

六、孕产妇保健

为孕产妇建立保健手册，开展至少5次孕期保健服务和2次产后访视。进行一般体格检查及孕期营养、心理等健康指导，了解产后恢复情况并对产后常见问题进行指导。

七、老年人保健

对辖区65岁及以上老年人进行登记管理，进行健康危险因素调查和一般体格检查，提供疾病预防、自我保健及伤害预防、自救等健康指导。

八、慢性病管理

对高血压、糖尿病等慢性病高危人群进行指导。对35岁以上人群实行门诊首诊测血压。对确诊高血压和糖尿病患者进行登记管理，定期进行随访，每次随访要询问病情、进行体格检查及用药、饮食、运动、心理等健康指导。

九、重性精神疾病管理

对辖区重性精神疾病患者进行登记管理；在专业机构指导下对在家居住的重性精神疾病患者进行治疗随访和康复指导。

6.2.4 关于印发公立医院改革试点指导意见的通知

各省、自治区、直辖市人民政府，新疆生产建设兵团：

卫生部、中央编办、国家发展改革委、财政部和人力资源社会保障部制定的《关于公立医院改革试点的指导意见》，已经国务院同意，现印发你们，请结合本地实际认真贯彻落实。各地在试点过程中的重要情况和问题，请及时向卫生部和相关部门报告。

卫生部　中央编办　国家发展改革委　财政部　人力资源社会保障部

二〇一〇年二月十一日

关于公立医院改革试点的指导意见

为贯彻《中共中央　国务院关于深化医药卫生体制改革的意见》（中发〔2009〕6号）和国务院《医药卫生体制改革近期重点实施方案（2009～2011年)》（国发〔2009〕12号)，指导各地切实做好公立医院改革试点工作，制定本指导意见。

一、指导思想和基本原则

（一）指导思想。

坚持公立医院的公益性质，把维护人民健康权益放在第一位，实行政事分开、管办分开、医药分开、营利性和非营利性分开，推进体制机制创新，调动医务人员积极性，提高公立医院运行效率，努力让群众看好病。按照"适度规模、优化结构、合理布局、提高质量、持续发展"的要求，坚持中西医并重方针，统筹配置城乡之间和区域之间医疗资源，促进公立医院健康发展，满足人民群众基本医疗服务需求，切实缓解群众看病贵、看病难问题。

（二）基本原则。

坚持公平与效率统一，政府主导与发挥市场机制相结合；坚持公立医院的主导地位，鼓励多元化办医，推动不同所有制和经营性质医院协调发展；坚持发展、改革和管理相结合，完善服务体系，创新体制机制，加强内部管理；坚持总体设计，有序推进，重点突破，系统总结；坚持中央确定改革方向和原则，立足我国国情，鼓励地方解放思想，因地制宜，大胆探索创新。

二、试点的总体目标、主要任务和实施步骤

（三）总体目标。

构建公益目标明确、布局合理、规模适当、结构优化、层次分明、功能完善、富有效率的公立医院服务体系，探索建立与基层医疗卫生服务体系的分工协作机制，加快形成多元化办医格局，形成比较科学规范的公立医院管理体制、补偿机制、运行机制和监管机制，加强公立医院内部管理，促使公立医院切实履行公共服务职能，为群众提供安全、有效、方便、价廉的医疗卫生服务。形成公立医院改革的总体思路和主要政策措施，为全面推动公立医院改革奠定基础。

（四）主要任务。

——强化区域卫生规划。合理确定公立医院功能、数量和规模，优化结构和布局，完善服务体系。

——改革公立医院管理体制。探索政事分开、管办分开的有效形式，建立协调、统一、高效的公立医院管理体制，科学界定公立医院所有者和管理者的责权，探索建立医院法人治理结构，推进医院院长职业化、专业化建设。

——改革公立医院补偿机制。探索实现医药分开的具体途径，改变医疗机构过度依赖药品销售收入维持运转的局面，逐步取消药品加成政策，合理调整医疗服务价格，完善基本医疗保障支付方式，落实财政补助政策。落实中医药扶持政策。

——改革公立医院运行机制。深化公立医院人事制度和收入分配制度改革，改进公立医院经济运行和财务管理制度；加强公立医院内部管理，落实各项医院管理制度，制订疾病诊疗规程并推广实施，加快推进信息化建设，保障医疗质量，提高服务效率，控制医疗费用，方便群众就医。

——健全公立医院监管机制。实施医院信息公开，完善公立医院绩效考核制度，加强医疗安全质量和经济运行监管。

——形成多元化办医格局。鼓励、支持和引导社会资本进入医疗服务领域，完善政策体系，为非公立医疗卫生机构经营创造公平竞争的环境，引导、鼓励和支持非公立医疗卫生机构发展，促进不同所有制医疗卫生机构的相互合作和有序竞争，满足群众不同层次医疗服务需求。

（五）实施步骤。

2009年，根据国务院办公厅《医药卫生体制五项重点改革2009年工作安排》（国办函〔2009〕75号）的要求，各省、自治区、直辖市已经分别选择1～2个城市（城区）作为公立医院改革试点城市。国家在各地试点城市范围内，选出16个有代表性的城市，作为国家联系指导的公立医院改革试点城市。

2010年开始推进公立医院改革试点工作。加强对试点城市的调研督导，及时研究解决存在的问题，加强信息交流和指导培训，适时开展评估工作。不断总结公立医院改革试点工作经验，完善公立医院改革总体思路和主要政策措施，在全国逐步推进公立医院改革。

三、试点的主要内容

（六）完善公立医院服务体系。

加强公立医院的规划和调控。省级人民政府制订卫生资源配置标准，组织编制区域卫生规划和区域医疗机构设置规划。合理确定各级各类公立医院的功能定位。设区的市级以上卫生行政（含中医药管理）部门依据各自职责，按照区域卫生规划和区域医疗机构设置规划要求，研究制订本级政府负责举办公立医院的设置和发展规划，在认真测算的基础上明确各级各类公立医院的类别、数量、规模、布局、结构和大型医疗设备配置标准。充分利用和优化配置现有医疗卫生资源，新增卫生资源必须符合区域卫生规划。对部分公立医院，可有计划、按步骤地迁建、整合、转型和改制等，推动公立医院结构布局的优化调整。

建立公立医院之间、公立医院与城乡基层医疗卫生机构的分工协作机制。城市一级、部分二级医院应根据区域卫生规划改造为社区卫生服务机构。公立医院通过技术支持、人员培训、管理指导等多种方式，带动基层医疗卫生机构发展，使公立医院改革与健全基层医疗卫生体系紧密配合、相互促进。建立公立医院与基层医疗卫生机构分工协作机制，实行分级医疗、双向转诊，在明确二级以上公立医院的功能定位、着力提高基层医疗卫生机构的服务能力和水平的同时，发挥价格、基本医疗保障支付政策等的引导和调控作用，引导一般诊疗下沉到基层。有条件的地区，医院可以通过合作、托管、重组等方式，促进医疗资源合理配置。发展老年护理、康复等延续服务，逐步实现急、慢性病分治。

重点加强县级医院能力建设，实行城乡医院对口支援。推进县级医院标准化建设，改善县级医院的业务用房和装备条件。完善城乡医院对口支援制度，多形式、多渠道加强人才队伍建设，逐步提高县级医院的人员素质和能力水平。

（七）改革公立医院管理体制。

明确各级政府举办公立医院的职责。中央和省级人民政府负责举办承担疑难危重病症诊治、医学科研和教学综合功能的国家级或省级医学中心；县（市、区）级人民政府主要负责举办县级公立医院；其他公立医院均由设区的市级人民政府负责举办。

积极探索管办分开的有效形式。按照医疗服务监管职能与医疗机构举办职能分开的原则，推进政府卫生及其他部门、国有企事业单位所属医院的属地化管理，逐步实现公立医院统一管理。有条件的地区可以设立专门的机构，负责公立医院的资产管理、财务监管和医院主要负责人的聘任，建立协调、统一、高效的公立医院管理体制。政府有关部门按照职责，制订并落实按规划设置的公立医院发展建设、人员编制、政府投入、医药价格、收入分配等政策措施，为公立医院履行公共服务职能提供保障条件。卫生、教育等行政部门要积极研究探索高校附属医院管理体制改革。

（八）改革公立医院法人治理机制。

明确政府办医主体，科学界定所有者和管理者责权；探索建立以理事会等为核心的多种形式的公立医院法人治理结构，明确在重大事项方面的职责，形成决策、执行、监督相互制衡的权力运行机制。落实公立医院独立法人地位，强化具体经营管理职能和责任，增强公立医院的生机活力。

制定公立医院院长任职资格、选拔任用等方面的管理制度，推进职业化、专业化建设。建立以公益性为核心的公立医院绩效考核管理制度，探索建立医院院长激励约束机制。

（九）改革公立医院内部运行机制。

完善医院内部决策执行机制。完善院长负责制。按照法人治理结构的规定履行管理职责，重大决策、重要干部任免、重大项目投资、大额资金使用等事项须经医院领导班子集体讨论并按管理权限和规定程序报批、执行。实施院务公开，推进民主管理。完善医院组织结构、规章制度和岗位职责，推进医院管理的制度化、规范化和现代化。

完善医院财务会计管理制度。严格预算管理和收支管理，加强成本核算与控制。积极推进医院财务制度和会计制度改革，严格财务集中统一管理，加强资产管理，建立健全内部控制，实施内部和外部审计制度。在大型公立医院探索实行总会计师制度。

深化公立医院人事制度改革，完善分配激励机制。科学合理核定公立医院人员编制。建立健全以聘用制度和岗位管理制度为主要内容的人事管理制度。以专业技术能力、工作业绩和医德医风为主要评价标准，完善卫生专业技术人员职称评定制度。合理确定医务人员待遇水平，完善人员绩效考核制度，实行岗位绩效工资制度，体现医务人员的工作特点，充分调动医务人员的积极性。探索实行并规范注册医师多地点执业的方式，引导医务人员合理流动。

（十）改革公立医院补偿机制。

推进医药分开，改革以药补医机制，逐步将公立医院补偿由服务收费、药品加成收入和政府补助三个渠道改为服务收费和政府补助两个渠道。服务收费和政府补助由各地根据国家有关规定，考虑医院功能定位、医疗保障基金承受能力、本地财政能力、城乡居民收入水平和对价格调整的承受能力等因素合理确定。

合理调整医药价格，逐步取消药品加成政策。在成本核算的基础上，合理确定医疗技术服务价格，降低药品和大型医用设备检查治疗价格，加强医用耗材的价格管理。逐步取消药品加成政策，对公立医院由此而减少的合理收入，采取增设药事服务费、调整部分技术服务收费标准等措施，通过医疗保障基金支付和增加政府投入等途径予以补偿。药事服务费原则上按照药事服务成本，并综合考虑社会承受能力等因素合理确定，纳入基本医疗保障报销范围。也可以对医院销售药品开展差别加价试点，引导医院合理用药。

完善医疗保障支付制度改革。完善基本医疗保障费用支付方式，积极探索实行按病种付费、按人头付费、总额预付等方式，及时足额支付符合医疗保障政策和协议规定的费用；落实医疗救助、公益慈善事业的项目管理和支付制度；完善补充保险、商业健康保险和道路交通保险支付方式，有效减轻群众医药费用负担。在加强政府指导，合理确定医疗服务指导价格，合理控制医院医药总费用、次均费用的前提下，探索由医院（医院代表）和医疗保险经办机构谈判确定服务范围、支付方式、支付标准和服务质量要求。

加大政府投入。政府负责公立医院基本建设和大型设备购置、重点学科发展、符合国家规定的离退休人员费用和政策性亏损补贴等，对公立医院承担的公共卫生任务给予专项补助，保障政府指定的紧急救治、救灾、援外、支农、支边和支援社区等公共服务经费，对中医医院（民族医医院）、传染病医院、职业病防治院、精神病医院、妇产医院和儿童医院等在投入政策上予以倾斜。

（十一）加强公立医院管理。

加强医疗服务质量管理。健全和落实医院管理规章制度和人员岗位责任制，健全医疗质量管理组织，推行疾病诊疗规范和药物临床应用指南，规范临床检查、诊断、治疗、使用药物和植（介）入类医疗器械行为，持续提高医疗质量，保障患者安全。加强重点学科和人才队伍建设，提高医疗服务能力和水平。要规范各级各类公立医院配备使用国家基本药物的比例，建立健全国家基本药物采购供应管理制度，促进公立医院优先配备和合理使用基本药物。推广应用适宜技术和基本药物，在加强规范和保障质量的基础上逐步实行同级医疗机构检查结果互认，降低医疗服务成本。研究制订疾病诊疗规程并推广实施，推动病种规范化治疗。

改善医院服务。通过采取提供预约诊疗服务，畅通急诊绿色通道，优化服务流程，按病情分类诊疗等措施，努力缩短病人等候时间。建立患者投诉管理机制，及时有效处理患者投诉和医疗纠纷，构建和谐医患关系。

提高医院信息化水平。以医院管理和电子病历为重点推进公立医院信息化建设，提高管理和服务水平。研究制订医疗机构内部信息管理的规定和标准，充分利用现有资源逐步建立医院之间、上级医院和基层医疗卫生服务机构之间、医院和公共卫生机构、医保经办机构之间的互联互通机制，构建便捷、高效的医院信息平台。

（十二）改革公立医院监管机制。

实行全行业监管。加强卫生行政（含中医药管理）部门医疗服务监管职能，建立健全医疗服务监管机制。所有医疗卫生机构不论所有制、投资主体、隶属关系和经营性质，均由卫生行政（含中医药管理）部门实行统一规划、统一准入、统一监管。完善机构、人员、技术、设备的准入和退出机制，依法实行全行业监管。

加强公立医院医疗服务安全质量监管。充分依托现有的具有较高诊疗技术水平和质量管理水平的公立医院，建立完善国家、省、市（地）三级医疗质量安全控制评价体系和各级各专业医疗质量控制评价组织，加强医疗质量安全评价控制工作，持续改进医疗服务质量。完善各级各类医院管理评价制度，继续做好医院管理评审评价工作。

加强公立医院运行监管。卫生行政部门要加强对公立医院功能定位和发展规划的监管。严格控制公立医院建设规模、标准和贷款行为，加强大型医用设备配置管理。控制公立医院特需服务规模，公立医院提供特需服务的比例不超过全部医疗服务的10%。健全财务分析和报告制度，加强公立医院财务监管。建立健全公立医院财务审计和医院院长经济责任审计制度。

建立社会多方参与的监管制度，充分发挥社会各方面对公立医院的监督作用。全面推进医院信息公开制度，接受社会监督。强化医疗保障经办机构对医疗服务的监督制约作用，依照协议对医疗机构提供的服务进行监督，并纳入公立医院考核和评价内容中。充分发挥会计师事务所的审计监督作用，加强医疗行业协会（学会）在公立医院自律管理监督中的作用。建立医患纠纷第三方调解机制，积极发展医疗意外伤害保险和医疗责任保险，完善医疗纠纷调处机制，严厉打击"医闹"行为。

（十三）建立住院医师规范化培训制度。

逐步探索建立符合医学人才成长规律、适应我国国情的住院医师规范化培训制度，把住院医师培训作为全科医生、专科医生培养的必经环节。通过试点，探索完善住院医师规范化培训的制度模式、规范标准、体制机制和配套政策，建立住院医师规范化培训经费保障机制，完善编制管理、岗位设置、人员聘用和工资保障等人事保障机制和其他相关政策。试点期间重点为县级医院培养专科方向的住院医师，为城乡基层医疗卫生机构培养全科方向的临床医师。

（十四）加快推进多元化办医格局。

鼓励、支持和引导社会资本发展医疗卫生事业，加快形成投资主体多元化、投资方式多样化的办医体制。完善政策措施，鼓励社会力量举办非营利性医院。在区域卫生规划和医疗机构设置规划中，要给非公立医院留出足够空间。非公立医院在医保定点、科研立项、职称评定、继续教育等方面，与公立医院享有同等待遇，在服务准入、监督管理等方面一视同仁。政府可采取购买服务的方式由非公立医院承担公共卫生服务和公共服务。落实非营利性医院税收优惠政策，完善营利性医院税收优惠政策。加强对非公立医院的监管，引导非公立医院依法经营、加强管理、严格自律、健康发展。省级卫生行政部门会同有关部门，按照区域卫生规划和区域医疗机构设置规划，确定公立医院转制的范围、条件、程序和配套政策措施，积极稳妥地把部分公立医院转制为非公立医院，确保国有资产保值和职工合法权益。公立医院改制方案必须充分征求职工意见。允许商业保险机构参与公立医院转制重组。

四、试点的组织领导

（十五）试点的领导机制。

338

公立医院改革试点任务重、难度大，要充分认识公立医院改革的重要性、复杂性和艰巨性，切实加强对公立医院改革试点的领导。试点工作由国务院深化医药卫生体制改革领导小组（以下简称国务院医改领导小组）统一领导，试点城市人民政府和所在地省级人民政府负责实施，卫生部组织推动试点工作，加强对试点城市工作的指导、培训、评估和监督，其他有关部门积极支持配合。

（十六）试点的组织实施。

试点城市人民政府应建立试点工作领导机构，负责组织协调、指导和监督。根据《中共中央国务院关于深化医药卫生体制改革的意见》、国务院《医药卫生体制改革近期重点实施方案（2009~2011年)》和本《指导意见》要求，充分调研、多方论证、广泛征求意见，制订试点实施方案。实施方案应在坚持中央确定的方向和原则基础上，努力细化、实化、具体化，突出重点方面和关键环节，强调体制机制创新，深入探索，大胆尝试，力求有所突破，取得实效。试点实施方案由省级医改领导小组审核后组织实施，并报卫生部和国务院医改领导小组办公室备案。制订并落实试点的配套政策措施，协调解决试点工作中出现的问题，及时将重大问题向省级人民政府和国家有关部门报告。

（十七）试点的指导、评估和监督。

各省级人民政府要加强对试点城市的指导和支持。国务院有关部门各负其责，密切配合，加强对试点工作的指导和评估，及时总结试点情况，完善有关政策措施，推进试点工作积极稳妥地开展。

（十八）创造良好试点环境。

试点地区要做好舆论宣传工作，加强对公立医院改革试点工作重要意义、指导思想、基本原则、主要任务和政策措施的宣传，调动广大医务人员参与改革的积极性、主动性，争取广大人民群众和社会各界的理解和支持。卫生部门与宣传部门要紧密配合，加强对公立医院改革试点的舆情监测与研判，积极引导社会舆论，坚定改革信心，合理引导社会预期。

6.2.5 关于印发县医院、县中医院、中心乡镇卫生院、村卫生室和社区卫生服务中心等 5 个基层医疗卫生机构建设指导意见的通知

各省、自治区、直辖市卫生厅局、中医药管理局、发展改革委，新疆生产建设兵团、计划单列市卫生局、发展改革委，黑龙江省农垦总局卫生局、发展改革委：

为指导各地做好健全基层医疗卫生服务体系建设工作，特制定《中央预算内专项资金项目县医院建设指导意见》、《中央预算内专项资金项目县中医院建设指导意见》、《中央预算内专项资金项目中心乡镇卫生院建设指导意见》、《村卫生室建设指导意见》和《中央预算内专项资金项目社区卫生服务中心建设指导意见》。现印发给你们，请在专项建设方案编制和项目实施工作中参照执行。

  附件：1. 中央预算内专项资金项目县医院建设指导意见
    2. 中央预算内专项资金项目县中医院建设指导意见
    3. 中央预算内专项资金项目中心乡镇卫生院建设指导意见
    4. 村卫生室建设指导意见
    5. 中央预算内专项资金项目社区卫生服务中心建设指导意见

二〇〇九年六月九日

6.2.5.1 中央预算内专项资金项目

——县医院建设指导意见

一、总　则

第一条　为加强中央预算内专项资金县医院建设项目的管理，合理确定建设规模和标准，满足县医院基本功能需要，提高服务能力和水平，发挥最大投资效益，依照《综合医院建设标准》制定中央预算内专项资金项目县医院建设指导意见（以下简称指导意见）。

第二条　县医院是农村三级医疗卫生服务网的龙头，是县域内的医疗卫生中心，主要负责基本医疗服务及危重急症病人的抢救，并承担对乡镇卫生院、村卫生室的业务技术指导和卫生人员的进修培训。完成当地卫生行政部门安排的卫生支农工作，可以承担一定的教学和科研任务。

第三条　建设总体目标是：通过加大政府投入、深化改革、加强管理和人才培养等多种措施和手段，大幅度改善基础设施条件，完善公共卫生和基本医疗功能，原则上县医院服务能力和水平达到二级甲等，更好地满足人民群众健康需求。

第四条　指导意见所称建设项目，是指经项目省（自治区、直辖市，新疆生产建设兵团，计划单列市，黑龙江农垦总局）发展改革委、卫生厅局列入中央预算内专项资金支持的健全农村医疗卫生服务体系建设的县医院建设项目。

第五条　除执行本指导意见外，还应符合国家其他相关法律、法规的规定。

二、规划与建设

第六条　要根据本指导意见确定的标准认真核定床位规模和建设规模，严格执行综合医院建筑技术规范，正确处理现状与发展、需求与可能的关系，充分考虑节地、节能、节水、环保和可持续发展，做到规模适度、功能适用、装备适宜、经济合理。

第七条　要按照布局合理、功能完善、流程科学、标准合规的规划要求，制定医院总体发展建设规划，经上级主管部门批准后，根据需要和投资可能，一次或分期实施。规划要尽可能预留用地，以满足今后发展需要。

第八条　本次建设项目要以满足业务需要和完善功能为主，加强应急救治、辅助设施等建设，建设规模依据填平补齐原则合理确定。业务用房建设以改扩建为主，严格控制新建尤其是迁建项目。

第九条　建设项目必须符合医院总体发展建设规划。新建或改扩建项目设计方案要经省级卫生行政部门审核后，方可组织实施。

第十条　要严格执行建设程序，落实项目法人责任制、招标投标制、合同管理制、工程监理制，切实把好规划设计、建筑材料、工程施工等各个环节质量关。严禁降低工程质量标准，坚决杜绝"豆腐渣"工程。

第十一条　应符合医院感染预防与控制的基本原则，避免交叉感染，保障医院安全。

三、床 位 标 准

第十二条 床位规模要严格依据当地区域卫生规划、医疗机构设置规划、卫生资源配置标准、辖区常住人口数、县域内现有医疗资源和医疗服务需求发展等，认真研究、科学确定，不得盲目扩大。

第十三条 床位标准原则上为10万人以下、10~30万人、30~50万人、50~80万人、80万人及以上床位数分别不超过100张、200张、300张、400张、500张。100万人以上、服务量大的县医院可根据实际情况适当增加床位。

四、建 设 标 准

第十四条 业务用房包括急诊、门诊、医技、住院、保障系统、行政管理和院内生活等七部分。其床均建筑面积指标应符合表1的规定。

表1 县医院建筑面积指标

床位规模（床）	100	200	300	400	500	500以上
床均建筑面积指标（m²/床）	75	80		83		86

第十五条 各组成部分用房在总建筑面积中所占有的比例可参考表2。

表2 县医院各类用房占总建筑面积的比例（%）

部门	急诊部	门诊部	住院部	医技科室	保障系统	行政管理	院内生活
比例（%）	3	15	39	27	8	4	4

第十六条 预防保健用房的建筑面积应按编制预防保健工作人员每人20m²计算。

第十七条 承担教学任务的县医院，其教学用房应符合表3的规定。

表3 教学用房建筑面积指标

医院分类	附属医院	教学医院	实习医院
面积指标（m²/学生）	8~10	4	2.5

注：学生的数量按上级主管部门核定的临床教学班或实习的人数确定。

第十八条 X线电子计算机断层扫描装置等单列项目的房屋建筑面积指标，可参照表4。

表4 单列项目房屋建筑面积指标

项　目　名　称		单列项目房屋建筑面积（m²）
X线电子计算机断层扫描装置（CT）		260
血液透析室（10床）		400
体外震波碎石机室		120
洁净病房（4床）		300
高压氧舱	小型（1～2人）	170
	中型（8～12人）	400
	大型（18～20人）	600
矫形支具与假肢制作室		120
制剂室		按《医疗机构制剂配制质量管理规范》执行

注：1. 本表所列大型设备机房均为单台面积指标（含辅助用房面积）。

　　2. 本表未包括的大型医疗设备，可按实际需要确定面积。

第十九条　宜设置满足乡村卫生技术人员进修、培训需求的示教室，建筑面积为100m²左右。示教室应考虑与会议室等共用，具体规模根据县域内乡、村两级医疗机构数量、进修培训任务综合研究确定。

第二十条　可以设置满足包括县域内其他县级医院、乡镇卫生院等医疗机构用血需求的储血库。储血库应分2间，每间建筑面积20m²左右。

第二十一条　设置采暖锅炉房（热力交换站）的应按有关规范执行。

第二十二条　建设用地包括急诊、门诊、住院、医技科室、保障系统、行政管理和院内生活等七项用房，以及道路、停车、绿化、堆晒（用于燃煤堆放与洗涤物品的晾晒）、医疗废物与日常垃圾存放、处置等用地。床均建设用地面积应符合表5的规定。

表5 县医院床均建设用地指标

床位规模（床）	100	200	300	400	500	500以上
床均建设用地指标（m²/床）	117			115		113

注：当规定的指标确实不能满足需要时，可按不超过11m²/床增加用地面积，用于预防保健、单列项目用房的建设和医院发展用地。

第二十三条　设置公共停车场应在床均用地面积指标以外，按当地有关规定另行增加用地面积。

第二十四条　建筑密度不宜过大，绿地率要符合当地有关规定，确保良好的诊疗环境。

五、建　筑　要　求

第二十五条　建设选址应满足医院功能与环境的要求，选择在患者就医方便、环境安静、地形比较规整、工程、水文地质条件较好的位置，并应充分利用城镇基础设施，避开污染源和易燃易爆物的生产、贮存场所。应充分考虑医疗工作的特殊性质，按照公共卫生有关要求协调好与周边环境的关系。

第二十六条　总体规划布局与平面布置应符合下列规定：

（一）科学合理、节约用地。

（二）在满足基本功能需要的同时，适当考虑未来发展。

（三）合理确定功能分区，科学组织人流和物流，避免交叉感染；室内采光、色彩设计符合卫生学要求。

（四）建筑布局紧凑，交通便捷，管理方便，减少能耗。

（五）根据不同地区的气象条件，合理确定建筑物的朝向、间距，充分利用自然通风与自然采光，为患者和医护人员提供良好的诊疗和工作环境。

第二十七条　门诊、医技、病房等主要建筑不宜临街设置，不得医商混用。

第二十八条　门诊、医技、病房等主要建筑应采用钢筋混凝土或钢结构，且以多层为主，不宜建设高层。建筑体型宜规整，不得追求标志建筑和形象工程，坚决杜绝贪大求洋。

第二十九条　要严格按照《建筑工程抗震设防分类标准》（GB50223）和《建筑抗震设计规范》（GB50011）进行设计，确保建筑安全。

第三十条　设计、施工和选材等要严格贯彻国家建筑节能、环保的有关标准和要求。

第三十一条　建筑内外装修和院区环境，应符合适用、经济、美观的原则，有利于患者生理、心理健康，体现清新、典雅、朴素的行业特点以及当地民俗特点。宜选用经济、耐久、功能性好并符合卫生学要求的材料，杜绝大面积使用玻璃幕墙、石材、橡胶地板、铝板等高档装修材料，严禁奢华装修。

第三十二条　无障碍设施设置除应符合国家《城市道路和建筑物无障碍设计规范》（JGJ50）的要求外，还应考虑满足患者的特殊性需求。

第三十三条　门急诊和病房，应充分利用自然通风和天然采光。主要功能用房室内净高应不低于：诊查室 2.70m、病房 2.80m、医技科室 2.80m。医用设备用房根据特殊需要确定。

第三十四条　住院病房应以 3～6 人或以上/间为主，要占到病房建设的 80% 以上。病房不宜设阳台。

第三十五条　门急诊、住院、医技等用房的室内装修，应符合下列规定：

（一）顶棚应便于清扫、防积尘。照明用灯具宜采用吸顶式。

（二）内墙墙体不应使用易开裂、易燃、易腐蚀的材料。有推床（车）通过的门和墙面，应采取防碰撞措施。

（三）除特殊要求外，有患者通行的楼地面应采用防滑材料。

（四）所有卫生洁具、洗涤池，应采用耐腐蚀、难沾污、易清洁的建筑配件。

（五）不应使用易产生粉尘、微粒、纤维性物质的材料。

（六）手术室、烧伤病房、产房、新生儿室、重症监护室等洁净度要求高的用房、传染病病房，其室内装修应满足易清洁、耐腐蚀的要求。

（七）检验科实验台、储血库操作台、病理科操作台的台面，应采用耐腐蚀、易冲洗、耐燃烧的面层。相关的洗涤池和排水管应采用耐腐蚀材料。

（八）药剂科的配方室、贮药室、中心药房、药库均应采取防潮、防鼠等措施。

（九）太平间、病理解剖室，均应采取防虫、蝇、鸟、鼠等动物侵入的措施。

（十）配餐、消毒、厕浴、污洗等有蒸汽溢出和结露的房间，应采用牢固、耐用、难沾污、易清洁的材料。

第三十六条　建筑耐火等级应不低于二级，消防设施的配置应遵守国家有关建筑防火设计规范规定。

第三十七条　供电设施应采用双路供电，确保安全可靠。不具备双路供电条件的医院，应设置自备应急电源。电源装配容量应考虑近期发展增容需要。

第三十八条　蒸汽、生活热水供应、供暖、集中空调系统应结合当地的气候条件和经济实际情况，在满足功能需要的基础上，本着以人为本、经济实用、降低能耗、兼顾发展的原则合理配置。蒸汽、冷热水供应、供暖，应采用分区专线供应。集中空调系统应具备可靠性、安全性、经济性，方便维护和管理。

第三十九条　主要建筑物的排水管道口径应加大一级并采取防堵塞、防渗漏、防腐蚀措施；应设置管道井和设备层。主要管道沟应便于维修和通风，应采取防水措施。

第四十条　手术、产房、放射影像、消毒供应中心、检验、病理、功能检查、实验等用房宜设置空调通风设施。产房、放射影像、消毒供应中心、检验、病理、实验、污洗污物、消毒、备餐、淋浴等用房，卫生间以及无外窗房间应设置机械排风设施。一般诊室、病房、办公用房宜以自然通风为主。设置洁净手术室的，空气净化设施应符合《医院洁净手术部建筑技术规范》（GB50333）。

第四十一条　有条件的医院，可根据使用特点和需求设置信息化、智能化系统。

第四十二条　应配置完善、清晰、醒目的标识系统。

第四十三条　应建设满足业务工作需要的医用气体供应设施。

第四十四条　给排水系统设置应符合《建筑给水排水设计规范》（GB50015）、《室外给水设计规范》（GB50013）和《室外排水设计规范》（GB50014）。

第四十五条　给水水质应符合《生活饮用水卫生标准》（GB5749）。

第四十六条　污水排放应满足《医疗机构水污染物排放标准》（GB18466）有关规定。

第四十七条　污物处理应满足《医疗废物管理条例》有关规定。医疗废物和生活垃圾的分类、归集、存放与处置应遵守国家有关环境保护的规定。

六、设备配置标准

第四十八条　设备配置应与医技人员技术水平、卫生行政部门按照国家有关规定准予开展的业务项目及工作量相适应。

第四十九条　参考配置主要品目包括 CT、X 光机、彩超等 17 类，详见表6。医疗机构具体装备还应考虑相关医疗技术准入要求，从中选配适宜品目。

第五十条　不同科室装备相同品目设备，应充分考虑共享，避免重复配置。

表6 县医院基本医疗设备主要装备品目表

功能科室	序号	设备名称	单位	功能科室	序号	设备名称	单位
1. 内科	1	心电图机	台		34	阴道镜	台
	2	脑电图机	台		35	宫腔镜	套
	3	心脏除颤器	台		36	超声诊断仪	台
	4	床边监护仪	台		37	妊娠高血压检测仪	台
	5	中心监护系统	套	4. 儿科	38	心电图机	台
	6	动态心电分析仪	台		39	新生儿监护仪	台
	7	动态无创血压监护仪	台		40	婴儿呼吸机	台
	8	活动平板机	台		41	新生儿黄疸治疗仪	台
	9	肌电诱发电位仪	台		42	婴儿保温箱	台
	10	超声诊断仪	台		43	婴儿体重计	台
	11	内窥镜系统	套	5. 眼科	44	裂隙灯显微镜	台
	12	血气分析仪	台		45	眼科超声诊断仪	台
	13	呼吸机	台		46	验光仪	台
	14	肺功能分析仪	台		47	屈率计	台
	15	心肺功能测定仪	台		48	同视机	台
	16	血液透析机	台		49	视野计	台
	17	血滤机	台		50	眼压计	台
2. 外科	18	心电图机	台		51	眼科手术显微镜	台
	19	心脏除颤器	台		52	眼科激光治疗机	台
	20	呼吸机	台		53	隐斜计	台
	21	床边监护仪	台		54	视觉诱发电位仪	台
	22	中心监护系统	套		55	眼震电图仪	台
	23	电动牵引床	张	6. 耳鼻喉科	56	耳鼻喉治疗台	台
	24	内窥镜系统	套		57	电子测听仪	台
	25	前列腺电切镜	套		58	听觉诱发电位仪	台
	26	胸腔镜	套		59	纤维咽喉镜	套
	27	腹腔镜	台		60	鼻镜	台
3. 妇产科	28	妇科检查床	张		61	支气管镜	台
	29	产床	张		62	支撑喉镜	台
	30	产程监护仪	台	7. 口腔科	63	口腔综合治疗台	套
	31	胎儿监护仪	台		64	牙科X线机	台
	32	床边监护仪	台		65	超声洁牙机	台
	33	腹腔镜	套		66	光敏固化机	台

功能科室	序号	设备名称	单位	功能科室	序号	设备名称	单位
	67	牙科技工装置	套		100	生物显微镜	台
	68	手机快速消毒柜	台		101	血细胞计数仪	台
	69	高频离心铸造机	台		102	尿液分析仪	台
	70	烤瓷炉	台		103	电解质分析仪	台
	71	心电图机	台		104	凝血分析仪	台
	72	床边监护仪	台		105	血糖测定仪	台
	73	中心监护系统	套		106	微量血糖测定仪	台
	74	心脏除颤器	台		107	血培养分析系统	台
	75	呼吸机	台		108	血气分析仪	台
	76	儿童用呼吸机	台		109	微量血气分析仪	台
8. 急诊科/重症医学科	77	洗胃机	台		110	生化分析仪	台
	78	输液泵	台		111	微生物分析仪	台
	79	注射泵	台		112	酶标测试仪	台
	80	急救担架移动床	辆		113	洗板机	台
	81	电动吸引器	台		114	电泳仪	台
	82	血气分析仪	台		115	血红蛋白测定仪	台
	83	肠内营养输注泵	台	11. 检验科	116	血药浓度分析仪	台
	84	心肺复苏抢救车	辆		117	渗透压计	台
	85	短波电疗机	台		118	电泳扫描光密度计	台
	86	超短波电疗机	台		119	免疫化学分析仪	台
	87	五官超短波电疗机	台		120	基因扩增仪	台
9. 康复科	88	紫外线治疗机	台		121	电子天平	台
	89	微波电疗机	台		122	离心机	台
	90	肩关节活动器	台		123	高速冷冻离心机	台
	91	膝关节活动器	台		124	大容量冷冻离心机	台
	92	麻醉机	台		125	超净工作台	台
	93	麻醉气体监测仪	台		126	生物安全柜	台
	94	床边监护仪	台		127	冰箱	台
	95	呼吸机	台		128	低温冰箱 -40℃ ～-80℃	台
10. 麻醉科	96	除颤器	台		129	血库冰箱	台
	97	输液泵	台		130	恒温培养箱	台
	98	注射泵	台		131	干燥箱	台
	99	担架推车	辆		132	紫外可见分光光度计	台

功能科室	序号	设备名称	单位	功能科室	序号	设备名称	单位
12. 病理科	133	高压消毒锅	台		160	输液泵	台
	134	切片机	台		161	注射泵	台
	135	磨刀机	台		162	胃肠减压器	台
	136	显微镜	台		163	吸引器	台
	137	组织包埋机	台		164	超声雾化器	台
	138	组织脱水机	台		165	心电图机	台
	139	染色机	台		166	冰箱	台
	140	病理图像分析系统	套		167	观片灯	台
13. 影像科	141	X线电子计算机断层扫描装置	台		168	器械柜	个
					169	药品柜	个
	142	X线机*	台		170	敷料柜	个
	143	洗片机	台		171	毒麻药柜（箱）	个
	144	超声诊断仪	台		172	氧气瓶	个
	145	彩色多普勒超声诊断仪	台		173	氧气瓶推车	辆
14. 手术室	146	手术台	台		174	消毒灭菌器	台
	147	无影灯	台	16. 储血库	175	冰箱（血液专用低温）	台
	148	高频电刀	台		176	运血箱	台
	149	手术显微镜	台		177	恒温水浴箱	台
	150	快速消毒器	台		178	融浆机	台
	151	高压灭菌器	台		179	离心机	台
	152	自体血液回输系统	台		180	显微镜	台
15. 病房单元	153	病床	张		181	送血交通工具	辆
	154	诊查床	张	17. 其他	182	空气净化设备	台
	155	病历夹车	辆		183	超声波清洗机	台
	156	多用车	辆		184	高压灭菌器	台
	157	抢救车	辆		185	低温灭菌设备	台
	158	担架推车	辆		186	救护车	辆
	159	轮椅	辆				

* 备注：根据尘肺诊断工作需要，X线机优先考虑配置400mA及以上X线机。

6.2.5.2 中央预算内专项资金项目
——县中医医院建设指导意见

第一章 总 则

第一条 为加强中央预算内专项资金县级中医医院建设管理，合理确定建设规模和标准，提高服务能力和水平，充分发挥中医药特色和优势，满足群众中医药医疗保健以及基本医疗和公共卫生服务需求，发挥最大投资效益，依照《中医医院建设标准》制定县中医医院（含中西医结合医院、民族医院）建设指导意见（以下简称指导意见）。

第二条 县中医医院是基层医疗卫生服务体系的重要组成部分，是当地农村中医药工作的龙头，是农村中医药（民族医药）医疗、预防、保健中心，承担农村中医药（民族医药）预防保健、基本医疗等任务，接受乡村两级卫生机构的转诊，承担中医药（民族医药）诊疗技术的挖掘整理和适宜技术推广、乡村中医药（民族医药）人员培训及业务指导等任务。

第三条 县中医医院建设，除执行本指导意见外，还应符合国家其他相关法律、法规的规定。

第二章 建设目标

第四条 通过不断加大投入，深化改革，加强管理，使建设单位成为适应群众需求，建设规模适度，设施设备齐全，服务功能完善，人员结构合理，中医特色突出，专科（专病）优势明显，疗效水平较高，服务质量优良，运行机制良好，费用控制严格，可稳步持续发展的综合性中医医院，为推进中医药继承与创新，弘扬中医药文化，满足人民群众健康需求提供良好保障。

第五条 通过项目建设，县中医医院要达到以下目标：

（一）医院规模适当，适应社会发展的步伐。能满足本地区人民群众对中医医疗、预防、保健、康复等服务的需求；能够承担中医药诊疗技术的挖掘整理和适宜技术推广、乡村中医药人员培训及业务指导等任务；

（二）基础设施条件得到很大改善。建设完成后，彻底改变房屋不足与陈旧、基本医疗设备短缺的状况，达到布局合理，设施齐全，设备配套，环境优美，能够适应临床业务需要和基本满足人民群众对就医条件的要求；

（三）临床科室齐全。具有中医特色的临床科室达到 10 个以上（中医内科、外科、妇科、儿科、骨伤科、眼科、针灸科、推拿科、肛肠科、皮肤病科等），有条件的一级临床学科进行二级专业分科；

（四）综合服务能力明显增强。中医药防治常见病多发病的能力显著提高，防治重大疾病、慢性病的能力明显增强，在传染性疾病和地方病防治中能更好地发挥中医药的作用；急诊急救能力提高明显，成为当地急诊急救网络的重要成员单位；

（五）中医药特色优势更加突出。每个项目单位建成不少于1个省级以上重点中医专科（专病）或3个以上市级重点中医专科（专病）。中医药治疗率或中西医结合治疗率在原有基础上分别提高10%；

（六）中医药简、便、验、廉的优势得到充分发挥。医疗费用得到控制，人均门诊费用、人均住院费用低于同级综合医院水平；

（七）中药配制能力得到提高。中药房建设达到国家有关标准要求，中药饮片满足中医临床用药要求；根据需要开展中药制剂室建设，中药特色制剂的质量和配制水平明显提高，达到相关标准；

（八）中医药新技术引进和开展能力不断增强。能针对本地区的主要疾病引进消化吸收中医药科研成果，推广中医药适宜技术；

（九）继续教育能力得到加强。能组织实施中医药继续教育项目，开展多层次、多形式的中医药继续教育，成为本地区中医药继续教育基地；

（十）人员结构更趋合理。形成一支专业、学历、职称、年龄结构合理的专业技术队伍，拥有一批中医理论功底深厚、临床业务能力突出的专科（专病）带头人和技术骨干。

第三章　建　设　原　则

第六条　整合资源，合理布局。按照"巩固、充实、完善、提高"的原则，统筹规划县中医医院布局，对符合基本建设条件的，通过加大投入，深化改革，优化配置，提高运行效率，进一步巩固和完善现有县中医医院建设与发展。

第七条　完善功能，发挥特色。加强急诊、门诊、住院、医技科室和药剂科室等基本用房及保障系统、行政管理和院内生活基础设施建设同时，完成预防保健、重症监护室、手术室、污水污物处理等配套设施建设，完善医院综合服务功能，基本满足当地居民医疗保健服务需要。进一步保持和发挥中医药特色优势，满足当地中医医疗保健服务的需求和开展中医药诊疗技术的挖掘整理、推广适宜技术、实施继续教育等的需要。

第八条　明确标准，规范建设。县中医医院建设要根据指导意见精神、覆盖人口及服务功能确定建设规模，做到规模适当、功能适用、装备适宜、经济合理。本着填平补齐的原则建设业务用房和购置设备。房屋建设以改扩建为主，严格控制新建项目。

第四章　建设内容与标准

第九条　县中医医院床位数与区域内人口总数之比原则上宜按每千人口0.22～0.27张床测算。建设项目人口稀少地区可适当上浮。确实需要增加床位的，应结合所在地区的经济发展水平、卫生资源、中医医疗服务需求等因素统筹考虑。

第十条　县中医医院的急诊部、门诊部、住院部、医技科室和药剂科室等基本用房及保障系统、行政管理和院内生活服务等辅助用房建设床均建筑面积应符合《中医医院建设标准》（建标106-2008）第十七条规定的指标（表1）。科研和教学设施用房应按照承担科研、教学和实习任务的大小设置。规模较小的民族医院床均面积可适当加大。

表1 县中医医院房屋建筑面积指标（m²/床）

建设规模	床位	60	100	200	300	400	500
	日门（急）诊人次	210	350	700	1050	1400	1750
	面积指标	69~72	72~75	75~78	78~80	80~84	84~87

注：1. 根据县中医医院建设规模、所在地区、结构类型、设计要求等情况选择上限或下限。

2. 大于500床的县中医医院建设，参照500床建设标准执行（下同）。

第十一条　县中医医院基本用房及辅助用房在总建筑面积中的比例关系，按照《中医医院建设标准》（建标106-2008）第十八条规定执行（表2）。在使用时，各类用房占总建筑面积比例可根据地区和医院的实际需要适当调整。

表2 县中医医院基本用房及辅助用房比例关系表（%）

床位数	60	100	200	300	400	500
急诊部	3.1	3.2	3.2	3.2	3.2	3.3
门诊部	16.7	17.5	18.2	18.5	18.5	19.0
住院部	29.2	30.5	33.0	34.5	35.5	35.7
医技科室	19.7	17.5	17.0	16.6	16.0	16.0
药剂科室	13.5	12.1	9.4	8.5	8.3	8.0
保障系统	10.4	10.4	10.4	10.0	9.8	9.0
行政管理	3.7	3.8	3.8	3.7	3.7	3.8
院内生活服务	3.7	5.0	5.0	5.0	5.0	5.2

注：1. 使用中各类用房占总建筑面积的比例可根据不同地区和县中医医院的实际需要做适当调整。

2. 药剂科室未含中药制剂室。

第十二条　单列的传统中医、民族医特色疗法项目房屋建筑面积指标按照《中医医院建设标准》（建标106-2008）执行（表3）。

第十三条　承担预防保健任务的县中医医院的预防保健用房的建筑面积，应按编制内的预防保健工作人员20m²/人标准另行增加建筑面积。

第十四条　工作人员编制按国家有关政策规定执行。可按病床与卫生技术人员之比为基数计算：100~400床为1∶1.4~1.5，500床以上为1∶1.6~1.7。

第十五条　基本服务功能和中医药特色建设要求、基本设置与构成应符合表4、表5的要求。

表3　县中医医院单列项目用房建筑面积指标（m²）

床位	100	200	300	400	500
中药制剂室	小型 500～600		中型 800～1200		大型 2000～2500
中医传统疗法中心（针灸治疗室、熏蒸治疗室、灸疗室、足疗区、按摩室、候诊室、医护办公室等中医传统治疗室及其他辅助用房）	350		500		650

表4　县中医医院基本服务功能

基本功能	具体内容
医疗	1. 开展院前急救，熟练应用中医、中西医结合的方法和技能，对急诊病例 24 小时应诊、出诊、抢救、治疗和组织转诊 2. 具备应对突发事件的能力，并接受卫生行政部门、中医药管理部门派遣紧急医疗队的任务 3. 设置 10 个以上中医临床科室，其中必须有以运用针灸、推拿、熏蒸等传统疗法为主的科室。中医类别执业医师占执业医师总数的 50% 以上，中医药治疗率达到 60% 以上 4. 中药饮片、中成药供应能够满足临床需要，能够为病人提供临方加工、代煎服务。有条件的要积极开展医疗机构中药制剂的研究、开发和生产 5. 检验、医学影像等医技科室检查能够满足临床需求。开展血、尿、便常规及生化细菌检验；X 线检查；心电、超声、内窥镜检查等
预防保健及计划生育	1. 按规定开展疾病预防、免疫接种、传染病疫情报告、健康教育、孕产妇和儿童保健 2. 开展常见计划生育手术
业务指导	1. 受中医药管理部门、卫生行政部门的委托，负责对乡（镇）卫生院和村级卫生组织医务人员中医药知识的培训 2. 受中医药管理部门、卫生行政部门的委托，负责对乡（镇）卫生院和村级卫生组织开展中医药业务指导和技术支持 3. 对本院治疗优势病种的经验和本地名医、民间中医治疗相关疾病的经验进行系统总结研究，制定临床诊疗规范并应用于临床 4. 承担本地中医药科技成果及适宜技术推广任务

表5　县中医医院基本设置与构成

急诊	内科诊室、外科诊室、妇科诊室、儿科诊室、骨科诊室、中医治疗室、留观室、抢救室、输液室、治疗室、医护休息室、办公室、护士站、收费室、挂号室、药房、化验室、放射室等
门诊	内科诊室、外科诊室、妇科诊室、儿科诊室、皮肤诊室、眼科诊室、耳鼻喉诊室、口腔诊室、肿瘤诊室、骨伤科诊室、肛肠诊室、老年病诊室、针灸诊疗室、推拿诊疗室、康复诊室、门诊治疗室、中心输液室、中医换药室、体检中心、收费室、感染性疾病科等
住院	病房、产房、医护人员办公室、收费室等
医技	检验科、血库、放射科、功能检查室、内窥镜室、手术室、病理科、供应室、营养部（含营养食堂）、医疗设备科、中心供氧站、办公室、休息室等
药剂	门诊药房、住院药房、中药调剂室、西药调剂室、中成药调剂室、制剂室、中药饮片库房、西药库房、中成药库房、周转库房、中药煎药室、办公室、休息室等
预防保健	预防保健室、健康教育室等
保障系统	锅炉房、配电室、太平间、洗衣房、总务库房、通讯机房、设备机房、传达室、室外厕所、总务修理室、污水处理房、垃圾处置房、汽车库、自行车库等
行政	办公室、计算机房、中医示范教学培训室、图书室、档案室等
院内生活	职工食堂、浴室、单身宿舍、小卖部等

第十六条　县中医医院的设备配置应遵循下列原则：

（一）根据其不同功能定位及业务技术项目，合理配置。

（二）医疗设备器械装备水平，应与其医技人员的技术水平、开展的业务项目及工作量相适应。

（三）一般医疗设备的配置，应按《综合医院医疗器械装备标准》（试行）和《医疗机构基本标准》（试行）的规定执行。

（四）大型、精密、贵重仪器设备应根据实际需要和财力的可能并按有关规定合理配置。

（五）中医药专用设备可根据实际情况进行配置；中医特色科室所需特殊诊疗设备，应保证专科（专病）的需要。

第十七条　在满足基本设备配置的情况下，甲类和乙类大型医用设备按国家有关规定执行。有关装备按表6由县中医医院自行选配。

表6 县中医医院装备表

功能科室	序号	设备名称	单位	功能科室	序号	设备名称	单位
1. 内科	1	心电图机	台		34	阴道镜	台
	2	脑电图机	台		35	宫腔镜	套
	3	心脏除颤器	台		36	超声诊断仪	台
	4	床边监护仪	台		37	妊娠高血压检测仪	台
	5	中心监护系统	套	4. 儿科	38	心电图机	台
	6	动态心电分析仪	台		39	新生儿监护仪	台
	7	动态无创血压监护仪	台		40	婴儿呼吸机	台
	8	活动平板机	台		41	新生儿黄疸治疗仪	台
	9	肌电诱发电位仪	台		42	婴儿保温箱	台
	10	超声诊断仪	台		43	婴儿体重计	台
	11	内窥镜系统	套	5. 眼科	44	裂隙灯显微镜	台
	12	血气分析仪	台		45	眼科超声诊断仪	台
	13	呼吸机	台		46	验光仪	台
	14	肺功能分析仪	台		47	屈率计	台
	15	心肺功能测定仪	台		48	同视机	台
	16	血液透析机	台		49	视野计	台
	17	血滤机	台		50	眼压计	台
2. 外科	18	心电图机	台		51	眼科手术显微镜	台
	19	心脏除颤器	台		52	眼科激光治疗机	台
	20	呼吸机	台		53	隐斜计	台
	21	床边监护仪	台		54	视觉诱发电位仪	台
	22	中心监护系统	套		55	眼震电图仪	台
	23	电动牵引床	张	6. 耳鼻喉科	56	耳鼻喉治疗台	台
	24	内窥镜系统	套		57	电子测听仪	台
	25	前列腺电切镜	套		58	听觉诱发电位仪	台
	26	胸腔镜	套		59	纤维咽喉镜	套
	27	腹腔镜	台		60	鼻镜	台
3. 妇产科	28	妇科检查床	张		61	支气管镜	台
	29	产床	张		62	支撑喉镜	台
	30	产程监护仪	台	7. 口腔科	63	口腔综合治疗台	套
	31	胎儿监护仪	台		64	牙科X线机	台
	32	床边监护仪	台		65	超声洁牙机	台
	33	腹腔镜	套		66	光敏固化机	台

功能科室	序号	设备名称	单位	功能科室	序号	设备名称	单位
	67	牙科技工装置	套		98	注射泵	台
	68	手机快速消毒柜	台		99	担架推车	辆
	69	高频离心铸造机	台		100	生物显微镜	台
	70	烤瓷炉	台		101	血细胞计数仪	台
8. 急诊科/重症医学科	71	心电图机	台		102	尿液分析仪	台
	72	床边监护仪	台		103	电解质分析仪	台
	73	中心监护系统	套		104	凝血分析仪	台
	74	心脏除颤器	台		105	血糖测定仪	台
	75	呼吸机	台		106	微量血糖测定仪	台
	76	儿童用呼吸机	台		107	血培养分析系统	台
	77	洗胃机	台		108	血气分析仪	台
	78	输液泵	台		109	微量血气分析仪	台
	79	注射泵	台		110	生化分析仪	台
	80	急救担架移动床	辆		111	微生物分析仪	台
	81	电动吸引器	台		112	酶标测试仪	台
	82	血气分析仪	台		113	洗板机	台
	83	肠内营养输注泵	台		114	电泳仪	台
	84	心肺复苏抢救车（配备供成人和儿童使用器材）	辆	11. 检验科	115	血红蛋白测定仪	台
					116	血药浓度分析仪	台
					117	渗透压计	台
9. 康复科	85	短波电疗机	台		118	电泳扫描光密度计	台
	86	超短波电疗机	台		119	免疫化学分析仪	台
	87	五官超短波电疗机	台		120	基因扩增仪	台
	88	紫外线治疗机	台		121	电子天平	台
	89	微波电疗机	台		122	离心机	台
	90	肩关节活动器	台		123	高速冷冻离心机	台
	91	膝关节活动器	台		124	大容量冷冻离心机	台
10. 麻醉科	92	麻醉机	台		125	超净工作台	台
	93	麻醉气体监测仪	台		126	生物安全柜	台
	94	床边监护仪	台		127	冰箱	台
	95	呼吸机	台		128	低温冰箱 -40℃～-80℃	台
	96	除颤器	台		129	血库冰箱	台
	97	输液泵	台		130	恒温培养箱	台

功能科室	序号	设备名称	单位	功能科室	序号	设备名称	单位
	131	干燥箱	台		155	病历夹车	辆
	132	紫外可见分光光度计	台		156	多用车	辆
12. 病理科	133	高压消毒锅	台		157	抢救车	辆
	134	切片机	台		158	担架推车	辆
	135	磨刀机	台		159	轮椅	辆
	136	显微镜	台		160	输液泵	台
	137	组织包埋机	台		161	注射泵	台
	138	组织脱水机	台		162	胃肠减压器	台
	139	染色机	台		163	吸引器	台
	140	病理图像分析系统	套		164	超声雾化器	台
13. 影像科	141	X线电子计算机断层扫描装置	台		165	心电图机	台
					166	冰箱	台
	142	X线机	台		167	观片灯	台
	143	洗片机	台		168	器械柜	个
	144	超声诊断仪	台		169	药品柜	个
	145	彩色多普勒超声诊断仪	台		170	敷料柜	个
14. 手术室	146	手术台	台		171	毒麻药柜（箱）	个
	147	无影灯	台		172	氧气瓶	个
	148	高频电刀	台		173	氧气瓶推车	辆
	149	手术显微镜	台		174	消毒灭菌器	台
	150	快速消毒器	台	16. 其他	175	空气净化设备	台
	151	高压灭菌器	台		176	超声波清洗机	台
	152	自体血液回输系统	台		177	高压灭菌器	台
15. 病房单元	153	病床	张		178	救护车	辆
	154	诊查床	张				

第十八条 应配备中医特色诊疗设备以及中药储藏、炮制、加工、调剂、制剂等专用设备，可按表7由县中医医院自行选配。

表 7 县中医医院中医特色设备表

项目名称	设备名称
中医诊断设备	中医脉象仪 中医舌象仪 穴位诊断仪
中医治疗、康复、理疗设备	中医经络治疗仪 电针仪 多功能艾灸仪 经络通治疗仪 中药治疗仪 中药离子导入仪 经皮给药治疗仪 中药熏蒸治疗设备 糖尿病治疗仪 神经智能治疗仪 心脑血管治疗仪 脑循环功能治疗仪 中风治疗仪 吞咽言语诊治仪 多导人体反射治疗系统 多功能神经康复诊疗系统 药物熏疗牵引床 电动牵引治疗床 颈椎牵引器 腰椎牵引床 腰椎治疗机 下肢关节康复器 肘/踝关节康复器 骨创伤治疗仪 骨折愈合仪 全波长强光/激光皮肤治疗系统 多通道生物反馈治疗仪 TDP 神灯 激光治疗仪 频谱仪 微波治疗仪 中频治疗仪 低周波治疗仪 磁振热治疗仪 中药灌洗设备 中药雾化吸入设备
中药调剂设备	中药饮片柜 中药饮片调剂台 戥子 中药煎药设备 自动煎药包装机 碾药、粉碎装置 炒药机 搅拌、混合机
中药制剂设备	碾药、粉碎装置 中药提取机 净化设备 水处理设备 干燥设备 旋转筛药机 颗粒机 颗粒包装机 口服液灌装设备 铝箔封口机 压片机 数片机 软膏搅拌机 软膏（油膏、霜剂等）灌装机 胶囊充填机 液体灌装机 消毒设备

第十九条 应根据需要配置计算机网络及通讯设备等信息系统，合理布点并预留发展空间。承担教学任务的中医医院应设有手术室设闭路示教系统。

第五章 建 筑 要 求

第二十条 建设选址应满足医院功能与环境的要求，应选择在患者就医方便、环境安静、地形比较规整、工程水文地质条件较好的位置，并应充分利用城镇基础设施，避开污染源和易燃易爆物的生产、贮存场所。还应充分考虑医疗工作的特殊性质，按照公共卫生有关要求，协调好与周边环境的关系。

第二十一条 总体建设规划与平面布置，应符合下列要求：

（一）科学合理、节约用地；

（二）在满足基本功能需要的同时，适当考虑未来发展；

（三）合理确定功能分区，科学地组织人流和物流，避免或减少交叉感染；室内采光、色彩设计符合卫生学要求；

（四）要根据中医医疗保健服务的特点确定门诊部、住院部等功能区域建筑面积比例。分配业务用房时，应向重点中医专科（专病）和中医特色科室倾斜；

（五）建筑布局紧凑，交通便捷，管理方便，减少能耗；

（六）根据不同地区的气象条件，合理确定建筑物的朝向、间距，充分利用自然通风与自然采光，为患者提供良好的医疗环境，为员工提供良好的工作环境。

第二十二条 充分利用现有基础设施，认真贯彻节约资源的基本国策，从我国国情出发，结合不同地区的经济条件，兼顾实用、经济、美观的原则，建筑标准应区别不同地区的经济条件合理确定，突出中医药特色，弘扬中医药文化。

第二十三条　建设用地，包括急诊部、门诊部、住院部、医技科室和药剂科室等基本用房及保障系统、行政管理和院内生活等辅助用房的建设用地，以及道路用地、绿化用地、堆晒用地（用于燃煤堆放与洗涤物品的晾晒）和医疗废物与日产垃圾的存放、处置用地。床均建设用地面积原则上不超过 117m²。改扩建应在充分利用现有场地和设施的基础上进行。对增加用地面积确实有困难的，改扩建时可在满足功能要求的条件下适当改变有关技术指标。

第二十四条　设置公共停车场应在床均用地面积指标以外，按当地有关规定确定，另行增加用地面积。

第二十五条　建筑密度不宜过大，绿地率要符合当地有关规定，确保良好的诊疗环境。

第二十六条　门急诊、病房、重症监护室、手术室、产房等部门的建筑设计应符合医院感染预防与控制的基本要求。

第二十七条　门诊、医技、病房等主要建筑，应采用钢筋混凝土结构，以多层为主，不宜建设高层。

第二十八条　建筑体型宜规整，要严格按照《建筑工程抗震设防分类标准》确定的医院抗震设防等级，依据《建筑抗震设计规范》进行设计，确保建筑安全。

第二十九条　建筑设计、施工和选材等要严格贯彻国家建筑节能、环保的有关要求和标准。

第三十条　建筑装修和环境设计，应符合适用、经济、美观的原则，有利于患者生理、心理健康，体现清新、典雅、朴素的行业特点和当地的民俗特点，坚决杜绝大面积玻璃幕墙、高档石材等过度装修装饰。

第三十一条　无障碍设施设置除应符合国家《城市道路和建筑物无障碍设计规范》JGJ50 的要求外，还应根据医院服务对象的特殊性，设置无性别卫生间。

第三十二条　门诊、急诊和病房，应充分利用自然采光和通风。室内净高不应低于下列规定：

（一）诊查室 2.70m，病房 2.80m；

（二）医技科室 2.80m。医用设备用房根据特殊需要确定。

第三十三条　门诊部、急诊部、住院部、医技科室和实验室等医疗业务用房的室内装修，应符合下列规定：

（一）一般医疗用房的地面、踢脚板、墙裙、墙面、顶棚，应便于清扫、冲洗，不污染环境，其阴阳角宜做成圆角。踢脚板、墙裙应与墙面平；

（二）手术室、烧伤病房、洁净病房等洁净度要求高的用房，其室内装修应满足易清洁、耐腐蚀的要求；

（三）生化检验室和中心实验室的部分化验台台面、通风柜台面、采血与血库的灌液室和洗涤室的操作台台面、病理科的染色台台面，均应采用耐腐蚀、易冲洗、耐燃烧的面层；相关的洗涤池和排水管亦应采用耐腐蚀材料；

（四）药剂科的配方室、贮药室、中心药房、药库均应采取防潮、防鼠等措施；

（五）太平间、病理解剖室，均应采取防蚊虫、防雀、防鼠以及其它动物侵入的措施；

（六）配餐、消毒、厕浴、污洗等有蒸汽溢出和结露的房间，应采用牢固、耐用、难沾污、易清洁的材料装修到顶；并应采取有效措施，使蒸汽排放顺利、楼地面排水通畅不出现渗漏。

第三十四条　蒸汽、冷热水供应和寒冷地区的冬季供暖，应采用分区专线供应。主要建筑物内，排水管道口径应加大一级并采取防堵塞、防渗漏、防腐蚀措施；应设置管道井和设备层。主要管道沟应便于维修和通风，应采取防水措施。

第三十五条　供电设施应安全可靠并应采用双回路供电，保证不间断供电。院区内应采用分回路供电方式。不具备双回路供电条件的医院，应设置自备电源。电源装配容量应满足现有设备及近期的增容量。放射科大型医疗装备的电源，应由变电所单独供电。

第三十六条　手术、产房、放射影像、中心供应、检验病理、功能检查、实验等用房宜设置空调通风设施，产房、放射影像、中心供应、检验病理、实验、污洗污物、消毒、备餐、淋浴等用房，卫生间以及无外窗房间应设置机械排风设施，一般诊室、病房、办公用房宜以自然通风为主。有条件设置洁净手术室的，空气净化设施应符合《医院洁净手术部建筑技术规范》。

第三十七条　应根据医院的使用特点和需求，有条件的设置智能化系统。

第三十八条　应配置完善、清晰、醒目的标识系统。

第三十九条　应建设满足业务工作需要的医用气体供应设施。

第四十条　给排水系统设置应符合《建筑给水排水设计规范》、《室外给水设计规范》和《室外排水设计规范》，给水水质应符合《生活饮用水卫生标准》（GB5749），污水排放应满足《医疗机构水污染物排放标准》（GB18466）有关规定。

第四十一条　污物处理应满足《医疗废物管理条例》有关规定。废物和生活垃圾的分类、归集、存放与处置应遵守国家有关法律法规的规定。

附件3:

6.2.5.3 中央预算内专项资金项目
——中心乡镇卫生院建设指导意见

一、总 则

第一条 为加强中央预算内专项资金中心乡镇卫生院建设项目的管理，合理确定建设规模和标准，满足中心乡镇卫生院基本功能需要，提高服务能力和水平，发挥最大投资效益，依照《乡镇卫生院建设标准》制定中央预算内专项资金项目中心乡镇卫生院建设指导意见（以下简称指导意见）。

第二条 中心乡镇卫生院是一定区域范围内的预防、保健、医疗技术指导中心，负责提供公共卫生服务和常见病、多发病的诊疗等综合服务；负责对村卫生室的业务管理和技术指导以及乡村医生培训等；协助县级医疗卫生机构开展对区域范围内一般卫生院的技术指导等工作。

第三条 建设总体目标是：通过加大政府投入和深化改革，进一步改善基础设施条件，完善服务功能，提升服务能力和管理水平，使中心乡镇卫生院成为一定区域范围内的医疗卫生中心，为当地人民群众提供便捷、安全、有效、价廉的医疗卫生服务。

第四条 本指导意见所称建设项目，是指经项目省（自治区、直辖市，新疆生产建设兵团，计划单列市，黑龙江农垦总局）发展改革委、卫生厅局审定列入中央预算内专项资金支持的健全农村医疗卫生服务体系建设的中心乡镇卫生院建设项目。

第五条 中心乡镇卫生院建设，除执行本指导意见外，还应符合国家其他相关法律、法规的规定。

二、建设原则

第六条 中央支持建设的中心乡镇卫生院必须为政府举办。要统筹规划中心乡镇卫生院布局，以形成一定区域范围内的医疗卫生中心为目标，选择居民集中、覆盖人口多、距离县城较远的重点中心乡镇卫生院开展建设。县城周边的乡镇不安排建设项目。

第七条 严格执行建设标准和有关建筑技术规范，正确处理现状与发展、需求与可能的关系，努力做到布局合理、流程科学、规模适度、功能完善、装备适宜、经济合理。

第八条 本次建设要加强急诊、产科等功能，完善给排水、厕所、供电、采暖和通风、污水污物处理、垃圾处理、院区环境等辅助设施。

第九条 建设项目设计、监理、施工等应以县为单位统一组织。要从规划设计、建筑材料、工程施工等各个环节和方面严把质量关，坚决杜绝"豆腐渣"工程。

第十条 应贯彻安全、环保的原则，充分考虑节地、节能、节水、环保和可持续发展需要。

第十一条 应符合医院感染预防与控制的基本原则，避免交叉感染，保障安全。

三、床位标准

第十二条 应根据其服务人口数量、当地经济发展水平、服务半径、地理位置、交通条件等因素，按照其承担的基本任务和功能合理确定床位规模。每千服务人口宜设置1.2张床位，不得盲目扩大，原则上不超过100张。

第十三条　服务人口按本乡镇常住人口，再加上级卫生行政主管部门划定的辐射乡镇人口的三分之一计算。

四、建　设　标　准

第十四条　建设规模依据填平补齐原则，合理确定。业务用房建设以改扩建为主，严格控制新建。

第十五条　建设项目构成包括房屋建筑、场地和附属设施。其中房屋建筑主要包括预防保键及合作医疗管理用房、医疗（门诊、放射、检验和住院等）用房、行政后勤保障用房等。场地包括道路、绿地和停车场等。附属设施包括供电、污水处理、垃圾收集等。

第十六条　预防保健及合作医疗管理、医疗、行政后勤保障等业务用房建筑面积宜符合表1的规定。

表1　房屋建筑面积指标

规　模	20床以下	20床以上
核定方式	按院核定（m²/院）	按床位核定（m²/床）
建筑面积（m²）	300~1100	55~50

注：中心乡镇卫生院基本面积指标应根据当地实际情况和业务工作需要在上下限范围内取值。建筑面积指标不含职工生活用房。

第十七条　用房面积分配应满足功能、业务及设备装备的需要。可参照表2执行。各类用房建议尺寸宜符合表3（略）规定。

表2　用房面积分配表　　　　　　　单位：m²

名　称 ＼ 规　模	20床	40床	80床
1. 预防保健、合作医疗管理	84	108	144
2. 医疗	532	1025	1980
3. 行政后勤保障	96	240	456
使用面积合计	712	1373	2580
建筑面积合计（平面系数按65%）	1095	2112	3969

第十八条　建设用地指标，不应超过表4规定。

表4 建设用地指标

规　模	用地面积指标（容积率）
20 床以下	0.7
21～99 床	0.8～1.0

注：建设用地指标不含职工生活用房用地。

第十九条　绿化用地应符合当地有关规定。

五、建　筑　要　求

第二十条　建设选址应方便群众、交通便利，工程、水文地质条件较好，周边宜有水、电等公用基础设施，避开污染源和易燃易爆物的生产、贮存场所以及高压线路及其设施等。

第二十一条　应根据功能、流程、管理、卫生等方面要求，对建筑平面、道路、管线、绿化和环境等进行综合设计。

第二十二条　平面布局应符合下列规定：（一）科学合理、节约用地。（二）功能分区合理，洁污流线清楚，避免交叉感染。（三）建筑布局紧凑，交通便捷，管理方便，减少能耗。（四）住院、手术、功能检查等用房应处于相对安静位置。（五）病房、诊疗室等主要医疗用房应有适宜的朝向和良好的自然通风。

第二十三条　在满足使用功能和安全卫生要求的前提下，中心乡镇卫生院建筑宜集中布置。

第二十四条　房屋建筑耐久年限不应低于二级。建筑安全等级不应低于二级。

第二十五条　建筑造型宜规整。严格按照《建筑工程抗震设防分类标准》（GB50223）和《建筑抗震设计规范》（GB50011）进行设计，确保建筑安全。

第二十六条　主要建筑宜采用砖混或框架结构，层数宜不超过3层。宜采用单内廊形式。

第二十七条　设计、施工和选材要严格贯彻国家建筑节能、环保的有关标准和要求。

第二十八条　建筑内外装修和院区环境，应符合适用、经济、美观的原则，有利于患者生理、心理健康，体现清新、典雅、朴素的行业特点和当地民俗特点。宜选用经济、耐久、功能性好并符合卫生学要求的材料，严禁奢华装修。

第二十九条　建筑装修和防护应符合下列规定：（一）医疗用房的墙面、顶棚应易于清扫、不起尘、易维修。手术间、产房墙面应采用瓷砖或其他便于清洁、消毒的材料。（二）地面应采用防滑、宜清洗的材料。检验用房地面还应耐腐蚀；有防尘、防静电要求的医疗设备，用房地面应选择相应功能材料。（三）化验台、操作台等台面应采用耐腐蚀、易冲洗、耐燃烧面层。相关洗涤池和排水管应采用耐腐蚀材料。（四）放射科、功能检查等用房应有防潮、防辐射、剩余电流保护等设施。（五）供应室、药房（库）、太平间等应有防虫、蝇、鸟、鼠等动物侵入的设施。药房（库）还应有防潮设施。

第三十条　一般医疗用房室内净高宜为2.7～3.3m。医技科室用房应根据需要确定。

第三十一条　房屋首层室内外地面高差，不宜小于0.45m。

第三十二条　预防保健、门诊、病房等用房，应充分利用自然光和通风。不宜阳光直接照射的用房应有遮阳设施。

第三十三条 应根据《城市道路和建筑物无障碍设计规范》（JGJ50）要求设置无障碍设施。应考虑满足对患者救治特殊需要设置无性别卫生间。

第三十四条 院区出入口不宜少于二处。太平间、焚毁炉应设于较隐蔽的位置，与主要建筑应适当隔离，并宜单独设置出口。

第三十五条 院内不宜建设职工住宅。受条件限制职工住宅与其毗连时，应采取分隔措施并宜单独设出入口。

第三十六条 设传染病门诊的，传染病门诊和隔离观察室应合理布置，相对独立，避免交叉感染，并宜有单独出入口。

第三十七条 停车场宜设在门诊部、住院部出入口附近。

第三十八条 不能由市政供水、供电的，应自备供水、供电设施。

第三十九条 应配置完善、清晰、醒目的标识系统。

第四十条 给水水质应符合《生活饮用水卫生标准》（GB5749）。

第四十一条 污水排放系统应满足《医疗机构水污染物排放标准》（GB18466）有关规定。

第四十二条 污物处理系统应满足《医疗废物管理条例》有关规定。废物和生活垃圾的分类、归集、存放与处置应遵守国家有关环境保护的规定。

第四十三条 供电宜采用双路电源供电。不能保证持续供电的地区，应设自备电源。电源装配容量应满足现有设备和近期的增容需求。院区内宜采用分回路供电方式。

第四十四条 应设置通讯设备并装备计算机等信息系统。

第四十五条 预防保健用房应根据规模，和免疫规划、妇幼保健、健康教育、健康档案等业务需要合理设置，宜与行政用房邻近。妇幼保健用房宜与妇产科门诊联系便捷且与普通门诊、放射科分开设置。

第四十六条 门诊用房的布局应从医疗流程和各功能需求出发，做到紧凑、合理、便捷，交通流线清晰。门诊出入口及候诊、取样等场所应合理布置。

第四十七条 妇产科布置应相对独立，内部布局、出入口、卫生间设置合理，避免交叉感染。

第四十八条 注射室应与观察治疗室相邻设置。

第四十九条 急诊室应设在 1 层，位置要醒目，应方便利用门诊及医技设施。

第五十条 床位规模较大的，住院部宜自成单元。病房床位设置应以 3~6 床及以上/间为主。重危症病房应为 1 床/间，位置宜靠近护士办公室。产科母婴同室病床每床使用面积不应少于 $6m^2$。

第五十一条 病房门宜双向开启，门净宽不得小于 1.10m，门扇应设观察窗。护士站宜采用开敞式，与护理单元走道联通，距最远病房不宜超过 30m，并与治疗室相通，与医生办公室相邻。护理单元内宜集中于一区设置卫生间、盥洗、浴室、污洗，并应满足方便、卫生等要求。

第五十二条 放射用房宜设在底层，并与门诊部和住院部联系方便。X 光透视（摄片）室应与暗室相邻，其空间尺寸、墙体、地面、门窗等应满足设备安装和放射防护要求，并有通风、换气措施。

第五十三条　检验用房应方便病人，保证门诊、住院和预防保健共享。规模应根据开展的业务项目确定，室内布置应符合检验工作流程。外窗宜朝北设置，应有良好通风措施。

第五十四条　手术室应按一般手术室等级要求设置。手术室、产房宜合区设置（即手术室、产房合用或在同区内分设），并邻近外科、妇产科病房。床位规模较小的，手术室及产房宜设在门诊部适当位置，与妇产科诊室联系便捷。

第五十五条　手术室、产房的布置应符合功能流程和洁污分区要求。朝向以北向为宜，其他朝向时应有遮光措施。手术室应以人工照明为主，门宽、开启方式应满足通行、运送病人、洁净、防污染的要求。手术室和产房的管线应暗设，洗手间应设置不少于两个非手动洗手设施。

第五十六条　供应（消毒）用房宜设在医疗区的适中部位并相对独立。平面布置应符合工艺流程和洁污分区的要求，消毒应与贮存、分发相临，并设传递窗相通。

第五十七条　规模较大的，中、西药房应分设。药房应与挂号、收费、划价用房邻近。毒性、麻醉、精神和放射性等特殊药品的贮放处应有安全设施。中药煎药可视需要安排用房。

第五十八条　洗衣房宜建平房，并设晒衣场地。平面布置应符合收受、浸泡消毒、洗涤、晒（烘）干、贮存、发放流程需要。

第五十九条　锅炉房位置应处于常年主导风的下风向，并宜设专门出入口。

第六十条　配电室应邻近外接电源的输入处，门窗应向外开，窗户应设有保护网。

第六十一条　营养厨房应与住院部有便捷联系。规模较小的，可设公用厨房。

第六十二条　洗衣、锅炉、配电等辅助用房宜合并建设。

六、设备配置标准

第六十三条　设备配置应与医技人员的技术水平、开展的业务项目及工作量相适应，并应充分共享，提高利用率。

第六十四条　参考配置主要品目包括 X 线机、生化分析仪、B 超等 18 类，详见表 5。具体装备还应考虑相关医疗技术准入要求，从中选配适宜品目。

表5　医疗设备配置品目

功能科室	序号	设备名称	单位	功能科室	序号	设备名称	单位
1. 预防保健室	1	电冰箱	台		34	人流吸引器	台
	2	身长体重计	台		35	手术器械台	台
2. 急诊抢救室	3	急救箱	个	7. 五官科	36	五官科椅	把
	4	抢救床	张		37	常用五官科器械	套
	5	心电图机	台		38	检眼镜	个
	6	除颤器	台		39	视力表灯	个
	7	呼吸机	台		40	口腔综合治疗台	台
	8	洗胃机	台		41	药品（器械）柜	个
	9	吸引器	台		42	地站灯	台
	10	担架	个	8. 药房	43	毒麻药品柜	个
	11	氧气瓶	个		44	电冰箱	台
	12	氧气瓶推车	辆		45	药物天平	台
	13	气管切开包	套	9. 中药房	46	中药饮片柜	个
	14	静脉切开包	套		47	药架（药品柜）	个
	15	移动紫外线灯	台		48	调剂台	个
	16	地站灯	台		49	药戥	个
	17	药品（器械）柜	个		50	电子秤	个
3. 普通诊室	18	诊床	张		51	小型粉碎机	台
	19	观片灯	台		52	小型切片机	台
4. 外科换药处置室	20	换药车	辆		53	小型炒药机	台
	21	切开包	套		54	消毒锅	个
	22	地站灯	台		55	标准筛	个
5. 中医科	23	电针仪	台		56	煎药机	台
	24	艾灸仪	台		57	包装机	台
	25	智能通络治疗仪	台		58	冷藏柜	个
	26	颈腰椎牵引设备	台	10. 注射室	59	注射处置台	个
	27	中药熏蒸设备	台		60	药品柜	个
	28	TDP神灯	台	11. 观察治疗室	61	观察床	张
	29	中药雾化吸入设备	台		62	输液架	个
6. 妇产科	30	妇科检查床	张		63	治疗车	个
	31	妇科检查器械	套		64	地站灯	个
	32	上取环器械	套	12. 检验科	65	生化分析仪	台
	33	人流器械	套		66	血细胞计数器	台

功能科室	序号	设备名称	单位	功能科室	序号	设备名称	单位
	67	尿分析仪	台		99	麻醉机	台
	68	电解质分析仪	台		100	呼吸机	台
	69	生物显微镜	台		101	氧气瓶	个
	70	离心机	台		102	监护仪	台
	71	干燥箱	台		103	担架车	辆
12. 检验科	72	电冰箱	台		104	手术器械台	个
	73	电热恒温培养箱	台		105	器械柜	个
	74	分光光度计	台		106	剖腹手术器械	套
	75	分析天平	台		107	肛门手术器械	套
	76	水浴箱	台		108	气管切开手术器械	套
	77	药品试剂柜	个		109	妇产科手术器械	套
	78	净化工作台	台		110	基础手术器械	套
	79	X线机	台		111	计划生育手术器械	套
	80	洗片机	台		112	地站灯	个
13. 放射科	81	铅屏风	个		113	紫外线灯	个
	82	铅围裙	条		114	立式血压计	个
	83	铅手套	付		115	药品柜	个
	84	看片灯	台		116	产床	张
	85	超声波诊断仪	台		117	接生包	个
	86	病床	张		118	氧气瓶	个
	87	除颤监护仪	台		119	地站灯	台
	88	药品柜	个		120	药品（器械）柜	个
	89	治疗车	辆	16. 产房	121	器械台	个
14. 病房	90	病历柜	个		122	多普勒胎儿诊断仪	台
	91	担架车	辆		123	新生儿床	张
	92	看片灯	个		124	常用产科器械	套
	93	氧气瓶	个		125	高压消毒锅	台
	94	地站灯	个		126	新生儿体重计	台
	95	换药车	辆	17. 运输工具	127	救护车	辆 Z
	96	手术床	张		128	计算机	台
15. 手术室	97	无影灯	个	18. 其他	129	一次性器具毁形机	台
	98	电动吸引器	台				

附件 4：

6.2.5.4　中央预算内专项资金项目
——村卫生室建设指导意见

一、总　　则

第一条　为加强村卫生室建设项目的管理，合理确定建设规模和标准，满足村卫生室基本功能需要，提高服务能力和水平，发挥最大投资效益，特制定村卫生室建设指导意见。

第二条　村卫生室承担行政村的公共卫生服务及一般疾病的诊治等工作。

第三条　建设总体目标是：通过加大政府投入和深化改革，进一步改善基础设施条件，完善服务功能，提高服务能力，满足人民群众健康需求。

二、建设原则

第四条　1 个行政村只建设 1 所村卫生室，邻近行政村宜共建 1 所。乡镇卫生院所在村原则上不建设卫生室。

第五条　政府要优先安排偏远地区、民族地区、贫困地区和重大传染病、地方病流行地区以及尚无医疗点的行政村村卫生室建设。

第六条　要做到规模适度、功能适用、装备适宜、经济合理。

第七条　建设项目应以县为单位统一组织实施。

三、房屋建设与器械配置标准

第八条　每所村卫生室房屋建设标准为 60 平方米，服务人口多的，可适当调增建筑面积。不设病床。

根据实际需要，参考下表选择配置品目。

村卫生室器械配置品目表

序号	基本设备	序号	基本设备
1	听诊器	19	电针仪
2	血压计	20	TDP 神灯
3	体温计	21	诊查床
4	吸痰器	22	观察床
5	简易呼吸器	23	无菌柜
6	身高体重计	24	健康档案柜
7	便携式高压消毒锅（带压力表）	25	中、西药品柜
8	清创缝合包	26	中药饮片柜（药斗）
9	出诊箱	27	桌椅
10	治疗盘	28	健康宣传版
11	冷藏包（箱）	29	担架
12	至少50支各种规格一次性注射器	30	处置台
13	医用储槽	31	有盖污物桶
14	有盖方盘	32	输液架
15	氧气包	33	地站灯
16	开口器	34	手电筒
17	压舌板	35	应急照明设施
18	止血带		

四、建筑要求

第九条　应贯彻适用、经济、美观的原则。

第十条　用房要按诊断、治疗、储药和防保功能分开布置。

第十一条　应满足耐久、防火、抗震、建筑节能等方面的基本要求。

6.2.5.5 中央预算内专项资金项目

——社区卫生服务中心建设指导意见

一、总　则

第一条　为加强中央预算内专项资金社区卫生服务中心建设项目的管理，合理确定建设规模和标准，满足社区卫生服务中心基本功能需要，提高服务能力和水平，发挥最大投资效益，特制定中央预算内专项资金项目社区卫生服务中心建设指导意见（以下简称指导意见）。

第二条　社区卫生服务中心是城市社区卫生服务网络的主体，其主要功能是为社区居民提供疾病预防控制等公共卫生服务、一般常见病及多发病的初级诊疗服务、慢性病管理和康复服务。

第三条　社区卫生服务中心建设的总体目标是：通过加大政府投入和深化改革，进一步改善基础设施条件，完善服务功能，提升服务能力和管理水平，为社区居民提供安全、有效、便捷、经济的公共卫生和基本医疗服务。

第四条　指导意见所称建设项目，是指经项目省（自治区、直辖市，新疆生产建设兵团，计划单列市，黑龙江农垦总局）发展改革委、卫生厅局列入中央预算内专项资金支持的社区卫生服务中心建设项目。

第五条　社区卫生服务中心建设，除执行本指导意见外，还应符合国家其他有关法律、法规的规定。

二、建设原则

第六条　应符合所在地区城市总体规划和区域卫生规划的要求，充分利用现有卫生资源，避免重复建设。现有社区卫生服务中心的改建、扩建，应尽量利用原有基础设施。

第七条　严格执行建设标准和有关建筑技术规范，从本地区社区卫生服务工作实际出发，因地制宜地处理好现状与发展、需要与可能的关系，努力做到布局合理、流程科学、规模适度、功能完善、装备适宜、经济合理。

第八条　设计、监理、施工等应由具备相应资质等级的单位承担。要从规划设计、建筑材料、工程施工等各个环节和方面严把质量关，坚决杜绝"豆腐渣"工程。

第九条　应贯彻安全、环保的原则，充分考虑节地、节能、节水、环保和可持续发展需要。

第十条　应符合医院感染预防与控制的基本原则，避免交叉感染，保障安全。

三、建设标准

第十一条　建设规模依据填平补齐的原则，合理确定。

第十二条　建设项目构成包括房屋建筑、场地和附属设施。房屋建筑包括临床科室用房、预防保健科室用房、医技科室用房和管理保障用房等。临床科室用房主要包括全科诊室、中医诊室、康复治疗室、抢救室、预检分诊室、治疗室、处置室、观察室等；预防保健科室用房主要包括预防接种室、儿童保健室、妇女保健与计划生育指导室、健康教育室等；医技科室用房主要包括检验室、B超室、心电图室、药房、消毒间；管理保障用房主要包括健康信息管理室、办公用房等。场地包括道路、绿地和停车场等。附属设施包括供电、污水处理、垃圾收集等。

第十三条　应设置观察床，原则上不设住院治疗功能的病床，可设一定数量以护理康复为主要功能的病床。由医院转型的社区卫生服务中心要转变功能，压缩住院治疗功能床位，逐步取消手术、产科等专科医疗功能。

第十四条　设置护理康复床位的社区卫生服务中心，其床位规模应根据当地区域卫生规划和医疗机构设置规划，考虑服务人口数量、当地经济发展水平、服务半径、交通条件等因素合理确定，每千服务人口（指户籍人口）设置 0.3 ~ 0.6 张床位，且原则上不超过 50 张。相邻的社区卫生服务中心床位可以合并设置。

第十五条　不设置护理康复床的社区卫生服务中心，根据服务人口（指户籍人口）确定建设规模。按人口规模可分为三档，具体为 1400m^2/3 ~ 5 万人、1700m^2/5 ~ 7 万人、2000m^2/7 ~ 10 万人。设置护理康复床的，在上述标准基础上按每床不超过 25m^2 增加建筑面积。

第十六条　配置 X 线机的，按每台不超过 60m^2 增加建筑面积。

第十七条　设置季节性传染病门诊的，相应增加建筑面积。

第十八条　各类用房占总建筑面积的比例见下表。

社区卫生服务中心各类用房占总建筑面积比例表

用房类别	比例
临床科室用房	53%
医技科室用房	13%
预防保健科室用房	28%
管理保障	6%

第十九条　新建独立式社区卫生服务中心建设用地容积率宜为 1 ~ 1.5。

第二十条　绿化用地应符合当地有关规定。

四、设备配置标准

第二十一条　设备基本配置标准参考《卫生部、国家中医药管理局关于印发城市社区卫生服务中心、站基本标准的通知》（卫医发〔2006〕240 号）。除基本配置之外，可根据业务开展情况，相应增加康复理疗、儿童保健、妇女保健等设备。

五、建筑要求

第二十二条　建设选址应方便群众、交通便利、环境安静，地形比较规整，工程、水文地质条件较好，避开污染源和易燃易爆物的生产、贮存场所。应充分考虑医疗及预防保健工作的特殊性质，按照公共卫生有关要求协调好与周边环境的关系。

第二十三条　应根据功能、流程、管理、卫生等方面要求，对建筑平面、交通、管线、绿化和环境等进行综合设计。

第二十四条　平面布局应符合下列规定：（一）科学合理、节约用地。（二）功能分区合理，洁污流线清楚，避免交叉感染。（三）建筑布局紧凑，交通便捷，管理方便，减少能耗。（四）根据不同地区的气象条件，合理确定建筑物朝向，充分利用自然通风与采光。

第二十五条　社区卫生服务中心宜为相对独立的建筑，如设在其它建筑内，宜选择相对独立区域的底层或带有底层的连续楼层。

第二十六条　新建独立式社区卫生服务中心宜为单层、多层建筑，建筑造型宜规整。

第二十七条　严格按照《建筑工程抗震设防分类标准》（GB50223）和《建筑抗震设计规范》（GB50011）进行设计，确保建筑安全。

第二十八条　房屋建筑耐久年限不应低于二级。建筑安全等级不应低于二级。

第二十九条　建筑耐火等级应不低于二级，消防设施的配置应遵守国家有关建筑防火设计规范的规定。

第三十条　临床科室用房、预防保健科室用房应分别独立成区，分设出入口。计划免疫和儿童保健用房宜设置在首层。

第三十一条　设置季节性传染病门诊的应设置独立出入口。污物运送出口宜单独设置。

第三十二条　设计、施工和选材等要严格贯彻国家建筑节能、环保的有关标准和要求。

第三十三条　建筑内外装修和院区环境，应符合简朴、适用、经济、美观的原则，有利于患者生理、心理健康，体现卫生行业特点和当地人文特点。宜选用经济、耐久、功能性好并符合卫生学要求的材料，严禁奢华装修。

第三十四条　应根据《城市道路和建筑物无障碍设计规范》（JGJ50）要求设置无障碍设施。应考虑满足对患者救治特殊需要设置无性别卫生间。

第三十五条　医疗用房层数为二层时宜设电梯，三层及三层以上时应设电梯。

第三十六条　主要建筑的围护结构及屋面，应符合建筑节能和防渗漏要求。外窗应选用气密性和防水性能良好的产品。

第三十七条　公共卫生服务和基本医疗服务用房应满足使用功能的要求，室内净面积不宜低于下列规定。（一）全科诊室 $10m^2$、中医诊室 $10m^2$、康复治疗室 $40m^2$、抢救室 $13m^2$。（二）预防接种室 $65m^2$、儿童保健室 $10m^2$、妇女与计划生育指导室 $18m^2$、健康教育室 $40m^2$。（三）检验室 $28m^2$、B超和心电图室 $12m^2$、西药房 $16m^2$、中药房 $16m^2$、治疗室 $8m^2$、处置室 $8m^2$、健康信息管理室 $16m^2$、消毒间 $20m^2$。

第三十八条　宜设集中候诊区。利用走廊单侧候诊，走廊净宽应不小于2.40m；两侧候诊，净宽应不小于2.70m；不设候诊的走廊净宽应不小于2.10m。

第三十九条　一般医疗用房室内净高宜为2.7～3.3m。医技科室用房应根据需要确定。

第四十条　临床科室、预防保健科室和医技科室用房的装修，应符合下列规定：

（一）墙面、顶棚应易于清扫、不起尘、易维修。踢脚板、墙裙应与墙面平。有推车（床）通过的门和墙面应采取防撞措施。

（二）地面应采用防滑、宜清洗的材料。检验用房地面还应耐腐蚀；有防尘、防静电要求的医疗设备，用房地面应选择相应功能材料。

（三）化验台、操作台等台面应采用耐腐蚀、易冲洗、耐燃烧面层。相关洗涤池和排水管应采用耐腐蚀材料。

（四）药房应有防虫、蝇、鸟、鼠等动物侵入的设施和防潮设施。

（五）消毒间、卫生间、污物（洗）间等有蒸汽溢出和结露的房间，应采用牢固、耐用、易清洁的材料装修到顶，并应采取有效措施，使蒸汽排放顺利、楼地面排水通畅不出现渗漏。

（六）卫生洁具、洗涤池，应采用耐腐蚀、易清洁的建筑配件。卫生间的洗手池和便器应采用非手动开关。

第四十一条　应配置完善、清晰、醒目的标识系统。

第四十二条　供电宜采用双路电源供电。电源装配容量应满足现有设备及近期的增容需求。不小于 500mA 的放射医疗设备的电源，宜由配电室直接供电。

第四十三条　放射、功能检查、检验、消毒等用房以及未设外窗的房间应设置通风设施，有条件的宜设置空调。

第四十四条　有条件的可根据使用特点和需求设置信息化、智能化系统。

第四十五条　主要建筑的排水管道应采取防堵塞、防渗漏、防腐蚀措施。应设置管道井，主要管道沟宜便于维修和通风，应采取防水措施。

第四十六条　给水水质应符合《生活饮用水卫生标准》（GB5749）。

第四十七条　污水排放系统应满足《医疗机构水污染物排放标准》（GB18466）有关规定。

第四十八条　污物处理系统应满足《医疗废物管理条例》有关规定。废物和生活垃圾的分类、归集、存放与处置应遵守国家有关环境保护的规定。

6.2.6 卫生部办公厅关于推进乡村卫生服务一体化管理的意见

卫办农卫发〔2010〕48号

各省、自治区、直辖市卫生厅局，新疆生产建设兵团卫生局：

为贯彻落实《中共中央国务院关于深化医药卫生体制改革的意见》（中发〔2009〕6号）精神，现就乡村卫生服务一体化管理（以下简称乡村一体化管理）工作提出如下意见。

一、目的和意义

按照深化医药卫生体制改革总体部署，积极推进乡村一体化管理。通过实行乡村一体化管理，合理规划和配置乡村卫生资源，规范服务行为，提高服务能力，促进新农合制度的巩固和完善，推动农村医疗卫生事业健康持续发展，满足广大农村居民的医疗卫生需求。

二、主要内容

乡村一体化管理是指在县级卫生行政部门统一规划和组织实施下，以乡镇为范围，对乡镇卫生院和村卫生室的行政、业务、药械、财务和绩效考核等方面予以规范的管理体制。在乡村一体化管理中，乡镇卫生院受县级卫生行政部门的委托，负责履行本辖区内卫生管理职责，在向农民提供公共卫生服务和常见病、多发病的诊疗等综合服务的同时，承担对村卫生室的管理和指导职能；村卫生室承担行政村的公共卫生服务及一般疾病的初级诊治等工作。

乡村一体化管理的主要内容包括：

（一）加强机构的设置规划与建设。根据区域卫生规划和医疗机构设置规划，综合考虑辖区服务人口、农民需求以及地理条件，本着方便群众和优化卫生资源配置的原则，合理设置乡镇卫生院和村卫生室。每个乡镇至少要有一所政府举办的卫生院。因乡镇撤并造成当地居民就医不方便的地方，可设立卫生院分院。中心卫生院与一般卫生院的比例宜控制在1:3～4，县城所在地一般不设中心卫生院。国家采取多种形式支持村卫生室建设，原则上，每个行政村应有一所村卫生室。对村型较大，人口较多，自然村较为分散的行政村，可酌情增设村卫生室；对人口较少的行政村可合并设立村卫生室；乡镇卫生院所在地的行政村原则上可不再设立村卫生室。乡镇卫生院、村卫生室的房屋和基本装备要按照国家规定的标准，合理规划与配备，提高乡镇卫生院和村卫生室服务能力，保证乡镇卫生院和村卫生室发挥应有的功能。

村卫生室的设置应当由能够独立承担民事责任的单位或个人按照《医疗机构管理条例》和《医疗机构管理条例实施细则》有关规定申请，其法人代表根据国家有关法律法规承担相应的法律责任。

（二）加强人员的准入与执业管理。乡镇卫生院和村卫生室卫生技术人员执业应当达到《执业医师法》和《乡村医生从业管理条例》（以下简称《条例》）规定的条件。新进入村卫生室的人员应当具备执业助理医师及以上资格，对暂时达不到这一要求的村卫生室人员，按照《条例》有关要求，由省（自治区、直辖市）人民政府根据实际需要制定具体办法。按照《执业医师法》和《条例》等有关法律法规，加强对乡镇卫生院和村卫生室卫生人员的执业准入管理。从事医疗、护理、公共卫生等卫生专业技术人员必须经卫生行政部门注册并在规定的范围内执业。

乡镇卫生院和村卫生室人员实行聘用制，建立能进能出的人力资源管理制度。选择具有一定管理水平和专业素质的人员担任乡镇卫生院院长和村卫生室负责人。

（三）加强业务管理。建立健全乡镇卫生院和村卫生室的规章制度和业务技术流程，严格规范诊疗行为，做到规范服务，记录完整。加强服务质量管理，采取积极措施，预防医疗差错和事故，确保医疗安全。积极推动乡镇卫生院和村卫生室使用适宜技术、适宜设备和基本药物。乡镇卫生院和村卫生室要按照要求，为农村居民提供规范的国家基本公共卫生服务，协助专业机构落实重大公共卫生项目。

建立健全乡镇卫生院和村卫生室卫生技术人员继续教育和培训制度。支持乡村医生参加医学学历教育，鼓励符合条件的乡村医生参加执业（助理）医师资格考试。乡镇卫生院和村卫生室卫生技术人员应当定期到上级医疗卫生机构进修学习，积极参加岗位培训，不断更新知识，提高专业技术水平。乡镇卫生院要制定村卫生室从业人员培训计划，通过业务讲座、临床带教和例会等多种方式加强对村卫生室的业务指导，切实提高村卫生室从业人员的业务技术水平。

乡镇卫生院和村卫生室要转变服务模式，注重公共卫生服务，贯彻落实预防为主的卫生工作方针，组织医务人员实行上门服务，主动服务，加强对农村居民的健康管理。

（四）加强药械管理。按照统一部署，逐步实施国家基本药物制度。乡镇卫生院和村卫生室使用配备的国家基本药物和省内增补的非目录药品由省级人民政府指定的机构公开招标采购，并由中标企业统一配送。禁止乡镇卫生院和村卫生室从非法渠道购进药品。县级卫生行政部门要加强对乡镇卫生院和村卫生室人员合理用药的教育、培训和日常监督管理，切实维护群众用药安全。

按照国家有关规定，加强乡镇卫生院和村卫生室医疗器械的购置、使用和管理。

（五）加强财务管理。乡镇卫生院和村卫生室应当严格执行国家规定的财务会计制度，规范会计核算和财务管理，加强对经济活动的控制和监督，完善财务管理体制。做到收费有单据、账目有记录、支出有凭证，要公开医疗服务和药品收费项目及价格。县级卫生行政部门要定期开展对乡、村医疗卫生人员财务管理有关规定的教育和培训，树立正确财务理念，提高财务管理水平。

（六）加强绩效考核。要制定乡镇卫生院和村卫生室的绩效考核办法，建立以服务质量和服务数量为核心、以岗位责任与绩效为基础的考核和激励机制，调动人员积极性，促进乡、村卫生机构运行机制的转变。由县级卫生行政部门定期组织对乡镇卫生院的业务技术和医德医风等进行考核，考核结果记入个人业务档案。乡镇卫生院在县级卫生行政部门的统一组织下，做好对村卫生室的考核工作。对乡镇卫生院和村卫生室的考核结果作为补助经费的发放依据。

鼓励有条件的地方，逐步实行村卫生室由政府或集体举办，乡村医生在暂不改变农民身份的前提下实行聘用制，并在村卫生室执业，乡村医生的业务收入、社会保障和村卫生室的资产纳入乡镇卫生院统一管理。

三、完善组织领导

各地在实施乡村一体化管理过程中，要及时总结一体化管理经验，逐步完善制度建设。采取积极措施，切实保护好乡村医生的合法权益，不得向村卫生室和乡村医生收取国家规定以外的任何费用。县级卫生行政部门要在当地党委政府统一领导下，主动征得有关部门的支持，通过实行乡村一体化管理，促进乡镇卫生院和村卫生室共同发展，确保为农村居民提供安全、有效、方便、价廉的基本医疗卫生服务，切实推动医改各项任务在农村的落实和医改目标的顺利实现。

二〇一〇年三月三十一日

6.3 医疗机构管理

6.3.1 中华人民共和国执业医师法

（1998 年 6 月 26 日第九届全国人民代表大会
常务委员会第三次会议通过）

第一章 总 则

第一条 为了加强医师队伍的建设，提高医师的职业道德和业务素质，保障医师的合法权益，保护人民健康，制定本法。

第二条 依法取得执业医师资格或者执业助理医师资格，经注册在医疗、预防、保健机构中执业的专业医务人员，适用本法。

本法所称医师，包括执业医师和执业助理医师。

第三条 医师应当具备良好的职业道德和医疗执业水平，发扬人道主义精神，履行防病治病、救死扶伤、保护人民健康的神圣职责。

全社会应当尊重医师。医师依法履行职责，受法律保护。

第四条 国务院卫生行政部门主管全国的医师工作。

县级以上地方人民政府卫生行政部门负责管理本行政区域内的医师工作。

第五条 国家对在医疗、预防、保健工作中作出贡献的医师，给予奖励。

第六条 医师的医学专业技术职称和医学专业技术职务的评定、聘任，按照国家有关规定办理。

第七条 医师可以依法组织和参加医师协会。

第二章 考试和注册

第八条 国家实行医师资格考试制度。医师资格考试分为执业医师资格考试和执业助理医师资格考试。

医师资格考试的办法，由国务院卫生行政部门制定。医师资格考试由省级以上人民政府卫生行政部门组织实施。

第九条 具有下列条件之一的，可以参加执业医师资格考试：

（一）具有高等学校医学专业本科以上学历，在执业医师指导下，在医疗、预防、保健机构中试用期满一年的；

（二）取得执业助理医师执业证书后，具有高等学校医学专科学历，在医疗、预防、保健机构中工作满二年的；具有中等专业学校医学专业学历，在医疗、预防、保健机构中工作满五年的。

第十条 具有高等学校医学专科学历或者中等专业学校医学专科学历，在执业医师指导下，在医疗、预防、保健机构中试用期满一年的，可以参加执业助理医师资格考试。

第十一条　以师承方式学习传统医学满三年或者经多年实践医术确有专长的，经县级以上人民政府卫生行政部门确定的传统医学专业组织或者医疗、预防、保健机构考核合格并推荐，可以参加执业医师资格或者执业助理医师资格考试。考试的内容和办法由国务院卫生行政部门另行制定。

第十二条　医师资格考试成绩合格，取得执业医师资格或者执业助理医师资格。

第十三条　国家实行医师执业注册制度。

取得医师资格的，可以向所在地县级以上人民政府卫生行政部门申请注册。

除有本法第十五条规定的情形外，受理申请的卫生行政部门应当自收到申请之日起三十日内准予注册，并发给由国务院卫生行政部门统一印制的医师执业证书。

医疗、预防、保健机构可以为本机构中的医师集体办理注册手续。

第十四条　医师经注册后，可以在医疗、预防、保健机构中按照注册的执业地点、执业类别、执业范围执业，从事相应的医疗、预防、保健业务。

未经医师注册取得执业证书，不得从事医师执业活动。

第十五条　有下列情形之一的，不予注册：

（一）不具有完全民事行为能力的；

（二）因受刑事处罚，自刑罚执行完毕之日起至申请注册之日止不满二年的；

（三）受吊销医师执业证书行政处罚，自处罚决定之日起至申请注册之日止不满二年的；

（四）有国务院卫生行政部门规定不宜从事医疗、预防、保健业务的其他情形的。

受理申请的卫生行政部门对不符合条件不予注册的，应当自收到申请之日起三十日内书面通知申请人，并说明理由。申请人有异议的，可以自收到通知之日起十五日内，依法申请复议或者向人民法院提起诉讼。

第十六条　医师注册后有下列情形之一的，其所在的医疗、预防、保健机构应当在三十日内报告准予注册的卫生行政部门，卫生行政部门应当注销注册，收回医师执业证书：

（一）死亡或者被宣告失踪的；

（二）受刑事处罚的；

（三）受吊销医师执业证书行政处罚的；

（四）依照本法第三十一条规定暂停执业活动期满，再次考核仍不合格的；

（五）中止医师执业活动满二年的；

（六）有国务院卫生行政部门规定不宜从事医疗、预防、保健业务的其他情形的。

被注销注册的当事人有异议的，可以自收到注销注册通知之日起十五日内，依法申请复议或者向人民法院提起诉讼。

第十七条　医师变更执业地点、执业类别、执业范围等注册事项的，应当到准予注册的卫生行政部门依照本法第十三条的规定办理变更注册手续。

第十八条　中止医师执业活动二年以上以及有本法第十五条规定情形消失的，申请重新执业，应当由本法第三十一条规定的机构考核合格，并依照本法第十三条的规定重新注册。

第十九条　申请个体行医的执业医师，须经注册后在医疗、预防、保健机构中执业满五年，并按照国家有关规定办理审批手续；未经批准，不得行医。

县级以上地方人民政府卫生行政部门对个体行医的医师，应当按照国务院卫生行政部门的规定，经常监督检查，凡发现有本法第十六条规定的情形的，应当及时注销注册，收回医师执业证书。

第二十条　县级以上地方人民政府卫生行政部门应当将准予注册和注销注册的人员名单予以公告，并由省级人民政府卫生行政部门汇总，报国务院卫生行政部门备案。

第三章　执 业 规 则

第二十一条　医师在执业活动中享有下列权利：

（一）在注册的执业范围内，进行医学诊查、疾病调查、医学处置、出具相应的医学证明文件，选择合理的医疗、预防、保健方案；

（二）按照国务院卫生行政部门规定的标准，获得与本人执业活动相当的医疗设备基本条件；

（三）从事医学研究、学术交流，参加专业学术团体；

（四）参加专业培训，接受继续医学教育；

（五）在执业活动中，人格尊严、人身安全不受侵犯；

（六）获取工资报酬和津贴，享受国家规定的福利待遇；

（七）对所在机构的医疗、预防、保健工作和卫生行政部门的工作提出意见和建议，依法参与所在机构的民主管理。

第二十二条　医师在执业活动中履行下列义务：

（一）遵守法律、法规，遵守技术操作规范；

（二）树立敬业精神，遵守职业道德，履行医师职责，尽职尽责为患者服务；

（三）关心、爱护、尊重患者，保护患者的隐私；

（四）努力钻研业务，更新知识，提高专业技术水平；

（五）宣传卫生保健知识，对患者进行健康教育。

第二十三条　医师实施医疗、预防、保健措施，签署有关医学证明文件，必须亲自诊查、调查，并按照规定及时填写医学文书，不得隐匿、伪造或者销毁医学文书及有关资料。

医师不得出具与自己执业范围无关或者与执业类别不相符的医学证明文件。

第二十四条　对急危患者，医师应当采取紧急措施及时进行诊治；不得拒绝急救处置。

第二十五条　医师应当使用经国家有关部门批准使用的药品、消毒药剂和医疗器械。

除正当治疗外，不得使用麻醉药品、医疗用毒性药品、精神药品和放射性药品。

第二十六条　医师应当如实向患者或者其家属介绍病情，但应注意避免对患者产生不利后果。

医师进行实验性临床医疗，应当经医院批准并征得患者本人或者其家属同意。

第二十七条　医师不得利用职务之便，索取、非法收受患者财物或者牟取其他不正当利益。

第二十八条　遇有自然灾害、传染病流行、突发重大伤亡事故及其他严重威胁人民生命健康的紧急情况时，医师应当服从县级以上人民政府卫生行政部门的调遣。

第二十九条　医师发生医疗事故或者发现传染病疫情时，应当依照有关规定及时向所在机构或者卫生行政部门报告。

医师发现患者涉嫌伤害事件或者非正常死亡时，应当按照有关规定向有关部门报告。

第三十条　执业助理医师应当在执业医师的指导下，在医疗、预防、保健机构中按照其执业类别执业。

在乡、民族乡、镇的医疗、预防、保健机构中工作的执业助理医师，可以根据医疗诊治的情况和需要，独立从事一般的执业活动。

第四章　考核和培训

第三十一条　受县级以上人民政府卫生行政部门委托的机构或者组织应当按照医师执业标准，对医师的业务水平、工作成绩和职业道德状况进行定期考核。

对医师的考核结果，考核机构应当报告准予注册的卫生行政部门备案。

对考核不合格的医师，县级以上人民政府卫生行政部门可以责令其暂停执业活动三个月至六个月，并接受培训和继续医学教育。暂停执业活动期满，再次进行考核，对考核合格的，允许其继续执业；对考核不合格的，由县级以上人民政府卫生行政部门注销注册，收回医师执业证书。

第三十二条　县级以上人民政府卫生行政部门负责指导、检查和监督医师考核工作。

第三十三条　医师有下列情形之一的，县级以上人民政府卫生行政部门应当给予表彰或者奖励：

（一）在执业活动中，医德高尚，事迹突出的；

（二）对医学专业技术有重大突破，作出显著贡献的；

（三）遇有自然灾害、传染病流行、突发重大伤亡事故及其他严重威胁人民生命健康的紧急情况时，救死扶伤、抢救诊疗表现突出的；

（四）长期在边远贫困地区、少数民族地区条件艰苦的基层单位努力工作的；

（五）国务院卫生行政部门规定应当予以表彰或者奖励的其他情形的。

第三十四条　县级以上人民政府卫生行政部门应当制定医师培训计划，对医师进行多种形式的培训，为医师接受继续医学教育提供条件。

县级以上人民政府卫生行政部门应当采取措施，对在农村和少数民族地区从事医疗、预防、保健业务的医务人员实施培训。

第三十五条　医疗、预防、保健机构应当依照规定和计划保证本机构医师的培训和继续医学教育。

县级以上人民政府卫生行政部门委托的承担医师考核任务的医疗卫生机构，应当为医师的培训和接受继续医学教育提供和创造条件。

第五章　法律责任

第三十六条　以不正当手段取得医师执业证书的，由发给证书的卫生行政部门予以吊销；对负有直接责任的主管人员和其他直接责任人员，依法给予行政处分。

第三十七条　医师在执业活动中，违反本法规定，有下列行为之一的，由县级以上人民政府卫生行政部门给予警告或者责令暂停六个月以上一年以下执业活动；情节严重的，吊销其医师执业证书；构成犯罪的，依法追究刑事责任：

（一）违反卫生行政规章制度或者技术操作规范，造成严重后果的；

（二）由于不负责任延误急危病重患者的抢救和诊治，造成严重后果的；

（三）造成医疗责任事故的；

（四）未经亲自诊查、调查，签署诊断、治疗、流行病学等证明文件或者有关出生、死亡等证明文件的；

（五）隐匿、伪造或者擅自销毁医学文书及有关资料的；

（六）使用未经批准使用的药品、消毒药剂和医疗器械的；

（七）不按照规定使用麻醉药品、医疗用毒性药品、精神药品和放射性药品的；

（八）未经患者或者其家属同意，对患者进行实验性临床医疗的；

（九）泄露患者隐私，造成严重后果的；

（十）利用职务之便，索取、非法收受患者财物或者牟取其他不正当利益的；

（十一）发生自然灾害、传染病流行、突发重大伤亡事故以及其他严重威胁人民生命健康的紧急情况时，不服从卫生行政部门调遣的；

（十二）发生医疗事故或者发现传染病疫情，患者涉嫌伤害事件或者非正常死亡，不按照规定报告的。

第三十八条　医师在医疗、预防、保健工作中造成事故的，依照法律或者国家有关规定处理。

第三十九条　未经批准擅自开办医疗机构行医或者非医师行医的，由县级以上人民政府卫生行政部门予以取缔，没收其违法所得及其药品、器械，并处十万元以下的罚款；对医师吊销其执业证书；给患者造成损害的，依法承担赔偿责任；构成犯罪的，依法追究刑事责任。

第四十条　阻碍医师依法执业，侮辱、诽谤、威胁、殴打医师或者侵犯医师人身自由、干扰医师正常工作、生活的，依照治安管理处罚条例的规定处罚；构成犯罪的，依法追究刑事责任。

第四十一条　医疗、预防、保健机构未依照本法第十六条的规定履行报告职责，导致严重后果的，由县级以上人民政府卫生行政部门给予警告；并对该机构的行政负责人依法给予行政处分。

第四十二条　卫生行政部门工作人员或者医疗、预防、保健机构工作人员违反本法有关规定，弄虚作假、玩忽职守、滥用职权、徇私舞弊，尚不构成犯罪的，依法给予行政处分；构成犯罪的，依法追究刑事责任。

第六章　附　则

第四十三条　本法颁布之日前按照国家有关规定取得医学专业技术职称和医学专业技术职务的人员，由所在机构报请县级以上人民政府卫生行政部门认定，取得相应的医师资格。其中在医疗、预防、保健机构中从事医疗、预防、保健业务的医务人员，依照本法规定的条件，由所在机构集体核报县级以上人民政府卫生行政部门，予以注册并发给医师执业证书。具体办法由国务院卫生行政部门会同国务院人事行政部门制定。

第四十四条　计划生育技术服务机构中的医师，适用本法。

第四十五条　在乡村医疗卫生机构中向村民提供预防、保健和一般医疗服务的乡村医生，符合本法有关规定的，可以依法取得执业医师资格或者执业助理医师资格；不具备本法规定的执业医师资格或者执业助理医师资格的乡村医生，由国务院另行制定管理办法。

第四十六条　军队医师执行本法的实施办法，由国务院、中央军事委员会依据本法的原则制定。

第四十七条　境外人员在中国境内申请医师考试、注册、执业或者从事临床示教、临床研究等活动的，按照国家有关规定办理。

第四十八条　本法自1999年5月1日起施行。

6.3.2 医师执业注册暂行办法

（1999 年 7 月 16 日卫生部令第 5 号发布）

第一章 总 则

第一条 为了规范医师执业活动，加强医师队伍管理，根据《中华人民共和国执业医师法》，制定本办法。

第二条 医师经注册取得《医师执业证书》后，方可按照注册的执业地点、执业类别、执业范围，从事相应的医疗、预防、保健活动。

执业地点是指医师执业的医疗、预防、保健机构及其登记注册的地址。

执业类别是指临床、中医（包括中医、民族医和中西医结合）、口腔、公共卫生。

未经注册取得《医师执业证书》者，不得从事医疗、预防、保健活动。

第三条 卫生部负责全国医师执业注册监督管理工作。

县级以上地方卫生行政部门是医师执业注册的主管部门，负责本行政区域内的医师执业注册监督管理工作。

第二章 注 册 条 件

第四条 凡取得执业医师资格或者执业助理医师资格的，均可申请医师执业注册。

第五条 有下列情形之一的不予注册：

（一）不具有完全民事行为能力的；

（二）因受刑事处罚，自刑罚执行完毕之日起至申请注册之日止不满二年的；

（三）受吊销《医师执业证书》行政处罚，自处罚决定之日起至申请注册之日止不满二年的；

（四）甲类、乙类传染病传染期、精神病发病期以及身体残疾等健康状况不适宜或者不能胜任医疗、预防、保健业务工作的；

（五）重新申请注册，经卫生行政部门指定机构或组织考核不合格的；

（六）卫生部规定不宜从事医疗、预防、保健业务的其他情形的。

第三章 注 册 程 序

第六条 拟在医疗、保健机构中执业的人员，应当向批准该机构执业的卫生行政部门申请注册。拟在预防机构中执业的人员，应当向该机构的同级卫生行政部门申请注册。

拟在机关、企业和事业单位的医疗机构中执业的人员，应当向核发该机构《医疗机构执业许可证》的卫生行政部门申请。

第七条 申请医师执业注册，应当提交下列材料：

（一）医师执业注册申请审核表；

（二）二寸免冠正面半身照片两张；

（三）《医师资格证书》；

（四）注册主管部门指定的医疗机构出具的申请人6个月内的健康体检表；

（五）申请人身份证明；

（六）医疗、预防、保健机构的拟聘用证明；

（七）省级以上卫生行政部门规定的其他材料。

重新申请注册的，除提交前款第二至七项规定的材料外，还应提交医师重新执业注册申请审核表和县级以上卫生行政部门指定的医疗、预防、保健机构或组织出具的业务水平考核结果证明。

获得执业医师资格或执业助理医师资格后二年内未注册者，申请注册时，还应提交在省级以上卫生行政部门指定的机构接受3至6个月的培训，并经考核合格的证明。

第八条 注册主管部门应当自收到注册申请之日起30日内，对申请人提交的申请材料进行审核。审核合格的，予以注册，并发给卫生部统一印制的《医师执业证书》。

第九条 对不符合注册条件的，注册主管部门应当自收到注册申请之日起30日内，书面通知申请人，并说明理由。申请人如有异议的，可以依法申请行政复议或者向人民法院提起行政诉讼。

第十条 有下列情形之一的。应当重新申请注册：

（一）中止医师执业活动二年以上的；

（二）本办法第五条规定不予注册的情形消失的。

重新申请注册的人员，应当首先到县级以上卫生行政部门指定的医疗、预防、保健机构或组织，接受3至6个月的培训，并经考核合格，方可依照本办法的规定重新申请执业注册。

第十一条 执业助理医师取得执业医师资格后，继续在医疗、预防、保健机构中执业的，应当按本办法第六条规定，申请执业医师注册。

申请人除提交本办法第七条第一款规定的材料外，还应当提交原《医师执业证书》。注册主管部门在办理执业注册手续时，应当收回原《医师执业证书》，核发新的《医师执业证书》。

第十二条 《医师执业证书》应妥善保管，不得出借、出租、抵押、转让、涂改和毁损。如发生损坏或者遗失的，当事人应当及时向原发证部门申请补发或换领。损坏的《医师执业证书》，应当交回原发证部门。《医师执业证书》遗失的，原持证人应当于15日内在当地指定报刊上予以公告。

第四章 注销注册与变更注册

第十三条 医师注册后有下列情形之一的，其所在的医疗、预防、保健机构应当在30天内报告注册主管部门，办理注销注册：

（一）死亡或者被宣告失踪的；

（二）受刑事处罚的；

（三）受吊销《医师执业证书》行政处罚的；

（四）因考核不合格，暂停执业活动期满，经培训后再次考核仍不合格的；

（五）中止医师执业活动满二年的；

（六）身体健康状况不适宜继续执业的；

（七）有出借、出租、低押、转让、涂改《医师执业证书》行为的；

（八）卫生部规定不宜从事医疗、预防、保健业务的其他情形的。

注册主管部门对具有前款规定情形的，应当予以注销注册，收回《医师执业证书》。

第十四条　被注销注册的当事人如有异议的，可以依法申请行政复议或者向人民法院提起诉讼。

第十五条　医师注册后有下列情况之一的，其所在的医疗、预防、保健机构应当在30日内报注册主管部门备案：

（一）调离、退休、退职；

（二）被辞退、开除；

（三）省级以上卫生行政部门规定的其他情形。

第十六条　医师变更执业地点、执业类别、执业范围等注册事项的，应当到注册主管部门办理变更注册手续，并提交医师变更执业注册申请审核表、《医师资格证书》、《医师执业证书》以及省级以上卫生行政部门规定提交的其他材料。

但经医疗、预防、保健机构批准的卫生支农、会诊、进修、学术交流、承担政府交办的任务和卫生行政部门批准的义诊等除外。

第十七条　医师申请变更执业注册事项属于原注册主管部门管辖的，申请人应到原注册主管部门申请办理变更手续。

医师申请变更执业注册事项不属于原注册主管部门管辖的，申请人应当先到原注册主管部门申请办理变更注册事项和医师执业证书编码，然后到拟执业地点注册主管部门申请办理变更执业注册手续。

跨省、自治区、直辖市变更执业注册事项的，除依照前款规定办理有关手续外，新的执业地点注册主管部门在办理执业注册手续时，应收回原《医师执业证书》，并发给新的《医师执业证书》。

第十八条　注册主管部门应当自收到变更注册申请之日起30日内办理变更注册手续。对因不符合变更注册条件不予变更的，应当自收到变更注册申请之日起30日内书面通知申请人，并说明理由。申请人如有异议的，可以依法申请行政复议或者向人民法院提起诉讼。

第十九条　医师在办理变更注册手续过程中，在《医师执业证书》原注册事项已被变更，未完成新的变更事项许可前，不得从事执业活动。

第二十条　医师执业注册主管部门，应当对《医师执业证书》的准予注册、发放、注销注册和变更注册等，建立统计制度和档案制度。

第二十一条　县级以上地方卫生行政部门应当对准予注册、注销注册或变更注册的人员名单予以公告，并由省级卫生行政部门汇总，报卫生部备案。

第二十二条　医疗、预防、保健机构未依照《中华人民共和国执业医师法》第十六条和本办法第十五条的规定履行报告职责，导致严重后果的，由县级以上卫生行政部门对该机构的主要负责人给予行政处分。

第五章　附　　则

第二十三条　中医（包括中医、民族医、中西医结合）医疗机构的医师执业注册管理由中医（药）主管部门负责。

第二十四条　医师执业范围另行制定。

第二十五条　医师执业地点在两个以上的管理规定另行制定。

第二十六条　本办法所称医疗机构是指符合《医疗机构管理条例》第二条和《医疗机构管理条例实施细则》第二条和第三条规定的机构，社区卫生服务机构和采供血机构适用《医疗机构管理条例实施细则》第三条第十二项的规定；预防机构是指《传染病防治法实施办法》第七十三条规定的机构。

第二十七条　计划生育技术服务机构中的医师适用本办法的规定。

第二十八条　境外人员申请在中国境内执业的，按国家有关规定办理。

第二十九条　本办法自颁布之日起施行。

注：

卫生部规定的医师执业证书（15 位）编码规则

级别（1 位）	类别（2 位）	行政区划代码（6 位）	流水码（6 位）
1　执业医师 2　执业助理医师 3　执业医师（师承中医） 4　执业助理医师（师承中医）	10　临床 20　口腔 30　公共卫生 41　中医 42　中西医结合 43　蒙医 44　藏医 45　维医	省级码 2 位 + 市地码 2 位 + 县区码 2 位	000001～999999 香港居民：H00001～H99999 澳门居民：M00001～M99999 台湾居民：T00001～T99999

6.3.3 医疗机构管理条例

（1994 年 2 月 26 日国务院令第 149 号发布）

第一章 总 则

第一条 为了加强对医疗机构的管理，促进医疗卫生事业的发展，保障公民健康，制定本条例。

第二条 本条例适用于从事疾病诊断、治疗活动的医院、卫生院、疗养院、门诊部、诊所、卫生所（室）以及急救站等医疗机构。

第三条 医疗机构以救死扶伤，防病治病，为公民的健康服务为宗旨。

第四条 国家扶持医疗机构的发展，鼓励多种形式兴办医疗机构。

第五条 国务院卫生行政部门负责全国医疗机构的监督管理工作。

县级以上地方人民政府卫生行政部门负责本行政区域内医疗机构的监督管理工作。

中华人民共和国卫生主管部门依照本条例和国家有关规定，对军队的医疗机构实施监督管理。

第二章 规划布局和设置审批

第六条 县级以上地方人民政府卫生行政部门应当根据本行政区域内的人口、医疗资源、医疗需求和现有医疗机构的分布状况，制定本行政区域医疗机构设置规划。

机关、企业和事业单位可以根据需要设置医疗机构，并纳入当地医疗机构的设置规划。

第七条 县级以上地方人民政府应当把医疗机构设置规划纳入当地的区域卫生发展规划和城乡建设发展总体规划。

第八条 设置医疗机构应当符合医疗机构设置规划和医疗机构基本标准。

医疗机构基本标准由国务院卫生行政部门制定。

第九条 单位或者个人设置医疗机构，必须经县级以上地方人民政府卫生行政部门审查批准，并取得设置医疗机构批准书，方可向有关部门办理其他手续。

第十条 申请设置医疗机构，应当提交下列文件：

（一）设置申请书；

（二）设置可行性研究报告；

（三）选址报告和建筑设计平面图。

第十一条 单位或者个人设置医疗机构，应当按照以下规定提出设置申请：

（一）不设床位或者床位不满 100 张的医疗机构，向所在地的县级人民政府卫生行政部门申请；

（二）床位在 100 张以上的医疗机构和专科医院按照省级人民政府卫生行政部门的规定申请。

第十二条 县级以上地方人民政府卫生行政部门应当自受理设置申请之日起 30 日内，作出批准或者不批准的书面答复；批准设置的，发给设置医疗机构批准书。

第十三条　国家统一规划的医疗机构的设置，由国务院卫生行政部门决定。

第十四条　机关、企业和事业单位按照国家医疗机构基本标准设置为内部职工服务的门诊部、诊所、卫生所（室），报所在地的县级人民政府卫生行政部门备案。

第三章　登　　记

第十五条　医疗机构执业，必须进行登记，领取《医疗机构执业许可证》。

第十六条　申请医疗机构执业登记，应当具备下列条件：

（一）有设置医疗机构批准书；

（二）符合医疗机构的基本标准；

（三）有适合的名称、组织机构和场所；

（四）有与其开展的业务相适应的经费、设施和专业卫生技术人员；

（五）有相应的规章制度；

（六）能够独立承担民事责任。

第十七条　医疗机构的执业登记，由批准其设置的人民政府卫生行政部门办理。

按照本条例第十三条规定设置的医疗机构的执业登记，由所在地的省、自治区、直辖市人民政府卫生行政部门办理。

机关、企业和事业单位设置的为内部职工服务的门诊部、诊所、卫生所（室）的执业登记，由所在地的县级人民政府卫生行政部门办理。

第十八条　医疗机构执业登记的主要事项：

（一）名称、地址、主要负责人；

（二）所有制形式；

（三）诊疗科目、床位；

（四）注册资金。

第十九条　县级以上地方人民政府卫生行政部门自受理执业登记申请之日起45日内，根据本条例和医疗机构基本标准进行审核。审核合格的，予以登记，发给《医疗机构执业许可证》；审核不合格的，将审核结果以书面形式通知申请人。

第二十条　医疗机构改变名称、场所、主要负责人、诊疗科目、床位，必须向原登记机关办理变更登记。

第二十一条　医疗机构歇业，必须向原登记机关办理注销登记。经登记机关核准后，收缴《医疗机构执业许可证》。

医疗机构非因改建、扩建、迁建原因停业超过1年的，视为歇业。

第二十二条　床位不满100张的医疗机构，其《医疗机构执业许可证》每年校验1次；床位在100张以上的医疗机构，其《医疗机构执业许可证》每3年校验1次。校验由原登记机关办理。

第二十三条　《医疗机构执业许可证》不得伪造、涂改、出卖、转让、出借。

《医疗机构执业许可证》遗失的，应当及时申明，并向原登记机关申请补发：

第四章　执　　业

第二十四条　任何单位或者个人，未取得《医疗机构执业许可证》，不得开展诊疗活动。

第二十五条　医疗机构执业，必须遵守有关法律、法规和医疗技术规范。

第二十六条　医疗机构必须将《医疗机构执业许可证》、诊疗科目、诊疗时间和收费标准悬挂于明显处所。

第二十七条　医疗机构必须按照核准登记的诊疗科目开展诊疗活动。

第二十八条　医疗机构不得使用非卫生技术人员从事医疗卫生技术工作。

第二十九条　医疗机构应当加强对医务人员的医德教育。

第三十条　医疗机构工作人员上岗工作，必须佩带载有本人姓名、职务或者职称的标牌。

第三十一条　医疗机构对危重病人应当立即抢救，对限于设备或者技术条件不能诊治的病人，应当及时转诊。

第三十二条　未经医师（士）亲自诊查病人，医疗机构不得出具疾病诊断书、健康证明或者死亡证明书等证明文件；未经医师（士）、助产人员亲自接产，医疗机构不得出具出生证明书或者死产报告书。

第三十三条　医疗机构施行手术、特殊检查或者特殊治疗时，必须征得患者同意，并应当取得其家属或者关系人同意并签字；无法取得患者意见时，应当取得家属或者关系人同意并签字；无法取得患者意见又无家属或者关系人在场，或者遇到其他特殊情况时，经治医师应当提出医疗处置方案，在取得医疗机构负责人或者被授权负责人员的批准后实施。

第三十四条　医疗机构发生医疗事故，按照国家有关规定处理。

第三十五条　医疗机构对传染病、精神病、职业病等患者的特殊诊治和处理，应当按照国家有关法律、法规的规定办理。

第三十六条　医疗机构必须按照有关药品管理的法律、法规，加强药品管理。

第三十七条　医疗机构必须按照人民政府或者物价部门的有关规定收取医疗费用，详列细项，并出具收据。

第三十八条　医疗机构必须承担相应的预防保健工作，承担县级以上人民政府卫生行政部门委托的支援农村、指导基层医疗卫生工作等任务。

第三十九条　发生重大灾害、事故、疾病流行或者其他意外情况时，医疗机构及其卫生技术人员必须服从县级以上人民政府卫生行政部门的调遣。

第五章　监督管理

第四十条　县级以上人民政府卫生行政部门行使下列监督管理职权：

（一）负责医疗机构的设置审批、执业登记和校验；

（二）对医疗机构的执业活动进行检查指导；

（三）负责组织对医疗机构的评审；

（四）对违反本条例的行为给予处罚。

第四十一条　国家实行医疗机构评审制度，由专家组成的评审委员会按照医疗机构评审办法和评审标准，对医疗机构的执业活动、医疗服务质量等进行综合评价。

医疗机构评审办法和评审标准由国务院卫生行政部门制定。

第四十二条　县级以上地方人民政府卫生行政部门负责组织本行政区域医疗机构评审委

员会。

医疗机构评审委员会由医院管理、医学教育、医疗、医技、护理和财务等有关专家组成。评审委员会成员由县级以上地方人民政府卫生行政部门聘任。

第四十三条 县级以上地方人民政府卫生行政部门根据评审委员会的评审意见，对达到评审标准的医疗机构，发给评审合格证书；对未达到坪审标准的医疗机构，提出处理意见。

第六章 罚 则

第四十四条 违反本条例第二十四条规定，未取得《医疗机构执业许可证》擅自执业的，由县级以上人民政府卫生行政部门责令其停止执业活动，没收非法所得和药品、器械，并可以根据情节处以 1 万元以下的罚款。

第四十五条 违反本条例第二十二条规定，逾期不校验《医疗机构执业许可证》仍从事诊疗活动的，由县级以上人民政府卫生行政部门责令其限期补办校验手续；拒不校验的，吊销其《医疗机构执业许可证》。

第四十六条 违反本条例第二十三条规定，出卖、转让、出借《医疗机构执业许可证》的，由县级以上人民政府卫生行政部门没收非法所得，并可以处以 5000 元以下的罚款；情节严重的，吊销其《医疗机构执业许可证》。

第四十七条 违反本条例第二十六条规定，诊疗活动超出登记范围的，由县级以上人民政府卫生行政部门予以警告、责令其改正，并可以根据情节处以 3000 元以下的罚款；情节严重的，吊销其《医疗机构执业许可证》。

第四十八条 违反本条例第二十八条规定，使用非卫生技术人员从事医疗卫生技术工作的，由县级以上人民政府卫生行政部门责令其限期改正，并可以处以 5000 元以下的罚款；情节严重的，吊销其《医疗机构执业许可证》。

第四十九条 违反本条例第三十二条规定，出具虚假证明文件的，由县级以上人民政府卫生行政部门予以警告；对造成危害后果的，可以处以 1000 元以下的罚款；对直接责任人员由所在单位或者上级机关给予行政处分。

第五十条 没收的财物和罚款全部上交国库。

第五十一条 当事人对行政处罚决定不服的，可以依照国家法律、法规的规定申请行政复议或者提起行政诉讼。当事人对罚款及没收药品、器械的处罚决定未在法定期限内申请复议或者提起诉讼又不履行的，县级以上人民政府卫生行政部门可以申请人民法院强制执行。

第七章 附 则

第五十二条 本条例实施前已经执业的医疗机构，应当在条例实施后的 6 个月内，按照本条例第三章的规定，补办登记手续，领取《医疗机构执业许可证》。

第五十三条 外国人在中华人民共和国境内开设医疗机构及香港、澳门、台湾居民在内地开设医疗机构的管理办法，由国务院卫生行政部门另行制定。

第五十四条 本条例由国务院卫生行政部门负责解释。

第五十五条 本条例自 1994 年 9 月 1 日起施行。1951 年政务院批准发布的《医院诊所管理暂行条例》同时废止。

6.3.4　卫生部关于修订下发住院病案首页的通知

卫医发〔2001〕286 号

为了加强对病案首页标准化、程序化、规范化管理，保证医疗质量，维护医患双方的合法权益，并满足卫生行政部门统计和医院本身统计的需求，我部对 1990 年印发的病案首页进行了修订。现将修订后的病案首页印发给你们，请于 2002 年 1 月 1 日起开始实施。

附件：1．住院病案首页

　　　 2．住院病案首页项目填写说明

医院
住 院 病 案 首 页

医疗付款方式：□　　　　　　　第　　次　住院　　　　　　病案号：_____

姓名_____ 性别□ 1. 男 2. 女　出生___年___月___日　年龄___ 婚姻□ 1. 未 2. 已 3. 离 4. 丧	

职业_____ 出生地_____省（市）_____县　民族_____ 国籍_____ 身份证号_____

工作单位及地址_____ 电话_____ 邮政编码_____

户口地址_____ 邮政编码_____

联系人姓名_____ 关系_____ 地址_____ 电话_____

入院日期____年___月___日___时　入院科别_____ 病室_____ 转科科别_____

出院日期____年___月___日___时　出院科别_____ 病室_____ 实际住院_____天

门（急）诊诊断_____ 入院时情况：1. 危 2. 急 3. 一般

入院诊断_____ 入院后确诊日期____年___月___日

出 院 诊 断	出 院 情 况					ICD-10
	1.治愈	2.好转	3.未愈	4.死亡	5.其他	
主要诊断						
其他诊断						
医院感染名称						

病理诊断

损伤、中毒的外部因素：

药物过敏　　　　　　　　HBsAg □　HCV-Ab □　HIV-Ab □　0. 未做　1. 阴性　2. 阳性

诊断符合情况　门诊与出院 □　　　入院与出院 □　　术前与术后 □　　临床与病理 □

　　　　　　放射与病理 □　0. 未做 1. 符合 2. 不符合 3. 不肯定　抢救____次　成功____次

科主任　　　　主（副主）任医师　　　　　　主治医师　　　　　　住院医师

进修医师　　　　研究生实习医师　　　　实习医师　　　　　　编码员

病案质量 □　1. 甲 2. 乙 3. 丙　质控医师　　　质控护士　　　日期：____年___月___日

手术、操作编码	手术、操作日期	手术、操作名称	手术、操作医师			麻醉方式	切口愈合等级	麻醉医师
			术者	Ⅰ助	Ⅱ助			
							/	
							/	
							/	
							/	

住院费用总计（元）：_____床费_____护理费_____西药_____中成药_____中草药_____

放射_____化验_____输氧_____输血_____诊疗_____手术_____接生_____

检查_____麻醉费_____婴儿费_____陪床费_____其他_____、_____、_____

尸　检　□　1. 是　2. 否　　手术、治疗、检查、诊断为本院第一例　□　1. 是　2. 否

随　诊　□　1. 是　2. 否　　随诊期限　　周　月　年　　示教病例　□　1. 是　2. 否

血型　□　1. A　2. B　3. AB　4. O　5. 其他　Rh　□　1. 阴　2. 阳　输血反应　□　1. 有　2. 无

输血品种　1. 红细胞　单位　　2. 血小板　袋　　3. 血浆　ml　　4. 全血　ml　5. 其他　ml

　　说明：医疗付款方式　1. 社会基本医疗保险（补充保险、特大病保险）　2. 商业保险　3. 自费医疗

　　　　　　4. 公费医疗　5. 大病统筹　6. 其他。

　　住院费用总计　凡可由计算机提供住院费用清单的，住院首页中可不填。

住院病案首页填写说明

一、凡栏目中有"□"的,应在"□"内填写适当数字。栏目中没有可填写内容的,填写"－"。如:联系人没有电话,在电话处填写"－"。

二、医疗付款方式分为: 1. 社会基本医疗保险 2. 商业保险 3. 自费医疗 4. 公费医疗 5. 大病统筹 6. 其他。应在"□"内填写相应阿拉伯数字。

三、职业:须填写具体的工作类别,如:公务员、公司职员、教师、记者、煤矿工人、农民等,但不能笼统填写工人。

四、身份证号:除无身份证号或因其他特殊原因无法采集者外,住院病人入院时要如实填写身份证号。

五、工作单位及地址:指就诊时病人的工作单位及地址。

六、户口地址:按户口所在地填写。

七、转科科别:如果超过一次以上的转科,用"→"连接表示。

八、实际住院天数:入院日与出院日只计算一天,例如:2001 年 6 月 12 日入院,2001 年 6 月 15 日出院,计住院天数为 3 天。

九、门(急)诊诊断:指病人在住院前,由门(急)诊接诊医师在住院证上填写的门(急)诊诊断。

十、入院时情况

1. 危:指病人生命指征不平稳,直接威胁病人的生命,需立即抢救的。

2. 急:指急性病、慢性病急性发作、急性中毒和意外损伤等,需立刻明确诊断和治疗的。

3. 一般:指除危、急情况以外的其他情况。

十一、入院诊断:指病人住院后由主治医师首次查房所确定的诊断。

十二、入院后确诊日期:指明确诊断的具体日期。

十三、出院诊断:指病人出院时医师所做的最后诊断。

1. 主要诊断:指本次医疗过程中对身体健康危害最大、花费医疗精力最多、住院时间最长的疾病诊断。

2. 其他诊断:除主要诊断及医院感染名称(诊断)外的其他诊断。

十四、医院感染名称:指在医院内获得的感染疾病名称,包括在住院期间发生的感染和在医院内获得出院后发生的感染;但不包括入院前已开始或入院时已处于潜伏期的感染。当医院感染成为主要治疗的疾病时,应将其列为主要诊断,同时在医院感染栏目中还要重复填写,但不必编码。医院感染的诊断标准按《卫生部关于印发医院感染诊断标准(试行)的通知》(卫医发〔2001〕2 号)执行。

十五、病理诊断:指各种活检、细胞学检查及尸检的诊断。

十六、损伤、中毒的外部原因:指造成损伤的外部原因及引起中毒的物质,如:意外触电、房屋着火、公路上汽车翻车、误服青霉素。不可以笼统填写车祸、外伤等。

十七、治愈:指疾病经治疗后,疾病症状消失,功能完全恢复。当疾病症状消失,但功能受到严重损害者，只计为好转，如：肝癌切除术，胃毕式切除术。如果疾病症状消失，功能只受到轻微的损害，仍可以计为治愈，如：胃（息肉）病损切除术。

十八、好转：指疾病经治疗后，疾病症状减轻，功能有所恢复。

十九、未愈：指疾病经治疗后未见好转（无变化）或恶化。

二十、死亡：包括未办理住院手续而实际上已收容入院的死亡者。

二十一、其他：包括入院后未进行治疗的自动出院、转院以及因其他原因而离院的病人。

二十二、ICD-10：指国际疾病分类第十版。

二十三、药物过敏：需填写具体的药物名称。

二十四、HBsAg：乙型肝炎表面抗原。

二十五、HCV-Ab：丙型肝炎病毒抗体。

二十六、HIV-Ab：获得性人类免疫缺陷病毒抗体。

二十七、输血反应：指输血后一切不适的临床表现。

二十八、诊断符合情况

1. 符合：指主要诊断完全相符或基本符合（存在明显的相符或相似之处）。当所列主要诊断与相比较诊断的前三个之一相符时，计为符合。

2. 不符合：指主要诊断与所比较的诊断的前三个不相符合。

3. 不肯定：指疑诊或以症状、体征、检查发现代替诊断，因而无法做出判别。

4. 临床与病理：临床指出院诊断。出院诊断与病理诊断符合与否的标准如下：

（1）出院主要诊断为肿瘤，无论病理诊断为良、恶性，均视为符合。

（2）出院主要诊断为炎症，无论病理诊断是特异性或非特异性感染，均视为符合。

（3）病理诊断与出院诊断前三项诊断其中之一相符计为符合。

（4）病理报告未作诊断结论，但其描述与出院诊断前三项诊断相关为不肯定。

二十九、抢救：指对具有生命危险（生命体征不平稳）病人的抢救，每一次抢救都要有特别记录和病程记录（包括抢救起始时间和抢救经过）。

抢救成功次数：如果病人有数次抢救，最后一次抢救失败而死亡，则前几次抢救计为抢救成功，最后一次为抢救失败。

三十、签名

1. 医师签名要能体现三级医师负责制。三级医师指住院医师、主治医师和具有副主任医师以上专业技术职务任职资格的医师。在三级医院中，病案首页中"科主任"栏签名可以有病区负责医师代签，其他级别的医院必须由科主任亲自签名，如有特殊情况，可以指定主管病区的负责医师代签。

2. 编码员：指负责病案编目的分类人员。

3. 质控医师：指对病案终末质量进行检查的医师。

4. 质控护士：指对病案终末质量进行检查的护士。

5. 日期：由质控医师填写。

三十一、手术、操作编码：指 ICD-9-CM3 的编码。

三十二、手术、操作名称：指手术及非手术操作（包括：诊断及治疗性操作）名称。

三十三、麻醉方式：如：全麻、局麻、硬膜外麻等。

三十四、切口愈合等级：如下：

切口分级	切口等级/愈合类别	解释
Ⅰ级切口	Ⅰ/甲	无菌切口/切口愈合良好
	Ⅰ/乙	无菌切口/切口愈合欠佳
	Ⅰ/丙	无菌切口/切口化脓
Ⅱ级切口	Ⅱ/甲	沾染切口/切口愈合良好
	Ⅱ/乙	沾染切口/切口愈合欠佳
	Ⅱ/丙	沾染切口/切口化脓
Ⅲ级切口	Ⅲ/甲	感染切口/切口愈合良好
	Ⅲ/乙	感染切口/切口愈合欠佳
	Ⅲ/丙	感染切口/切口化脓

三十五、随诊：指需要随诊的病例，由医师根据情况指定并指出随诊时间。

三十六、示教病例：指有教学意义的病案，需要做特殊的索引以便医师查找使用。

三十七、病案质量：按医院评审标准填写。

6.3.5　电子病历基本规范（试行）

第一章　总　　则

第一条　为规范医疗机构电子病历管理，保证医患双方合法权益，根据《中华人民共和国执业医师法》、《医疗机构管理条例》、《医疗事故处理条例》、《护士条例》等法律、法规，制定本规范。

第二条　本规范适用于医疗机构电子病历的建立、使用、保存和管理。

第三条　电子病历是指医务人员在医疗活动过程中，使用医疗机构信息系统生成的文字、符号、图表、图形、数据、影像等数字化信息，并能实现存储、管理、传输和重现的医疗记录，是病历的一种记录形式。

使用文字处理软件编辑、打印的病历文档，不属于本规范所称的电子病历。

第四条　医疗机构电子病历系统的建设应当满足临床工作需要，遵循医疗工作流程，保障医疗质量和医疗安全。

第二章　电子病历基本要求

第五条　电子病历录入应当遵循客观、真实、准确、及时、完整的原则。

第六条　电子病历录入应当使用中文和医学术语，要求表述准确，语句通顺，标点正确。通用的外文缩写和无正式中文译名的症状、体征、疾病名称等可以使用外文。记录日期应当使用阿拉伯数字，记录时间应当采用24小时制。

第七条　电子病历包括门（急）诊电子病历、住院电子病历及其他电子医疗记录。电子病历内容应当按照卫生部《病历书写基本规范》执行，使用卫生部统一制定的项目名称、格式和内容，不得擅自变更。

第八条　电子病历系统应当为操作人员提供专有的身份标识和识别手段，并设置有相应权限；操作人员对本人身份标识的使用负责。

第九条　医务人员采用身份标识登录电子病历系统完成各项记录等操作并予确认后，系统应当显示医务人员电子签名。

第十条　电子病历系统应当设置医务人员审查、修改的权限和时限。实习医务人员、试用期医务人员记录的病历，应当经过在本医疗机构合法执业的医务人员审阅、修改并予电子签名确认。医务人员修改时，电子病历系统应当进行身份识别、保存历次修改痕迹、标记准确的修改时间和修改人信息。

第十一条　电子病历系统应当为患者建立个人信息数据库（包括姓名、性别、出生日期、民族、婚姻状况、职业、工作单位、住址、有效身份证件号码、社会保障号码或医疗保险号码、联系电话等），授予唯一标识号码并确保与患者的医疗记录相对应。

第十二条　电子病历系统应当具有严格的复制管理功能。同一患者的相同信息可以复制，复制内容必须校对，不同患者的信息不得复制。

第十三条　电子病历系统应当满足国家信息安全等级保护制度与标准。严禁篡改、伪造、隐匿、抢夺、窃取和毁坏电子病历。

第十四条　电子病历系统应当为病历质量监控、医疗卫生服务信息以及数据统计分析和医疗保险费用审核提供技术支持，包括医疗费用分类查询、手术分级管理、临床路径管理、单病种质量控制、平均住院日、术前平均住院日、床位使用率、合理用药监控、药物占总收入比例等医疗质量管理与控制指标的统计，利用系统优势建立医疗质量考核体系，提高工作效率，保证医疗质量，规范诊疗行为，提高医院管理水平。

第三章　实施电子病历基本条件

第十五条　医疗机构建立电子病历系统应当具备以下条件：

（一）具有专门的管理部门和人员，负责电子病历系统的建设、运行和维护。

（二）具备电子病历系统运行和维护的信息技术、设备和设施，确保电子病历系统的安全、稳定运行。

（三）建立、健全电子病历使用的相关制度和规程，包括人员操作、系统维护和变更的管理规程，出现系统故障时的应急预案等。

第十六条　医疗机构电子病历系统运行应当符合以下要求：

（一）具备保障电子病历数据安全的制度和措施，有数据备份机制，有条件的医疗机构应当建立信息系统灾备体系。应当能够落实系统出现故障时的应急预案，确保电子病历业务的连续性。

（二）对操作人员的权限实行分级管理，保护患者的隐私。

（三）具备对电子病历创建、编辑、归档等操作的追溯能力。

（四）电子病历使用的术语、编码、模板和标准数据应当符合有关规范要求。

第四章　电子病历的管理

第十七条　医疗机构应当成立电子病历管理部门并配备专职人员，具体负责本机构门（急）诊电子病历和住院电子病历的收集、保存、调阅、复制等管理工作。

第十八条　医疗机构电子病历系统应当保证医务人员查阅病历的需要，能够及时提供并完整呈现该患者的电子病历资料。

第十九条　患者诊疗活动过程中产生的非文字资料（CT、磁共振、超声等医学影像信息，心电图，录音，录像等）应当纳入电子病历系统管理，应确保随时调阅、内容完整。

第二十条　门诊电子病历中的门（急）诊病历记录以接诊医师录入确认即为归档，归档后不得修改。

第二十一条　住院电子病历随患者出院经上级医师于患者出院审核确认后归档，归档后由电子病历管理部门统一管理。

第二十二条　对目前还不能电子化的植入材料条形码、知情同意书等医疗信息资料，可以采取措施使之信息数字化后纳入电子病历并留存原件。

第二十三条　归档后的电子病历采用电子数据方式保存，必要时可打印纸质版本，打印的电子病历纸质版本应当统一规格、字体、格式等。

第二十四条　电子病历数据应当保存备份，并定期对备份数据进行恢复试验，确保电子病历数据能够及时恢复。当电子病历系统更新、升级时，应当确保原有数据的继承与使用。

第二十五条　医疗机构应当建立电子病历信息安全保密制度，设定医务人员和有关医院管理人员调阅、复制、打印电子病历的相应权限，建立电子病历使用日志，记录使用人员、操作时间和内容。未经授权，任何单位和个人不得擅自调阅、复制电子病历。

第二十六条　医疗机构应当受理下列人员或机构复印或者复制电子病历资料的申请：

（一）患者本人或其代理人；

（二）死亡患者近亲属或其代理人；

（三）为患者支付费用的基本医疗保障管理和经办机构；

（四）患者授权委托的保险机构。

第二十七条　医疗机构应当指定专门机构和人员负责受理复印或者复制电子病历资料的申请，并留存申请人有效身份证明复印件及其法定证明材料、保险合同等复印件。受理申请时，应当要求申请人按照以下要求提供材料：

（一）申请人为患者本人的，应当提供本人有效身份证明；

（二）申请人为患者代理人的，应当提供患者及其代理人的有效身份证明、申请人与患者代理关系的法定证明材料；

（三）申请人为死亡患者近亲属的，应当提供患者死亡证明及其近亲属的有效身份证明、申请人是死亡患者近亲属的法定证明材料；

（四）申请人为死亡患者近亲属代理人的，应当提供患者死亡证明、死亡患者近亲属及其代理人的有效身份证明，死亡患者与其近亲属关系的法定证明材料，申请人与死亡患者近亲属代理关系的法定证明材料；

（五）申请人为基本医疗保障管理和经办机构的，应当按照相应基本医疗保障制度有关规定执行；

（六）申请人为保险机构的，应当提供保险合同复印件，承办人员的有效身份证明，患者本人或者其代理人同意的法定证明材料；患者死亡的，应当提供保险合同复印件，承办人员的有效身份证明，死亡患者近亲属或者其代理人同意的法定证明材料。合同或者法律另有规定的除外。

第二十八条　公安、司法机关因办理案（事）件，需要收集、调取电子病历资料的，医疗机构应当在公安、司法机关出具法定证明及执行公务人员的有效身份证明后如实提供。

第二十九条　医疗机构可以为申请人复印或者复制电子病历资料的范围按照我部《医疗机构病历管理规定》执行。

第三十条　医疗机构受理复印或者复制电子病历资料申请后，应当在医务人员按规定时限完成病历后方予提供。

第三十一条　复印或者复制的病历资料经申请人核对无误后，医疗机构应当在电子病历纸质版本上加盖证明印记，或提供已锁定不可更改的病历电子版。

第三十二条　发生医疗事故争议时，应当在医患双方在场的情况下锁定电子病历并制作完全相同的纸质版本供封存，封存的纸质病历资料由医疗机构保管。

第五章　附　　则

第三十三条　各省级卫生行政部门可根据本规范制定本辖区相关实施细则。

第三十四条　中医电子病历基本规范由国家中医药管理局另行制定。

第三十五条　本规范由卫生部负责解释。

第三十六条　本规范自 2010 年 4 月 1 日起施行。

附录 2

其他资料

7.1 卫生统计指标解释

一、卫生资源

1. 卫生机构：指从卫生行政部门取得《医疗机构执业许可证》，或从民政和工商行政、机构编制管理部门取得法人单位登记证书，为社会提供医疗保健、疾病控制、卫生监督或从事医学科研和教育等工作的单位。包括医院、疗养院、社区卫生服务中心（站）、乡镇（街道）卫生院、门诊部、诊所（卫生所、医务室）、村卫生室、急救中心（站）、采供血机构、妇幼保健院（所、站）、专科疾病防治院（所、站）、疾病预防控制中心（防疫站）、卫生监督机所（中心）、医学科研机构、医学在职培训机构、健康教育所（站）等其他卫生机构。

2. 医疗机构：指从卫生行政部门取得《医疗机构执业许可证》的机构，包括医院、疗养院、社区卫生服务中心（站）、乡镇（街道）卫生院、门诊部、诊所（卫生所、医务室）、村卫生室、妇幼保健院（所、站）、专科疾病防治院（所、站）、急救中心（站）和临床检验中心。

3. 非营利性医疗机构：指为社会公众利益服务而设立运营的医疗机构，不以营利为目的，其收入用于弥补医疗服务成本。

4. 营利性医疗机构：指医疗服务所得收益可用于弥补投资者经济回报的医疗机构。政府不举办营利性医疗机构。

5. 政府办医疗机构：包括卫生、公安、民政、教育、司法、兵团等行政部门举办的医疗机构。

6. 医院：包括综合医院、中医医院、中西医结合医院、民族医院、各类专科医院和护理院，不包括专科疾病防治院、妇幼保健院和疗养院。

7. 中医医院：包括中医（综合）医院和中医专科医院，不包括中西医结合医院和民族医院。

8. 专科医院：包括口腔医院、眼科医院、耳鼻喉科医院、肿瘤医院、心血管病医院、胸科医院、血液病医院、妇产（科）医院、儿童医院、精神病医院、传染病医院、皮肤病医院、结核病医院、麻风病医院、职业病医院、骨科医院、康复医院、整形外科医院、美容医院等其他专科医院，不包括中医专科医院、各类专科疾病防治院和妇幼保健院。

9. 公立医院：指经济类型为国有和集体的医院。包括政府办医院、国有企事业单位办的医院等。

10. 政府办基层医疗机构：包括政府等办的社区卫生服务中心（站）和乡镇卫生院。

11. 社区卫生服务机构：包括社会卫生服务中心、社区卫生服务站、医疗机构执业许可证上第二名称注明为社区卫生服务中心或社区卫生服务站的机构。

12. 卫生人员：指在卫生机构工作的在岗职工。一般按支付工资的在岗职工统计，包括在编和合同制人员、返聘和临聘本单位半年以上人员，不包括离退休人员、退职人员、离开本单位仍保留劳动关系人员和返聘及临聘本单位不足半年人员。包括卫生技术人员、其他技术人员、管理人员、乡村医生和卫生员、工勤技能人员。

13. 卫生技术人员：包括执业医师、执业助理医师、注册护士、药师（士）、检验技师、影像技师（士）、卫生监督员和见习医（药、护、技）师（士）等卫生专业人员。不包括从事管理工作的卫生技术人员（如院长、副院长、党委书记等）。

14. 医生和医师：医生包括主任医师、副主任医师、主治医师、住院医师和医士。医师包括主任医师、副主任医师、主治医师、住院医师。医生和医师为2002年以前的统计口径。

15. 执业医师：指具有医师执业证书及其"级别"为"执业医师"且实际从事医疗、预防保健工作的人员，不包括实际从事管理工作的执业医师。执业医师类别分为临床、中医、口腔和公共卫生。

16. 执业助理医师：指具有医师执业证书及其"级别"为"执业助理医师"且实际从事医疗、预防保健工作的人员，不包括实际从事管理工作的执业助理医师。执业助理医师类别分为临床、中医、口腔和公共卫生四类。

17. 注册护士：指医疗卫生机构中取得"注册护士"证书且实际从事护理工作的人员（按在岗人员统计，包括合同制）。

18. 管理人员：指担负领导职责或管理任务的工作人员。包括从事医疗保健、疾病控制、卫生监督、医学科研与教学等业务管理工作的人员；主要从事党政、人事、财务、信息、安全保卫等行政管理工作的人员。

19. 工勤技能人员：指承担技能操作和维护、后勤保障、服务等职责的工作人员。分为技术工和普通工，技术工包括护理员（工）、药剂员（工）、检验员、收费员、挂号员等。但不包括实验员、技术员、经济员、会计员、统计员和研究实习员等，这部分人员分别计入其他技术人员和管理人员中。

20. 每千人口卫生技术人员＝卫生技术人员数/人口数×1000。

21. 每千人口执业（助理）医师＝（执业医师数＋执业助理医师数）/人口数×1000。

22. 每千人口注册护士＝注册护士数/人口数×1000。

23. 床位数：指年底实有床位数，包括正规床、简易床、监护床、超过半年的加床、正在消毒和修理床位、因扩建或大修而停用的床位。不包括产科新生儿床、接产室待产床、库存床、观察床、临时加床和病人家属陪侍床。

24. 每千人口医院卫生院床位数＝（医院床位数＋卫生院床位数）/人口数×1000。

25. 设备配置率＝配置某种设备的机构数/同类机构总数×100%。

26. 卫生总费用：反映全国当年用于医疗卫生保健服务所消耗的资金总量，用筹资来源法测算。分为政府预算卫生支出、社会卫生支出、个人现金卫生支出三部分。

27. 政府预算卫生支出：指各级政府用于卫生事业的财政拨款。包括：卫生事业费、中医事业费、食品和药品监督管理费、计划生育事业费、医学科研经费、预算内基本建设经费、卫生行政和医疗保险管理费、政府其他部门卫生经费、行政事业单位医疗经费、基本医疗保险基金补助经费。

28. 社会卫生支出：指政府预算外社会各界对卫生事业的资金投入。包括社会基本医疗保险费、社会其他保险医疗卫生费、商业性健康保险费、非卫生部门行政事业单位办医支出、企业医疗卫生支出、农村居民医疗保障经费、卫生预算外基本建设支出、私人办医初始投资、公共卫生机构预算外资金投入等。

29. 个人现金卫生支出：指城乡居民用自己可支配的经济收入，在接受各类医疗卫生服务时的现金，包括城镇居民个人现金卫生支出和农村居民个人现金卫生支出。

30. 人均卫生费用 = 某年卫生总费用/同期平均人口数。

31. 卫生总费用占 GDP 百分比 = 某年卫生总费用/同期国内生产总值 × 100%。

32. 每一职工年业务收入 = 年业务收入/职工数。

33. 每一医师年业务收入 = 年业务收入/医师数。

二、医疗服务

1. 总诊疗人次数：指所有诊疗工作的总人数。诊疗人次数按挂号数统计，包括：①病人来院就诊的门诊、急诊人次；②出诊人次数；③单项健康检查及健康咨询指导人次；④未挂号就诊、本单位职工就诊及外出诊疗不收取挂号费的，按实际诊疗人次统计。患者一次就诊多次挂号，按实际诊疗次数进行统计，不包括根据医嘱进行的各项检查、治疗、处置工作量。

2. 急诊病死率 = 急诊死亡人数/急诊人次数 × 100%。

3. 观察室病死率 = 观察室死亡人数/观察室留观人次数 × 100%。

4. 急诊抢救成功率 = 急诊抢救成功次数/急诊抢救总人次 × 100%。

5. 出院人数：指所有住院后出院的人数，包括治愈、好转、未愈、死亡及其他人数。其他人数指正常分娩、未产出院、住院经检查无病出院、未治出院及健康人进行人工流产或绝育手术后正常出院者。

6. 每百门、急诊入院人数 = 入院人数/（门诊人次 + 急诊人次）× 100。

7. 住院危重病人抢救成功率 = 住院危重病人抢救成功人次数/住院危重病人抢救人次数 × 100%。

8. 实际开放总床日数：指年内医院各科每日夜晚 12 点开放病床数总和，不论该床是否被病人占用，都应计算在内。包括消毒和小修理等暂停使用的病床，超过半年的加床。不包括因病房扩建或大修而停用的病床及临时增设病床。

9. 实际占用总床日数：指医院各科每日夜晚 12 点实际占用病床数（即每日夜晚 12 点住院人数）总和。包括实际占用的临时加床在内。病人入院后于当晚 12 点前死亡或因故出院的病人，作为实际占用床位 1 天进行统计，同时亦应统计"出院者占用总床日数"1 天，入院及出院人数各 1 人。

10. 出院者占用总床日数：指所有出院人数的住院床日之总和。包括正常分娩、未产出院、住院经检查无病出院、未治出院及健康人进行人工流产或绝育手术后正常出院者的住院床日数。

11. 平均开放病床数 = 实际开放总床日数/本年日历日数（365）。

12. 病床使用率 = 实际占用总床日数/实际开放总床日数 × 100%。

13. 病床周转次数 = 出院人数/平均开放床位数。

14. 病床工作日 = 实际占用总床日数/平均开放病床数。

15. 出院者平均住院日 = 出院者占用总床日数/出院人数。

16. 治愈率 = 出院人数中的（治愈人数 + 其他人数）/出院人数 × 100%。

17. 好转率 = 出院人数中的好转人数/出院人数 × 100%。

18. 住院病死率 = 出院人数中的死亡人数/出院人数 × 100%。

19. 入院与出院诊断符合率＝入院与出院诊断符合人数/（入院与出院诊断符合人数＋入院与出院诊断不符合人数）×100％。

20. 住院手术前后诊断符合率＝住院手术前后诊断符合人次数/（住院手术前后诊断符合人次数＋住院手术前后诊断不符合人次数）×100％。

21. 病理检查与临床诊断符合率＝病理检查与临床诊断符合人数/病理检查人数×100％。

22. 医院感染率＝院内感染例数/出院人数×100％。

23. 无菌手术感染率＝无菌手术丙级愈合例数/无菌手术愈合例数×100％。

24. 无菌手术甲级愈合率＝无菌手术甲级愈合例数/无菌手术愈合例数×100％。

25. CT 检查阳性率＝CT 检查阳性数/CT 检查人次数×100％。

26. MRI 检查阳性率＝MRI 检查阳性数/MRI 检查人次数×100％。

27. 医师人均每年担负诊疗人次＝诊疗人次数/医师人数。

28. 医师人均每日担负诊疗人次＝（诊疗人次数/医师人数）/251。

29. 医师人均每年担负住院床日＝实际占用总床日数/医师人数。

30. 医师人均每日担负住院床日＝（实际占用总床日数/医师人数）/365。

31. 门诊病人次均医药费用（又称每诊疗人次医药费用）＝（医疗门诊收入＋药品门诊收入）/总诊疗人次数。

32. 住院病人人均医药费用（又称出院者人均医药费用）＝（医疗住院收入＋药品住院收入）/出院人数。

33. 出院者平均每日住院医药费＝（医疗住院收入＋药品住院收入）/出院者占用总床日数。

34. 居民两周就诊率：指调查前两周内居民因病或身体不适到医疗机构就诊的人次数与调查人口数之比。

35. 居民两周未就诊率：指调查前两周内居民患病而未就诊的人次数与两周患病人次数之比。

36. 居民住院率：指调查前一年内居民因病住院人次数与调查人口数之比。

三、妇幼卫生

1. 孕产妇保健和健康情况

（1）建卡率＝$\dfrac{\text{该年该地区产妇建卡人数}}{\text{某年某地区产妇数}} \times 100\%$

（2）产前检查率＝$\dfrac{\text{该年该地区产妇产前检查人数}}{\text{某年某地区活产数}} \times 100\%$

（3）5 次及以上产前检查率＝$\dfrac{\text{该年该地区产妇产前检查 5 次及以上人数}}{\text{某年某地区活产数}} \times 100\%$

（4）孕早期检查率＝$\dfrac{\text{该年该地区产妇孕早期产前检查人数}}{\text{某年某地区活产数}} \times 100\%$

（5）孕产期中重度贫血率＝$\dfrac{\text{该年该地区产妇孕产期中重度贫血人数}}{\text{某年某地区产妇数}} \times 100\%$

（6）产妇艾滋病病毒检测率 $= \dfrac{\text{该年该地区产妇艾滋病病毒检测人数}}{\text{某年某地区产妇数}} \times 100\%$

（7）孕产妇艾滋病病毒感染率 $= \dfrac{\text{该年该地区孕产妇艾滋病病毒感染人数}}{\text{某年某地区产妇艾滋病病毒检测人数}} \times 100\%$

（8）产妇梅毒检测率 $= \dfrac{\text{该年该地区产妇梅毒检测人数}}{\text{某年某地区产妇数}} \times 100\%$

（9）产妇梅毒感染率 $= \dfrac{\text{该年该地区产妇梅毒感染人数}}{\text{某年某地区产妇梅毒检测人数}} \times 100\%$

（10）产妇乙肝表面抗原检测率 $= \dfrac{\text{该年该地区产妇乙肝表面抗原检测人数}}{\text{某年某地区产妇数}} \times 100\%$

（11）产妇乙肝表面抗原阳性率 $= \dfrac{\text{该年该地区产妇乙肝表面抗原阳性人数}}{\text{某年某地区产妇乙肝表面抗原检测人数}} \times 100\%$

（12）孕产妇产前筛查率 $= \dfrac{\text{该年该地区孕产妇产前筛查人数}}{\text{某年某地区产妇数}} \times 100\%$

（孕产妇产前筛查率仅包括血清学筛查，不包括超声学筛查）

（13）孕产妇产前筛查高危百分比 $= \dfrac{\text{该年该地区孕产妇产前筛查高危人数}}{\text{某年某地区孕产妇产前筛查人数}} \times 100\%$

（孕产妇产前筛查高危百分比仅包括血清学筛查，不包括超声学筛查）

（14）孕产妇产前诊断率 $= \dfrac{\text{该年该地区孕产妇产前诊断人数}}{\text{某年某地区产妇数}} \times 100\%$

（15）孕产妇产前诊断确诊率 $= \dfrac{\text{该年该地区孕产妇产前诊断确诊人数}}{\text{某年某地区孕产妇产前诊断人数}} \times 100\%$

（16）产后访视率 $= \dfrac{\text{该年该地区产妇产后访视人数}}{\text{某年某地区活产数}} \times 100\%$

（17）系统管理率 $= \dfrac{\text{该年该地区产妇系统管理人数}}{\text{某年某地区活产数}} \times 100\%$

（18）住院分娩率 $= \dfrac{\text{该年该地区住院分娩活产数}}{\text{某年某地区活产数}} \times 100\%$

（19）剖宫产率 $= \dfrac{\text{该年该地区剖宫产活产数}}{\text{某年某地区活产数}} \times 100\%$

（20）非住院分娩中新法接生率 $= \dfrac{\text{该年该地区非住院分娩中新法接生活产数}}{\text{某年某地区非住院分娩的活产数}} \times 100\%$

（21）新法接生率 $= \dfrac{\text{该年该地区新法接生活产数}}{\text{某年某地区活产数}} \times 100\%$

（22）高危产妇占总产妇数的百分比 $= \dfrac{\text{该年该地区高危产妇人数}}{\text{某年某地区产妇数}} \times 100\%$

（23）高危产妇管理百分比 $= \dfrac{\text{年该地区高危产妇管理人数}}{\text{某年某地区高危产妇人数}} \times 100\%$

（24）高危产妇住院分娩百分比 $= \dfrac{\text{该年该地区高危产妇住院分娩人数}}{\text{某年某地区高危产妇人数}} \times 100\%$

（25）孕产妇死亡率 $= \dfrac{\text{该年该地区孕产妇死亡人数}}{\text{某年某地区活产数}} \times 10\text{ 万/10 万}$

（26）产科出血占孕产妇死亡百分比 $= \dfrac{\text{该地区孕产妇产科出血死亡人数}}{\text{某年某地区孕产妇死亡人数}} \times 100\%$

（27）低出生体重儿百分比 $= \dfrac{\text{该年该地区低出生体重儿数}}{\text{某年某地区活产数}} \times 100\%$

（28）围产儿死亡率 $= \dfrac{\text{该年该地区围产儿死亡数}}{\text{某年某地区活产数 + 死胎数 + 死产数}} \times 1000‰$

（29）新生儿破伤风发病率 $= \dfrac{\text{该年该地区新生儿破伤风发病人数}}{\text{某年某地区活产数}} \times 10000\text{/万}$

（30）新生儿破伤风死亡率 $= \dfrac{\text{该年该地区新生儿破伤风死亡人数}}{\text{某年某地区活产数}} \times 10000\text{/万}$

2．7 岁以下儿童保健和健康情况

（1）5 岁以下儿童死亡率 $= \dfrac{\text{该年该地 5 岁以下儿童死亡数}}{\text{某年某地活产数}} \times 1000‰$

（2）婴儿死亡率 $= \dfrac{\text{该年该地婴儿死亡数}}{\text{某年某地活产数}} \times 1000‰$

（3）新生儿死亡率 $= \dfrac{\text{该年该地新生儿死亡数}}{\text{某年某地活产数}} \times 1000‰$

（4）6 个月内婴儿母乳喂养率 $= \dfrac{\text{该年该地母乳喂养人数}}{\text{某年某地母乳喂养调查人数}} \times 100\%$

（5）6 个月内纯母乳喂养率 $= \dfrac{\text{该年该地纯母乳喂养人数}}{\text{某年某地母乳喂养调查人数}} \times 100\%$

（6）新生儿访视率 $= \dfrac{\text{该年该地新生儿访视人数}}{\text{某年某地活产数}} \times 100\%$

（7）新生儿苯丙酮尿症筛查率 $= \dfrac{\text{该年该地新生儿苯丙酮尿症筛查人数}}{\text{某年某地活产数}} \times 100\%$

（8）新生儿甲状腺功能减低症筛查率 $= \dfrac{\text{该年该地新生儿甲状腺功能减低症筛查人数}}{\text{某年某地活产数}} \times 100\%$

（9）新生儿听力筛查率 $= \dfrac{\text{该年该地新生儿听力筛查人数}}{\text{某年某地活产数}} \times 100\%$

（10）7 岁以下儿童保健覆盖率 $= \dfrac{\text{该年该地 7 岁以下儿童保健覆盖人数}}{\text{某年某地 7 岁以下儿童数}} \times 100\%$

（11）3 岁以下儿童系统管理率 $= \dfrac{\text{该年该地 3 岁以下儿童系统管理人数}}{\text{某年某地 3 岁以下儿童数}} \times 100\%$

（12）5 岁以下儿童中重度营养不良患病率

$$= \frac{该年该地 5 岁以下儿童体重 < （中位数 - 2SD）人数}{某年某地 5 岁以下儿童体重检查人数} \times 100\%$$

（13）5 岁以下儿童中重度贫血患病率

$$= \frac{该年该地 5 岁以下儿童中重度贫血患病人数}{某年某地 5 岁以下儿童血红蛋白检查人数} \times 100\%$$

3．非户籍儿童与孕产妇健康状况

指标计算参见七岁以下儿童、孕产妇保健和健康情况有关指标计算公式。

4．妇女常见病筛查情况

（1）妇女常见病筛查率 $= \dfrac{该年该地区实查人数}{某年某地区 20 \sim 64 岁妇女人数} \times 100\%$

（2）妇女常见病患病率 $= \dfrac{该年该地区妇女常见病患病总人数}{某年某地区实查人数} \times 100\%$

（3）阴道炎患病率 $= \dfrac{该年该地区阴道炎患病人数}{某年某地区实查人数} \times 100\%$

5．计划生育技术服务数量和质量情况

（1）某项计划生育技术服务百分比 $= \dfrac{该年该地某项计划生育技术服务例数}{某年某地各项计划生育技术服务总例数} \times 100\%$

（2）某项计划生育手术并发症发生率

$$= \frac{该年该地该项计划生育手术并发症发生例数}{某年某地某项计划生育手术例数} \times 10000/万$$

（3）计划生育死亡专率 $= \dfrac{该年该地计划生育死亡总人数}{某年某地计划生育技术服务总例数} \times 100000/10 万$

6．婚前保健情况

（1）婚前医学检查率 $= \dfrac{该年该地婚前医学检查人数}{某年某地结婚登记人数} \times 100\%$

（2）婚前卫生指导率 $= \dfrac{该年该地婚前卫生指导人数}{某年某地结婚登记人数} \times 100\%$

（3）婚前卫生咨询率 $= \dfrac{该年该地婚前卫生咨询人数}{某年某地结婚登记人数} \times 100\%$

（4）检出疾病率 $= \dfrac{该年该地检出疾病人数}{某年某地婚前医学检查人数} \times 100\%$

（5）指定传染病占检出疾病百分比 $= \dfrac{该年该地指定传染病人数}{某年某地检出疾病人数} \times 100\%$

（6）性病占指定传染病百分比 $= \dfrac{该年该地性病人数}{某年某地指定传染病人数} \times 100\%$

（7）严重遗传性疾病占检出疾病百分比 $= \dfrac{该年该地严重遗传性疾病人数}{某年某地检出疾病人数} \times 100\%$

（8）建议不宜结婚人数占对影响婚育疾病的医学意见总人数百分比

$$= \frac{该年该地建议不宜结婚人数}{某年某地对影响婚育疾病的医学意见总人数} \times 100\%$$

四、公共卫生

1. 甲乙类法定报告传染病发病率＝甲乙类法定报告传染病发病数/人口数×100000/10万。

2. 甲乙类法定报告传染病死亡率＝甲乙类法定报告传染病死亡数/人口数×100000/10万。

3. 甲乙类法定报告传染病病死率＝甲乙类法定报告传染病死亡数/发病数×100%。

4. 1岁儿童免疫接种率＝合格接种的1岁儿童数/应接种的1岁儿童数×100%。

5. 居民户合格碘盐食用率：指碘含量20～50mg/kg盐样份数占检测份数的百分率。

6. 居民户非碘盐率：指碘含量<5mg/kg盐样份数占检测份数的百分率。

7. 农村自来水普及率＝农村饮用自来水人口数/农村人口总数×100%。

8. 卫生厕所普及率＝累计卫生厕所户数/农村总户数×100%。

9. 无害化卫生厕所普及率＝累计（三格化粪池式＋双瓮漏斗式＋三联沼气池式＋粪尿分集式＋完整下水道水冲式）卫生厕所数/农村总户数×100%。

五、健康状况

1. 标化死亡率：即年龄标准化死亡率，是指按照某一标准人口年龄结构计算的死亡率。

2. 性别年龄别死亡率：是指分性别、年龄别计算的死亡率。男（女）性某年龄别死亡率＝男（女）性某年龄别死亡人数/男（女）性同年龄平均人口数×100000/10万。

3. 期望寿命：又称平均期望寿命，指0岁时的预期寿命。即在某一死亡水平下，已经活到X岁年龄的人们平均还有可能继续存活的年岁数。一般用"岁"表示。

4. 两周患病率＝调查前两周内患病人数（或例数）/调查人数×1000‰。

5. 慢性病患病率：两种定义：按人数计算的慢性病患病率，是指调查前半年内慢性病患病人数与调查人数之比；按例数计算的慢性病患病率，是指调查前半年内慢性病患病例数（含一人多次得病）与调查人数之比。"慢性病患病"是指：①调查前半年内经过医生诊断明确有慢性病（包括慢性感染性疾病如结核等和慢性非感染性疾病如冠心病和高血压等）；②半年以前经医生诊断有慢性病，在调查前半年内时有发作，并采取了治疗措施如服药、理疗等。二者有其一者，即认为患"慢性病"。

6. 每千人患病天数＝调查前两周内病人患病天数之和/调查人数×1000。

7. 每千人休工天数＝调查前两周内病人因病休工天数之和/调查人数×1000。

8. 每千人休学天数＝调查前两周内学生因病休学天数之和/调查人数×1000。

9. 每千人卧床天数＝调查前两周内病人因病卧床天数之和/调查人数×1000。

10. 失能率：有两种定义，即：按人数计算的失能率，是指调查的失能人数与调查人数之比；按例数计算的失能率，指调查的失能例数（含一人多次失能）与调查人数之比。失能是指日产生活中主要活动长期失能。

11. 残障流行率：指残障人数与调查人数之比。残障是一种严重的长期失能或活动受限，需要社会支持和他人帮助才能维持日常生活（如长期卧床，没有他人帮助不能起身、站立或行走等）。

7.2 主要经济社会指标解释

一、经济

行政区划 指国家对行政区域的划分。根据宪法规定，我国的行政区域划分如下：①全国分为省、自治区、直辖市；②省、自治区分为自治州、县、自治县、市；③自治州分为县、自治县、市；④县、自治县分为乡、民族乡、镇；⑤直辖市和较大的市分为区、县；⑥国家在必要时设立的特别行政区。

国内生产总值（GDP） 指一个国家（或地区）所有常住单位在一定时期内生产活动的最终成果。国内生产总值有三种表现形态，即价值形态、收入形态和产品形态。从价值形态看，它是所有常住单位在一定时期内生产的全部货物和服务价值超过同期中间投入的全部非固定资产货物和服务价值的差额，即所有常住单位增加值之和（生产法）。从收入形态看，它是所有常住单位在一定时期内创造并分配给常住单位和非常住单位的初次收入分配之和（收入法）。从产品形态看，它是所有常住单位在一定时期内最终使用的货物和服务价值与货物和服务净出口价值之和（支出法）。

国民生产总值（GNP） 指一个国家（或地区）所有常住单位在一定时期内收入初次分配的最终结果，也称为国民总收入。它等于国内生产总值加上来自国外的净要素收入。与国内生产总值不同，国民生产总值是个收入概念，而国内生产总值是个生产概念。国民总收入 = 国内生产总值 +（来自国外的要素收入 – 对国外的要素支出）。

人均国内生产总值（GDP） 指国内生产总值除以年均人口。

三次产业 是根据社会生产活动历史发展的顺序对产业结构的划分，产品直接取自自然界的部门称为第一产业，对初级产品进行再加工的部门称为第二产业，为生产和消费提供各种服务的部门称为第三产业。我国三次产业划分：

第一产业：农业（包括种植业、林业、牧业和渔业）。

第二产业：工业（包括采掘业，制造业，电力、煤气及水的生产和供应业）和建筑业。

第三产业：除第一、第二产业以外的其他各业。由于第三产业包括的行业多、范围广，根据我国的实际情况，第三产业可分为两大部分：一是流通部门，二是服务部门。具体又可分为四个层次：第一层次为流通部门，包括交通运输、仓储及邮电通信业，批发和零售贸易、餐饮业。第二层次为生产和生活服务的部门，包括金融、保险业，地质勘查业、水利管理业，房地产业，社会服务业，农、林、牧、渔服务业，交通运输辅助业，综合技术服务业等。第三层次为提高科学文化水平和居民素质服务的部门，包括教育、文化艺术及广播电影电视业，卫生、体育和社会福利业，科学研究业等。第四层次为社会公共需要服务的部门，包括国家机关、政党机关和社会团体以及军队、警察等。

财政收入 指包括中央和地方财政收入。1994 年分税制财政体制以后，属于中央财政收入包括关税、海关代征消费税和增值税，消费税，中央企业所得税，地方银行和外资银行及非银行金融企业所得税，铁道、银行总行、保险总公司等集中缴纳的营业税、所得税、利润和城市维护建设税，增值税的 75% 部分，证券交易税（印花税）50% 部分和海洋石油资源税。属于地方财政收入包括营业税，地方企业所得税，个人所得税，城镇土地使用税，固定资产投资方向调节税，城镇维护建设税，房产税，车船使用税，印花税，屠宰税，农牧业税，农业特产税，耕地占用税，契税，增值税25%部分，证券交易税（印花税）50%部分和除海洋石油资源税以外的其他资源税。

财政支出　包括中央和地方财政支出。中央财政支出包括国防支出，武装警察部队支出，中央级行政管理费和各项事业费，重点建设支出以及中央政府调整国民经济结构、协调地区发展、实施宏观调控的支出。地方财政支出主要包括地方行政管理和各项事业费，地方统筹的基本建设、技术改造支出，支援农村生产支出，城市维护和建设经费，价格补贴支出等。

商品零售价格指数　是反映城乡商品零售价格变动趋势的一种经济指数。零售物价的调整变动直接影响到城乡居民的生活支出和国家的财政收入，影响居民购买力和市场供需平衡，影响消费与积累的比例。因此，计算零售价格指数，可以从一个侧面对上述经济活动进行观察和分析。

居民消费价格指数　是反映一定时期内城乡居民所购买的生活消费品价格和服务项目价格变动趋势和程度的相对数，是对城市居民消费价格指数和农村居民消费价格指数进行综合汇总计算的结果。

可比价格　指计算各种总量指标所采用的扣除了价格变动因素的价格，可进行不同时期总量指标的对比。按可比价格计算总量指标有两种方法：一种是直接用产品产量乘某一年的不变价格计算；另一种是用价格指数进行缩减。

不变价格　指以同类产品某年的平均价格作为固定价格，用于计算各年的产品价值。按不变价格计算的产品价值消除了价格变动因素，不同时期对比可以反映生产的发展速度。新中国成立后，随着工农业产品价格水平的变化，国家统计局先后五次制定了全国统一的工业产品不变价格和农业产品不变价格。从1952年到1957年使用1952年工（农）业产品不变价格，从1957年到1970年使用1957年不变价格，从1971年到1980年使用1970年不变价格，从1981年到1990年使用1980年不变价格，从1991年开始使用1990年不变价格。

城镇居民家庭可支配收入　指被调查的城镇居民家庭在支付个人所得税、财产税及其他经常性转移支出后所余下的实际收入。"城镇居民人均可支配收入"指按人口平均的可支配收入。

城镇居民家庭消费性支出　指被调查的城镇居民家庭用于日常生活的全部支出，包括购买商品支出和文化生活、服务等非商品性支出。不包括罚没、丢失款和缴纳的各种税款，也不包括个体劳动者生产经营过程中发生的各项费用。

农村居民家庭纯收入　指被调查的农村居民家庭总收入中扣除发生的费用后的收入。"农民人均纯收入"系按人口平均的纯收入。

农村居民家庭生活消费支出　指农村常住居民家庭用于日常生活的全部开支，是反映和研究农民家庭实际生活消费水平高低的重要指标。

资产负债率　该指标既反映企业经营风险的大小，也反映企业利用债权人提供的资金从事经营活动的能力。计算公式为：资产负债率（%）＝负债总额/资产总额×100%。

基本建设投资　基本建设指企业、事业、行政单位以扩大生产能力或工程效益为主要目的的新建、扩建工程及有关工作。其综合范围为总投资50万元以上（含50万元，下同）的基本建设项目。

固定资产投资　根据固定资产投资的资金来源不同，分为国家预算内资金、国内贷款、利用外资、自筹资金和其他资金来源。固定资产投资按建设性质分为建设项目的性质一般分为新建、扩建、改建、迁建、恢复。固定资产投资按构成分：固定资产投资活动按其工作内容和实现方式分为建筑安装工程，设备、工具、器具购置，其他费用三个部分。

房屋建筑面积 指从房屋外墙线算起的各层平面面积的总和，包括可供使用的有效面积和房屋结构占用的面积。多层建筑按各层面积总和计算。

施工面积 指报告期内施工的全部房屋建筑面积。包括本期新开工面积、上期跨入本期继续施工房屋面积、上期停缓建在本期恢复施工的房屋面积、本期竣工的房屋面积及本期施工后又停缓建的房屋面积。

竣工面积 指在报告期内房屋建筑按照设计要求已全部完工，达到住人和使用条件，经验收鉴定合格，正式移交使用单位的建筑面积。

固定资产交付使用率 指一定时期新增固定资产与同期完成投资额的比率。它是反映各个时期固定资产动用速度，衡量建设过程中投资效果的一个综合性指标。

固定资产折旧 指一定时期内为弥补固定资产损耗按照核定的固定资产折旧率提取的固定资产折旧，或按国民经济核算统一规定的折旧率虚拟计算的固定资产折旧。它反映了固定资产在当期生产中的转移价值。各类企业和企业化管理的事业单位的固定资产折旧是指实际计提并计入成本费中的折旧费；不计提折旧的政府机关、非企业化管理的事业单位和居民住房的固定资产折旧是按照统一规定的折旧率和固定资产原值计算的虚拟折旧。原则上，固定资产折旧应按固定资产的重置价值计算，但是目前我国尚不具备对全社会固定资产进行重估价的基础，所以暂时只能采用上述办法。

二、人口与社会

人口数 指一定时点、一定地区范围内有生命的个人总和。年末人口数指每年12月31日24时的人口数。年平均人口 =（年初人口 + 年末人口）/2。

城镇人口和乡村人口 城镇人口是指居住在城镇范围内的全部常住人口，包括设区的市的区人口和不设区的市所辖的街道人口），不设区的市所辖镇的居民委员会人口和县辖镇的居民委员会人口。乡村人口是除上述人口以外的全部人口。

常住人口 指实际经常居住在某地区一定时间（半年以上）的人口。它包括常住该地而临时外出的人口，不包括临时寄住的人口。常住人口一般为人口普查时常用的统计口径之一。

户籍人口数 户籍人口是指在其经常居住地的公安户籍管理机关注册为常住户口的人。户籍人口数一般是通过公安部门的经常性统计月报或年报取得的。户籍人口可分为农业人口和非农业人口。

出生率（又称粗出生率） 指在一定时期内（通常为一年）平均每千人所出生的人数的比率，一般用千分率表示。出生率 = 年出生人数/年平均人数 × 1000‰。

死亡率（又称粗死亡率） 指在一定时期内（通常为一年）一定地区的死亡人数与同期平均人数（或期中人数）之比，一般用千分率表示。死亡率 = 年死亡人数/年平均人数 × 1000‰。

人口自然增长率 指在一定时期内（通常为一年）人口自然增加数（出生人数减死亡人数）与该时期内平均人数（或期中人数）之比，一般用千分率表示。人口自然增长率 =（本年出生人数 − 本年死亡人数）/年平均人数 × 1000‰ = 人口出生率 − 人口死亡率

性比例 男性人数/女性人数 × 100%。

人口密度 某地区人口数/该地区土地面积（人/平方公里）。

在业人口（又称就业人口） 指15周岁及15周岁以上人口中从事一定的社会劳动并取得劳动报酬或经营收入的人口。不在业人口：指15周岁及15周岁以上人口中未从事社会劳动的人口，包括在校学生、料理家务、待升学、市镇待业、离退休、退职、丧失劳动能力等非在业人口。

从业人员 指在各级国家机关、政党机关、社会团体及企业、事业单位中工作，取得工资或其他形式的劳动报酬的全部人员。包括在岗职工、再就业的离退休人员、民办教师以及在各单位中工作的外方人员和港澳台方人员、兼职人员、借用的外单位人员和第二职业者。不包括离开本单位仍保留劳动关系的职工。各单位的从业人员反映了各单位实际参加生产或工作的全部劳动力。

职工 指在国有经济、城镇集体经济、联营经济、股份制经济、外商和港澳台投资经济、其他经济单位及其附属机构工作，并由其支付工资的各类人员，不包括返聘的离退休人员、民办教师、在国有经济单位工作的外方人员和港澳台人员（1998年以后的数据均为在岗职工数据，其他相关指标如职工工资总额，职工平均工资等指标也从1998年按此口径进行了相应调整）。

在岗职工 指在本单位工作并由单位支付工资的人员，以及有工作岗位，但由于学习、病伤产假等原因暂未工作，仍由单位支付工资的人员。

职工工资总额 指各单位在一定时期内直接支付给本单位全部职工的劳动报酬总额。工资总额的计算原则应以直接支付给职工的全部劳动报酬为根据。

职工平均工资 指企业、事业、机关单位的职工在一定时期内平均每人所得的货币工资额。它表明一定时期职工工资收入的高低程度，是反映职工工资水平的主要指标。计算公式为：职工平均工资＝报告期实际支付的全部职工工资总额/报告期全部职工平均人数。

城镇登记失业率 指城镇登记失业人数同城镇从业人数与城镇登记失业人数之和的比。城镇登记失业人员指非农业户口中，在其劳动年龄内有劳动能力、无业并在当地就业服务机构进行求职登记的人员。城镇登记失业率＝城镇登记失业人数/（城镇从业人数＋城镇登记失业人数）×100%。

总抚养比 也称总负担系数。指被抚养人口（0～14岁和65岁以上人口）与15～64岁人口的比例。总负担系数＝被抚养人口/15～64岁人口×100%。

老年人口抚养比 也称老年人口抚养系数。指老年人口（65岁以上人口）与15～64岁人口的比例。老年人口抚养比＝老年人口/15～64岁人口×100%。老年人口抚养比是从经济角度反映人口老化社会后果的指标之一。

少年儿童抚养比 也称少年儿童抚养系数。指少年儿童与15～64岁人口的比例。负担少年系数＝少年儿童人口/15～64岁人口×100%。

总和生育率 每个妇女度过她的整个育龄期（15～49岁）根据现时年龄别生育率可能生育的孩子数。

城市人口用水普及率 指城市用水的非农业人口数（不包括临时人口和流动人口）与城市非农业人口总数之比。用水普及率＝城市用水的非农业人口数/城市非农业人口数×100%。

小学学龄儿童入学率 指调查范围内已入小学学习的学龄儿童占校内外学龄儿童总数

（包括弱智儿童，不包括盲聋哑儿童）的比重。学龄儿童入学率＝已入学小学学龄儿童数/校内外小学学龄儿童总数×100％。

三、其他

"发展速度"和"增长速度"都是人们在日常社会经济工作中经常用来表示某一时期内某动态指标发展变化状况的动态相对数。动态相对指标的数值有发展速度和增长速度两种：

发展速度＝某指标报告期数值/该指标基期数值。一般用百分数表示，当比例数较大时，则用倍数表示较为合适。通常把用来作为比较标准的时期称为"**基期**"，而把同基期对比的时期称为"**报告期**"。如2009年的收入比2008年增加了20％，这里2008年就是基期，2009年是报告期。

增长速度＝（某指标报告期数值－该指标基期数值）/该指标基期数值＝发展速度－1。计算结果若是正值，则叫增长速度，也可叫增长率；若是负值，则叫降低速度，也可叫降低率。

"环比"和"同比" 环比是指相邻期间的比较，如2季度与3季度比较；同比是同一时期比较，如今年2季度同去年2季度比较。

平均增长速度 我国计算平均增长速度有两种方法：一种是"水平法"，又称几何平均法，是以间隔期最后一年的水平同基期水平对比来计算平均每年增长（或下降）速度；另一种是"累计法"，又称代数平均法或方程法，是以间隔期内各年水平的总和同基期水平对比来计算平均每年增长（或下降）速度。在一般正常情况下，两种方法计算的平均每年增长速度比较接近；但在经济发展大起大落时，两种方法计算结果差别较大。除固定资产投资用"累计法"计算外，其余均用"水平法"计算。从某年到某年平均增长速度的年份，均不包括基期年在内。

权数 在统计计算中，用来衡量总体中各单位标志值在总体中作用大小的数值叫权数。权数决定指标的结构，权数如变动，绝对指标值和平均数也变动，所以权数是影响指标数值变动的一个重要因素。一般有两种表现形式：一是绝对数（频数）表示，另一个是用相对数（频率）表示，又称比重。权数的权衡轻重作用体现在各组单位数占总体单位数的比重大小。产品或行业占比重大的，权数就大，在指数中的作用就大。如零售物价指数除选用代表规格品计算个体物价指数外，还要采用零售额为权数，对个体商品物价指数在物价总指数形成中的重要程度起着权衡轻重的作用。

"指数"与"相对数" 指数是一种表明社会经济现象动态的相对数。指数按所反映的现象范围不同，分为个体指数（个别商品的价格指数）和总指数（居民消费价格总指数）。按所反映的现象性质的不同，分为数量指数（商品销售量指数）和质量指数（劳动生产率指数）。

相对数一般采用倍数、成数、系数、百分数、千分数等来表示，如：人口出生率、死亡率等。相对数根据相互对比的指标的性质和所能发挥的作用不同，可分为动态相对数、结构相对数、比较相对数、强度相对数、计划完成程度相对数等五种。

指数和一般相对数的区别在于：一般的相对数是两个有联系的现象数值之比，而指数是说明复杂社会现象经济发展情况，并可分析各种构成因素的影响程度。

指标 指标是指反映总体数量特征的名称和具体数值。按指标的表现形式可分为绝对指标、相对指标和平均指标。"绝对指标"也叫总量指标，它是反映现象规模、水平、总量的指标（如卫生总费用、诊疗人次数等）。总量指标是最基本的统计指标，是计算相对指标和平均指标的基础。相对指标即用来反映相关事物之间数量对比关系的指标（如卫生总费用构成、计划完成%等）。平均指标即用来反映事物在一定时空条件下一般水平的指标（如职工平均工资、门诊病人人均医疗费用等）。

按指标的性质分，可分为数量指标和质量指标。数量指标是用来说明数量多少的指标。一般表现为总量指标或绝对量的形式（如卫生人员数、总诊疗人次数等）。质量指标是用来说明总体内部数量关系和单位水平的指标。

"时点数"与"时期数" 绝对量指标按其数值的时间特点不同可分为时点数与时期数。时点数是指社会经济现象在某一时刻上所达到的水平或数量，如月初、月末、季初、季末、年初、年末等，时点数没有动态可加性。卫生机构、床位、人员数等就是时点数。时期数是指社会经济现象从某一时刻到另一时刻的全段时间上所达到的总量，如某月、某季、某年等。时期数具有动态可加性，可连续计算，数值的大小与时期长短有直接关系。总诊疗人次数、出院人数、实际占用床位数、费用等就是时期数。

"番"与"倍" "番"是按几何级数计算的，"倍"是按算术级数计算的。增加一倍就是增加100%，翻一番。除了一倍与一番相当外，两倍与两番以上的数字含义就不同了。而且数字越大，差距越大。如增加两倍，指增加200%；翻两番，就是400%（一番是二，二番是四，三番就是八），所以说翻两番就是增加了300%，翻三番就是增加了700%。

"百分数"与"百分点" 百分数是用一百做分母的分数，用"%"表示。"占"、"超"、"为"、"增"的用法，"占计划百分之几"指完成计划的百分之几；"超计划的百分之几"，就应该扣除原来的基数（-100%）；"为去年的百分之几"就是等于或相当于去年的百分之几；"比去年增长百分之几"应扣掉原有的基数（-100%）。

百分点是指不同时期以百分数形式表示的相对指标（如：速度、指数、构成等）的变动幅度，例如：我国第一产业占GDP比重由1992年的21.8%下降到1993年的18.2%，下降了3.6个百分点。

恩格尔系数 指食物支出在生活消费总支出中所占的比例。国际上常用恩格尔系数来衡量一个国家和地区人民生活水平的状况。根据联合国粮农组织提出的标准，恩格尔系数在59%以上为贫困，50%～59%为温饱，40%～50%为小康，30%～40%为富裕，低于30%为最富裕。

基尼系数 意大利经济学家基尼提出的定量测定收入分配差异程度的指标，指在全部居民收入中用于不平均分配的百分比。基尼系数介于0和1之间。联合国有关组织规定：低于0.2表示收入高度平均；0.2～0.3表示比较平均；0.3～0.4表示相对合理；0.4～0.5表示收入差距较大；0.6以上表示收入差距悬殊。

抽样调查 是根据部分实际调查结果来推断总体标志总量的一种统计调查方法，属于非全面调查的范畴。它是从若干单位组成的事物总体中，抽取部分样本单位来进行调查、观察，用所得到的调查标志的数据以代表总体，推断总体。通常抽样调查有两种误差：一种是工作误差（也称登记误差或调查误差），一种是代表性误差（也称抽样误差）。但是，抽样调查可以通过抽样设计把代表性误差控制在允许的范围之内；另外，由于调查单位少，代表性强，所需调查人员少，工作误差比全面调查要小。特别是在总体包括的调查单位较多的情况下，抽样调查结果的准确性一般高于全面调查。

7.3 县及县以上行政区划代码

（截至 2009 年 12 月底）

代码	名称	代码	名称
110000	北京市	120111	西青区
110100	市辖区	120112	津南区
110101	东城区	120113	北辰区
110102	西城区	120114	武清区
110103	崇文区	120115	宝坻区
110104	宣武区	120200	县
110105	朝阳区	120221	宁河县
110106	丰台区	120223	静海县
110107	石景山区	120225	蓟 县
110108	海淀区		
110109	门头沟区	130000	河北省
110111	房山区	130100	石家庄市
110112	通州区	130102	长安区
110113	顺义区	130103	桥东区
110114	昌平区	130104	桥西区
110115	大兴区	130105	新华区
110116	怀柔区	130107	井陉矿区
110117	平谷区	130108	裕华区
110200	县	130121	井陉县
110228	密云县	130123	正定县
110229	延庆县	130124	栾城县
		130125	行唐县
120000	天津市	130126	灵寿县
120100	市辖区	130127	高邑县
120101	和平区	130128	深泽县
120102	河东区	130129	赞皇县
120103	河西区	130130	无极县
120104	南开区	130131	平山县
120105	河北区	130132	元氏县
120106	红桥区	130133	赵 县
120107	塘沽区	130181	辛集市
120108	汉沽区	130182	藁城市
120109	大港区	130183	晋州市
120110	东丽区	130184	新乐市

代 码	名 称	代 码	名 称
130185	鹿泉市	130433	馆陶县
130200	唐山市	130434	魏 县
130202	路南区	130435	曲周县
130203	路北区	130481	武安市
130204	古冶区	130500	邢台市
130205	开平区	130502	桥东区
130207	丰南区	130503	桥西区
130208	丰润区	130521	邢台县
130223	滦 县	130522	临城县
130224	滦南县	130523	内丘县
130225	乐亭县	130524	柏乡县
130227	迁西县	130525	隆尧县
130229	玉田县	130526	任 县
130230	唐海县	130527	南和县
130281	遵化市	130528	宁晋县
130283	迁安市	130529	巨鹿县
130300	秦皇岛市	130530	新河县
130302	海港区	130531	广宗县
130303	山海关区	130532	平乡县
130304	北戴河区	130533	威 县
130321	青龙满族自治县	130534	清河县
130322	昌黎县	130535	临西县
130323	抚宁县	130581	南宫市
130324	卢龙县	130582	沙河市
130400	邯郸市	130600	保定市
130402	邯山区	130602	新市区
130403	丛台区	130603	北市区
130404	复兴区	130604	南市区
130406	峰峰矿区	130621	满城县
130421	邯郸县	130622	清苑县
130423	临漳县	130623	涞水县
130424	成安县	130624	阜平县
130425	大名县	130625	徐水县
130426	涉 县	130626	定兴县
130427	磁 县	130627	唐 县
130428	肥乡县	130628	高阳县
130429	永年县	130629	容城县
130430	邱 县	130630	涞源县
130431	鸡泽县	130631	望都县
130432	广平县	130632	安新县

代 码	名 称	代 码	名 称
130633	易 县	130900	沧州市
130634	曲阳县	130902	新华区
130635	蠡 县	130903	运河区
130636	顺平县	130921	沧 县
130637	博野县	130922	青 县
130638	雄 县	130923	东光县
130681	涿州市	130924	海兴县
130682	定州市	130925	盐山县
130683	安国市	130926	肃宁县
130684	高碑店市	130927	南皮县
130700	张家口市	130928	吴桥县
130702	桥东区	130929	献 县
130703	桥西区	130930	孟村回族自治县
130705	宣化区	130981	泊头市
130706	下花园区	130982	任丘市
130721	宣化县	130983	黄骅市
130722	张北县	130984	河间市
130723	康保县	131000	廊坊市
130724	沽源县	131002	安次区
130725	尚义县	131003	广阳区
130726	蔚 县	131022	固安县
130727	阳原县	131023	永清县
130728	怀安县	131024	香河县
130729	万全县	131025	大城县
130730	怀来县	131026	文安县
130731	涿鹿县	131028	大厂回族自治县
130732	赤城县	131081	霸州市
130733	崇礼县	131082	三河市
130800	承德市	131100	衡水市
130802	双桥区	131102	桃城区
130803	双滦区	131121	枣强县
130804	鹰手营子矿区	131122	武邑县
130821	承德县	131123	武强县
130822	兴隆县	131124	饶阳县
130823	平泉县	131125	安平县
130824	滦平县	131126	故城县
130825	隆化县	131127	景 县
130826	丰宁满族自治县	131128	阜城县
130827	宽城满族自治县	131181	冀州市
130828	围场满族蒙古族自治县	131182	深州市

代　码	名　称	代　码	名　称
		140428	长子县
140000	山西省	140429	武乡县
140100	太原市	140430	沁县
140105	小店区	140431	沁源县
140106	迎泽区	140481	潞城市
140107	杏花岭区	140500	晋城市
140108	尖草坪区	140502	城　区
140109	万柏林区	140521	沁水县
140110	晋源区	140522	阳城县
140121	清徐县	140524	陵川县
140122	阳曲县	140525	泽州县
140123	娄烦县	140581	高平市
140181	古交市	140600	朔州市
140200	大同市	140602	朔城区
140202	城　区	140603	平鲁区
140203	矿　区	140621	山阴县
140211	南郊区	140622	应　县
140212	新荣区	140623	右玉县
140221	阳高县	140624	怀仁县
140222	天镇县	140700	晋中市
140223	广灵县	140702	榆次区
140224	灵丘县	140721	榆社县
140225	浑源县	140722	左权县
140226	左云县	140723	和顺县
140227	大同县	140724	昔阳县
140300	阳泉市	140725	寿阳县
140302	城　区	140726	太谷县
140303	矿　区	140727	祁　县
140311	郊　区	140728	平遥县
140321	平定县	140729	灵石县
140322	盂　县	140781	介休市
140400	长治市	140800	运城市
140402	城　区	140802	盐湖区
140411	郊　区	140821	临猗县
140421	长治县	140822	万荣县
140423	襄垣县	140823	闻喜县
140424	屯留县	140824	稷山县
140425	平顺县	140825	新绛县
140426	黎城县	140826	绛　县
140427	壶关县	140827	垣曲县

代码	名称	代码	名称
140828	夏县	141121	文水县
140829	平陆县	141122	交城县
140830	芮城县	141123	兴县
140881	永济市	141124	临县
140882	河津市	141125	柳林县
140900	忻州市	141126	石楼县
140902	忻府区	141127	岚县
140921	定襄县	141128	方山县
140922	五台县	141129	中阳县
140923	代县	141130	交口县
140924	繁峙县	141181	孝义市
140925	宁武县	141182	汾阳市
140926	静乐县		
140927	神池县	150000	内蒙古自治区
140928	五寨县	150100	呼和浩特市
140929	岢岚县	150102	新城区
140930	河曲县	150103	回民区
140931	保德县	150104	玉泉区
140932	偏关县	150105	赛罕区
140981	原平市	150121	土默特左旗
141000	临汾市	150122	托克托县
141002	尧都区	150123	和林格尔县
141021	曲沃县	150124	清水河县
141022	翼城县	150125	武川县
141023	襄汾县	150200	包头市
141024	洪洞县	150202	东河区
141025	古县	150203	昆都仑区
141026	安泽县	150204	青山区
141027	浮山县	150205	石拐区
141028	吉县	150206	白云矿区
141029	乡宁县	150207	九原区
141030	大宁县	150221	土默特右旗
141031	隰县	150222	固阳县
141032	永和县	150223	达尔罕茂明安联合旗
141033	蒲县	150300	乌海市
141034	汾西县	150302	海勃湾区
141081	侯马市	150303	海南区
141082	霍州市	150304	乌达区
141100	吕梁市	150400	赤峰市
141102	离石区	150402	红山区

代　码	名　称	代　码	名　称
150403	元宝山区	150783	扎兰屯市
150404	松山区	150784	额尔古纳市
150421	阿鲁科尔沁旗	150785	根河市
150422	巴林左旗	150800	巴彦淖尔市
150423	巴林右旗	150802	临河区
150424	林西县	150821	五原县
150425	克什克腾旗	150822	磴口县
150426	翁牛特旗	150823	乌拉特前旗
150428	喀喇沁旗	150824	乌拉特中旗
150429	宁城县	150825	乌拉特后旗
150430	敖汉旗	150826	杭锦后旗
150500	通辽市	150900	乌兰察布市
150502	科尔沁区	150902	集宁区
150521	科尔沁左翼中旗	150921	卓资县
150522	科尔沁左翼后旗	150922	化德县
150523	开鲁县	150923	商都县
150524	库伦旗	150924	兴和县
150525	奈曼旗	150925	凉城县
150526	扎鲁特旗	150926	察哈尔右翼前旗
150581	霍林郭勒市	150927	察哈尔右翼中旗
150600	鄂尔多斯市	150928	察哈尔右翼后旗
150602	东胜区	150929	四子王旗
150621	达拉特旗	150981	丰镇市
150622	准格尔旗	152200	兴安盟
150623	鄂托克前旗	152201	乌兰浩特市
150624	鄂托克旗	152202	阿尔山市
150625	杭锦旗	152221	科尔沁右翼前旗
150626	乌审旗	152222	科尔沁右翼中旗
150627	伊金霍洛旗	152223	扎赉特旗
150700	呼伦贝尔市	152224	突泉县
150702	海拉尔区	152500	锡林郭勒盟
150721	阿荣旗	152501	二连浩特市
150722	莫力达瓦达斡尔族自治旗	152502	锡林浩特市
150723	鄂伦春自治旗	152522	阿巴嘎旗
150724	鄂温克族自治旗	152523	苏尼特左旗
150725	陈巴尔虎旗	152524	苏尼特右旗
150726	新巴尔虎左旗	152525	东乌珠穆沁旗
150727	新巴尔虎右旗	152526	西乌珠穆沁旗
150781	满洲里市	152527	太仆寺旗
150782	牙克石市	152528	镶黄旗

代 码	名 称	代 码	名 称
152529	正镶白旗	210323	岫岩满族自治县
152530	正蓝旗	210381	海城市
152531	多伦县	210400	抚顺市
152900	阿拉善盟	210402	新抚区
152921	阿拉善左旗	210403	东洲区
152922	阿拉善右旗	210404	望花区
152923	额济纳旗	210411	顺城区
		210421	抚顺县
210000	辽宁省	210422	新宾满族自治县
210100	沈阳市	210423	清原满族自治县
210102	和平区	210500	本溪市
210103	沈河区	210502	平山区
210104	大东区	210503	溪湖区
210105	皇姑区	210504	明山区
210106	铁西区	210505	南芬区
210111	苏家屯区	210521	本溪满族自治县
210112	东陵区	210522	桓仁满族自治县
210113	沈北新区	210600	丹东市
210114	于洪区	210602	元宝区
210122	辽中县	210603	振兴区
210123	康平县	210604	振安区
210124	法库县	210624	宽甸满族自治县
210181	新民市	210681	东港市
210200	大连市	210682	凤城市
210202	中山区	210700	锦州市
210203	西岗区	210702	古塔区
210204	沙河口区	210703	凌河区
210211	甘井子区	210711	太和区
210212	旅顺口区	210726	黑山县
210213	金州区	210727	义县
210224	长海县	210781	凌海市
210281	瓦房店市	210782	北镇市
210282	普兰店市	210800	营口市
210283	庄河市	210802	站前区
210300	鞍山市	210803	西市区
210302	铁东区	210804	鲅鱼圈区
210303	铁西区	210811	老边区
210304	立山区	210881	盖州市
210311	千山区	210882	大石桥市
210321	台安县	210900	阜新市

代 码	名 称	代 码	名 称
210902	海州区	211421	绥中县
210903	新邱区	211422	建昌县
210904	太平区	211481	兴城市
210905	清河门区		
210911	细河区	220000	吉林省
210921	阜新蒙古族自治县	220100	长春市
210922	彰武县	220102	南关区
211000	辽阳市	220103	宽城区
211002	白塔区	220104	朝阳区
211003	文圣区	220105	二道区
211004	宏伟区	220106	绿园区
211005	弓长岭区	220112	双阳区
211011	太子河区	220122	农安县
211021	辽阳县	220181	九台市
211081	灯塔市	220182	榆树市
211100	盘锦市	220183	德惠市
211102	双台子区	220200	吉林市
211103	兴隆台区	220202	昌邑区
211121	大洼县	220203	龙潭区
211122	盘山县	220204	船营区
211200	铁岭市	220211	丰满区
211202	银州区	220221	永吉县
211204	清河区	220281	蛟河市
211221	铁岭县	220282	桦甸市
211223	西丰县	220283	舒兰市
211224	昌图县	220284	磐石市
211281	调兵山市	220300	四平市
211282	开原市	220302	铁西区
211300	朝阳市	220303	铁东区
211302	双塔区	220322	梨树县
211303	龙城区	220323	伊通满族自治县
211321	朝阳县	220381	公主岭市
211322	建平县	220382	双辽市
211324	喀喇沁左翼蒙古族自治县	220400	辽源市
211381	北票市	220402	龙山区
211382	凌源市	220403	西安区
211400	葫芦岛市	220421	东丰县
211402	连山区	220422	东辽县
211403	龙港区	220500	通化市
211404	南票区	220502	东昌区

424

代 码	名 称	代 码	名 称
220503	二道江区	230108	平房区
220521	通化县	230109	松北区
220523	辉南县	230110	香坊区
220524	柳河县	230111	呼兰区
220581	梅河口市	230112	阿城区
220582	集安市	230123	依兰县
220600	白山市	230124	方正县
220602	八道江区	230125	宾 县
220605	江源区	230126	巴彦县
220621	抚松县	230127	木兰县
220622	靖宇县	230128	通河县
220623	长白朝鲜族自治县	230129	延寿县
220681	临江市	230182	双城市
220700	松原市	230183	尚志市
220702	宁江区	230184	五常市
220721	前郭尔罗斯蒙古族自治县	230200	齐齐哈尔市
220722	长岭县	230202	龙沙区
220723	乾安县	230203	建华区
220724	扶余县	230204	铁锋区
220800	白城市	230205	昂昂溪区
220802	洮北区	230206	富拉尔基区
220821	镇赉县	230207	碾子山区
220822	通榆县	230208	梅里斯达斡尔族区
220881	洮南市	230221	龙江县
220882	大安市	230223	依安县
222400	延边朝鲜族自治州	230224	泰来县
222401	延吉市	230225	甘南县
222402	图们市	230227	富裕县
222403	敦化市	230229	克山县
222404	珲春市	230230	克东县
222405	龙井市	230231	拜泉县
222406	和龙市	230281	讷河市
222424	汪清县	230300	鸡西市
222426	安图县	230302	鸡冠区
		230303	恒山区
230000	**黑龙江省**	230304	滴道区
230100	哈尔滨市	230305	梨树区
230102	道里区	230306	城子河区
230103	南岗区	230307	麻山区
230104	道外区	230321	鸡东县

代码	名称	代码	名称
230381	虎林市	230711	乌马河区
230382	密山市	230712	汤旺河区
230400	鹤岗市	230713	带岭区
230402	向阳区	230714	乌伊岭区
230403	工农区	230715	红星区
230404	南山区	230716	上甘岭区
230405	兴安区	230722	嘉荫县
230406	东山区	230781	铁力市
230407	兴山区	230800	佳木斯市
230421	萝北县	230803	向阳区
230422	绥滨县	230804	前进区
230500	双鸭山市	230805	东风区
230502	尖山区	230811	郊 区
230503	岭东区	230822	桦南县
230505	四方台区	230826	桦川县
230506	宝山区	230828	汤原县
230521	集贤县	230833	抚远县
230522	友谊县	230881	同江市
230523	宝清县	230882	富锦市
230524	饶河县	230900	七台河市
230600	大庆市	230902	新兴区
230602	萨尔图区	230903	桃山区
230603	龙凤区	230904	茄子河区
230604	让胡路区	230921	勃利县
230605	红岗区	231000	牡丹江市
230606	大同区	231002	东安区
230621	肇州县	231003	阳明区
230622	肇源县	231004	爱民区
230623	林甸县	231005	西安区
230624	杜尔伯特蒙古族自治县	231024	东宁县
230700	伊春市	231025	林口县
230702	伊春区	231081	绥芬河市
230703	南岔区	231083	海林市
230704	友好区	231084	宁安市
230705	西林区	231085	穆棱市
230706	翠峦区	231100	黑河市
230707	新青区	231102	爱辉区
230708	美溪区	231121	嫩江县
230709	金山屯区	231123	逊克县
230710	五营区	231124	孙吴县

代码	名称	代码	名称
231181	北安市	310119	南汇区
231182	五大连池市	310120	奉贤区
231200	绥化市	310200	县
231202	北林区	310230	崇明县
231221	望奎县		
231222	兰西县	**320000**	**江苏省**
231223	青冈县	320100	南京市
231224	庆安县	320102	玄武区
231225	明水县	320103	白下区
231226	绥棱县	320104	秦淮区
231281	安达市	320105	建邺区
231282	肇东市	320106	鼓楼区
231283	海伦市	320107	下关区
232700	大兴安岭地区	320111	浦口区
232701	加格达奇区（虚拟）	320113	栖霞区
232702	松岭区（虚拟）	320114	雨花台区
232703	新林区（虚拟）	320115	江宁区
232704	呼中区（虚拟）	320116	六合区
232721	呼玛县	320124	溧水县
232722	塔河县	320125	高淳县
232723	漠河县	320200	无锡市
		320202	崇安区
310000	**上海市**	320203	南长区
310100	市辖区	320204	北塘区
310101	黄浦区	320205	锡山区
310103	卢湾区	320206	惠山区
310104	徐汇区	320211	滨湖区
310105	长宁区	320281	江阴市
310106	静安区	320282	宜兴市
310107	普陀区	320300	徐州市
310108	闸北区	320302	鼓楼区
310109	虹口区	320303	云龙区
310110	杨浦区	320304	九里区
310112	闵行区	320305	贾汪区
310113	宝山区	320311	泉山区
310114	嘉定区	320321	丰县
310115	浦东新区	320322	沛县
310116	金山区	320323	铜山县
310117	松江区	320324	睢宁县
310118	青浦区	320381	新沂市

代　码	名　称	代　码	名　称
320382	邳州市	320803	楚州区
320400	常州市	320804	淮阴区
320402	天宁区	320811	清浦区
320404	钟楼区	320826	涟水县
320405	戚墅堰区	320829	洪泽县
320411	新北区	320830	盱眙县
320412	武进区	320831	金湖县
320481	溧阳市	320900	盐城市
320482	金坛市	320902	亭湖区
320500	苏州市	320903	盐都区
320502	沧浪区	320921	响水县
320503	平江区	320922	滨海县
320504	金阊区	320923	阜宁县
320505	虎丘区	320924	射阳县
320506	吴中区	320925	建湖县
320507	相城区	320981	东台市
320581	常熟市	320982	大丰市
320582	张家港市	321000	扬州市
320583	昆山市	321002	广陵区
320584	吴江市	321003	邗江区
320585	太仓市	321011	维扬区
320600	南通市	321023	宝应县
320602	崇川区	321081	仪征市
320611	港闸区	321084	高邮市
320621	海安县	321088	江都市
320623	如东县	321100	镇江市
320681	启东市	321102	京口区
320682	如皋市	321111	润州区
320683	通州市	321112	丹徒区
320684	海门市	321181	丹阳市
320700	连云港市	321182	扬中市
320703	连云区	321183	句容市
320705	新浦区	321200	泰州市
320706	海州区	321202	海陵区
320721	赣榆县	321203	高港区
320722	东海县	321281	兴化市
320723	灌云县	321282	靖江市
320724	灌南县	321283	泰兴市
320800	淮安市	321284	姜堰市
320802	清河区	321300	宿迁市

代 码	名 称	代 码	名 称
321302	宿城区	330327	苍南县
321311	宿豫区	330328	文成县
321322	沭阳县	330329	泰顺县
321323	泗阳县	330381	瑞安市
321324	泗洪县	330382	乐清市
		330400	嘉兴市
330000	浙江省	330402	南湖区
330100	杭州市	330411	秀洲区
330102	上城区	330421	嘉善县
330103	下城区	330424	海盐县
330104	江干区	330481	海宁市
330105	拱墅区	330482	平湖市
330106	西湖区	330483	桐乡市
330108	滨江区	330500	湖州市
330109	萧山区	330502	吴兴区
330110	余杭区	330503	南浔区
330122	桐庐县	330521	德清县
330127	淳安县	330522	长兴县
330182	建德市	330523	安吉县
330183	富阳市	330600	绍兴市
330185	临安市	330602	越城区
330200	宁波市	330621	绍兴县
330203	海曙区	330624	新昌县
330204	江东区	330681	诸暨市
330205	江北区	330682	上虞市
330206	北仑区	330683	嵊州市
330211	镇海区	330700	金华市
330212	鄞州区	330702	婺城区
330225	象山县	330703	金东区
330226	宁海县	330723	武义县
330281	余姚市	330726	浦江县
330282	慈溪市	330727	磐安县
330283	奉化市	330781	兰溪市
330300	温州市	330782	义乌市
330302	鹿城区	330783	东阳市
330303	龙湾区	330784	永康市
330304	瓯海区	330800	衢州市
330322	洞头县	330802	柯城区
330324	永嘉县	330803	衢江区
330326	平阳县	330822	常山县

代 码	名 称	代 码	名 称
330824	开化县	340203	弋江区
330825	龙游县	340207	鸠江区
330881	江山市	340208	三山区
330900	舟山市	340221	芜湖县
330902	定海区	340222	繁昌县
330903	普陀区	340223	南陵县
330921	岱山县	340300	蚌埠市
330922	嵊泗县	340302	龙子湖区
331000	台州市	340303	蚌山区
331002	椒江区	340304	禹会区
331003	黄岩区	340311	淮上区
331004	路桥区	340321	怀远县
331021	玉环县	340322	五河县
331022	三门县	340323	固镇县
331023	天台县	340400	淮南市
331024	仙居县	340402	大通区
331081	温岭市	340403	田家庵区
331082	临海市	340404	谢家集区
331100	丽水市	340405	八公山区
331102	莲都区	340406	潘集区
331121	青田县	340421	凤台县
331122	缙云县	340500	马鞍山市
331123	遂昌县	340502	金家庄区
331124	松阳县	340503	花山区
331125	云和县	340504	雨山区
331126	庆元县	340521	当涂县
331127	景宁畲族自治县	340600	淮北市
331181	龙泉市	340602	杜集区
		340603	相山区
340000	安徽省	340604	烈山区
340100	合肥市	340621	濉溪县
340102	瑶海区	340700	铜陵市
340103	庐阳区	340702	铜官山区
340104	蜀山区	340703	狮子山区
340111	包河区	340711	郊　区
340121	长丰县	340721	铜陵县
340122	肥东县	340800	安庆市
340123	肥西县	340802	迎江区
340200	芜湖市	340803	大观区
340202	镜湖区	340811	宜秀区

代 码	名 称	代 码	名 称
340822	怀宁县	341400	巢湖市
340823	枞阳县	341402	居巢区
340824	潜山县	341421	庐江县
340825	太湖县	341422	无为县
340826	宿松县	341423	含山县
340827	望江县	341424	和 县
340828	岳西县	341500	六安市
340881	桐城市	341502	金安区
341000	黄山市	341503	裕安区
341002	屯溪区	341521	寿 县
341003	黄山区	341522	霍邱县
341004	徽州区	341523	舒城县
341021	歙 县	341524	金寨县
341022	休宁县	341525	霍山县
341023	黟 县	341600	亳州市
341024	祁门县	341602	谯城区
341100	滁州市	341621	涡阳县
341102	琅琊区	341622	蒙城县
341103	南谯区	341623	利辛县
341122	来安县	341700	池州市
341124	全椒县	341702	贵池区
341125	定远县	341721	东至县
341126	凤阳县	341722	石台县
341181	天长市	341723	青阳县
341182	明光市	341800	宣城市
341200	阜阳市	341802	宣州区
341202	颍州区	341821	郎溪县
341203	颍东区	341822	广德县
341204	颍泉区	341823	泾 县
341221	临泉县	341824	绩溪县
341222	太和县	341825	旌德县
341225	阜南县	341881	宁国市
341226	颍上县		
341282	界首市	**350000**	**福建省**
341300	宿州市	350100	福州市
341302	埇桥区	350102	鼓楼区
341321	砀山县	350103	台江区
341322	萧 县	350104	仓山区
341323	灵璧县	350105	马尾区
341324	泗 县	350111	晋安区

代 码	名 称	代 码	名 称
350121	闽侯县	350524	安溪县
350122	连江县	350525	永春县
350123	罗源县	350526	德化县
350124	闽清县	350527	金门县
350125	永泰县	350581	石狮市
350128	平潭县	350582	晋江市
350181	福清市	350583	南安市
350182	长乐市	350600	漳州市
350200	厦门市	350602	芗城区
350203	思明区	350603	龙文区
350205	海沧区	350622	云霄县
350206	湖里区	350623	漳浦县
350211	集美区	350624	诏安县
350212	同安区	350625	长泰县
350213	翔安区	350626	东山县
350300	莆田市	350627	南靖县
350302	城厢区	350628	平和县
350303	涵江区	350629	华安县
350304	荔城区	350681	龙海市
350305	秀屿区	350700	南平市
350322	仙游县	350702	延平区
350400	三明市	350721	顺昌县
350402	梅列区	350722	浦城县
350403	三元区	350723	光泽县
350421	明溪县	350724	松溪县
350423	清流县	350725	政和县
350424	宁化县	350781	邵武市
350425	大田县	350782	武夷山市
350426	尤溪县	350783	建瓯市
350427	沙 县	350784	建阳市
350428	将乐县	350800	龙岩市
350429	泰宁县	350802	新罗区
350430	建宁县	350821	长汀县
350481	永安市	350822	永定县
350500	泉州市	350823	上杭县
350502	鲤城区	350824	武平县
350503	丰泽区	350825	连城县
350504	洛江区	350881	漳平市
350505	泉港区	350900	宁德市
350521	惠安县	350902	蕉城区

代码	名称	代码	名称
350921	霞浦县	360428	都昌县
350922	古田县	360429	湖口县
350923	屏南县	360430	彭泽县
350924	寿宁县	360481	瑞昌市
350925	周宁县	360500	新余市
350926	柘荣县	360502	渝水区
350981	福安市	360521	分宜县
350982	福鼎市	360600	鹰潭市
		360602	月湖区
360000	江西省	360622	余江县
360100	南昌市	360681	贵溪市
360102	东湖区	360700	赣州市
360103	西湖区	360702	章贡区
360104	青云谱区	360721	赣县
360105	湾里区	360722	信丰县
360111	青山湖区	360723	大余县
360121	南昌县	360724	上犹县
360122	新建县	360725	崇义县
360123	安义县	360726	安远县
360124	进贤县	360727	龙南县
360200	景德镇市	360728	定南县
360202	昌江区	360729	全南县
360203	珠山区	360730	宁都县
360222	浮梁县	360731	于都县
360281	乐平市	360732	兴国县
360300	萍乡市	360733	会昌县
360302	安源区	360734	寻乌县
360313	湘东区	360735	石城县
360321	莲花县	360781	瑞金市
360322	上栗县	360782	南康市
360323	芦溪县	360800	吉安市
360400	九江市	360802	吉州区
360402	庐山区	360803	青原区
360403	浔阳区	360821	吉安县
360421	九江县	360822	吉水县
360423	武宁县	360823	峡江县
360424	修水县	360824	新干县
360425	永修县	360825	永丰县
360426	德安县	360826	泰和县
360427	星子县	360827	遂川县

代 码	名 称	代 码	名 称
360828	万安县	370000	山东省
360829	安福县	370100	济南市
360830	永新县	370102	历下区
360881	井冈山市	370103	市中区
360900	宜春市	370104	槐荫区
360902	袁州区	370105	天桥区
360921	奉新县	370112	历城区
360922	万载县	370113	长清区
360923	上高县	370124	平阴县
360924	宜丰县	370125	济阳县
360925	靖安县	370126	商河县
360926	铜鼓县	370181	章丘市
360981	丰城市	370200	青岛市
360982	樟树市	370202	市南区
360983	高安市	370203	市北区
361000	抚州市	370205	四方区
361002	临川区	370211	黄岛区
361021	南城县	370212	崂山区
361022	黎川县	370213	李沧区
361023	南丰县	370214	城阳区
361024	崇仁县	370281	胶州市
361025	乐安县	370282	即墨市
361026	宜黄县	370283	平度市
361027	金溪县	370284	胶南市
361028	资溪县	370285	莱西市
361029	东乡县	370300	淄博市
361030	广昌县	370302	淄川区
361100	上饶市	370303	张店区
361102	信州区	370304	博山区
361121	上饶县	370305	临淄区
361122	广丰县	370306	周村区
361123	玉山县	370321	桓台县
361124	铅山县	370322	高青县
361125	横峰县	370323	沂源县
361126	弋阳县	370400	枣庄市
361127	余干县	370402	市中区
361128	鄱阳县	370403	薛城区
361129	万年县	370404	峄城区
361130	婺源县	370405	台儿庄区
361181	德兴市	370406	山亭区

代 码	名 称	代 码	名 称
370481	滕州市	370830	汶上县
370500	东营市	370831	泗水县
370502	东营区	370832	梁山县
370503	河口区	370881	曲阜市
370521	垦利县	370882	兖州市
370522	利津县	370883	邹城市
370523	广饶县	370900	泰安市
370600	烟台市	370902	泰山区
370602	芝罘区	370911	岱岳区
370611	福山区	370921	宁阳县
370612	牟平区	370923	东平县
370613	莱山区	370982	新泰市
370634	长岛县	370983	肥城市
370681	龙口市	371000	威海市
370682	莱阳市	371002	环翠区
370683	莱州市	371081	文登市
370684	蓬莱市	371082	荣成市
370685	招远市	371083	乳山市
370686	栖霞市	371100	日照市
370687	海阳市	371102	东港区
370700	潍坊市	371103	岚山区
370702	潍城区	371121	五莲县
370703	寒亭区	371122	莒 县
370704	坊子区	371200	莱芜市
370705	奎文区	371202	莱城区
370724	临朐县	371203	钢城区
370725	昌乐县	371300	临沂市
370781	青州市	371302	兰山区
370782	诸城市	371311	罗庄区
370783	寿光市	371312	河东区
370784	安丘市	371321	沂南县
370785	高密市	371322	郯城县
370786	昌邑市	371323	沂水县
370800	济宁市	371324	苍山县
370802	市中区	371325	费 县
370811	任城区	371326	平邑县
370826	微山县	371327	莒南县
370827	鱼台县	371328	蒙阴县
370828	金乡县	371329	临沭县
370829	嘉祥县	371400	德州市

代　码	名　　称		代　码	名　　称
371402	德城区		410100	郑州市
371421	陵县		410102	中原区
371422	宁津县		410103	二七区
371423	庆云县		410104	管城回族区
371424	临邑县		410105	金水区
371425	齐河县		410106	上街区
371426	平原县		410108	惠济区
371427	夏津县		410122	中牟县
371428	武城县		410181	巩义市
371481	乐陵市		410182	荥阳市
371482	禹城市		410183	新密市
371500	聊城市		410184	新郑市
371502	东昌府区		410185	登封市
371521	阳谷县		410200	开封市
371522	莘县		410202	龙亭区
371523	茌平县		410203	顺河回族区
371524	东阿县		410204	鼓楼区
371525	冠县		410205	禹王台区
371526	高唐县		410211	金明区
371581	临清市		410221	杞县
371600	滨州市		410222	通许县
371602	滨城区		410223	尉氏县
371621	惠民县		410224	开封县
371622	阳信县		410225	兰考县
371623	无棣县		410300	洛阳市
371624	沾化县		410302	老城区
371625	博兴县		410303	西工区
371626	邹平县		410304	瀍河回族区
371700	菏泽市		410305	涧西区
371702	牡丹区		410306	吉利区
371721	曹县		410311	洛龙区
371722	单县		410322	孟津县
371723	成武县		410323	新安县
371724	巨野县		410324	栾川县
371725	郓城县		410325	嵩县
371726	鄄城县		410326	汝阳县
371727	定陶县		410327	宜阳县
371728	东明县		410328	洛宁县
			410329	伊川县
410000	**河南省**		410381	偃师市

代 码	名 称	代 码	名 称
410400	平顶山市	410800	焦作市
410402	新华区	410802	解放区
410403	卫东区	410803	中站区
410404	石龙区	410804	马村区
410411	湛河区	410811	山阳区
410421	宝丰县	410821	修武县
410422	叶 县	410822	博爱县
410423	鲁山县	410823	武陟县
410425	郏 县	410825	温 县
410481	舞钢市	410882	沁阳市
410482	汝州市	410883	孟州市
410500	安阳市	410900	濮阳市
410502	文峰区	410902	华龙区
410503	北关区	410922	清丰县
410505	殷都区	410923	南乐县
410506	龙安区	410926	范 县
410522	安阳县	410927	台前县
410523	汤阴县	410928	濮阳县
410526	滑 县	411000	许昌市
410527	内黄县	411002	魏都区
410581	林州市	411023	许昌县
410600	鹤壁市	411024	鄢陵县
410602	鹤山区	411025	襄城县
410603	山城区	411081	禹州市
410611	淇滨区	411082	长葛市
410621	浚 县	411100	漯河市
410622	淇 县	411102	源汇区
410700	新乡市	411103	郾城区
410702	红旗区	411104	召陵区
410703	卫滨区	411121	舞阳县
410704	凤泉区	411122	临颍县
410711	牧野区	411200	三门峡市
410721	新乡县	411202	湖滨区
410724	获嘉县	411221	渑池县
410725	原阳县	411222	陕 县
410726	延津县	411224	卢氏县
410727	封丘县	411281	义马市
410728	长垣县	411282	灵宝市
410781	卫辉市	411300	南阳市
410782	辉县市	411302	宛城区

代 码	名 称	代 码	名 称
411303	卧龙区	411626	淮阳县
411321	南召县	411627	太康县
411322	方城县	411628	鹿邑县
411323	西峡县	411681	项城市
411324	镇平县	411700	驻马店市
411325	内乡县	411702	驿城区
411326	淅川县	411721	西平县
411327	社旗县	411722	上蔡县
411328	唐河县	411723	平舆县
411329	新野县	411724	正阳县
411330	桐柏县	411725	确山县
411381	邓州市	411726	泌阳县
411400	商丘市	411727	汝南县
411402	梁园区	411728	遂平县
411403	睢阳区	411729	新蔡县
411421	民权县	419000	省直辖县级行政区划
411422	睢 县	419001	济源市
411423	宁陵县		
411424	柘城县	420000	湖北省
411425	虞城县	420100	武汉市
411426	夏邑县	420102	江岸区
411481	永城市	420103	江汉区
411500	信阳市	420104	硚口区
411502	浉河区	420105	汉阳区
411503	平桥区	420106	武昌区
411521	罗山县	420107	青山区
411522	光山县	420111	洪山区
411523	新 县	420112	东西湖区
411524	商城县	420113	汉南区
411525	固始县	420114	蔡甸区
411526	潢川县	420115	江夏区
411527	淮滨县	420116	黄陂区
411528	息 县	420117	新洲区
411600	周口市	420200	黄石市
411602	川汇区	420202	黄石港区
411621	扶沟县	420203	西塞山区
411622	西华县	420204	下陆区
411623	商水县	420205	铁山区
411624	沈丘县	420222	阳新县
411625	郸城县	420281	大冶市

代　码	名　称	代　码	名　称
420300	十堰市	420804	掇刀区
420301	武当山特区	420821	京山县
420302	茅箭区	420822	沙洋县
420303	张湾区	420881	钟祥市
420321	郧　县	420900	孝感市
420322	郧西县	420902	孝南区
420323	竹山县	420921	孝昌县
420324	竹溪县	420922	大悟县
420325	房　县	420923	云梦县
420381	丹江口市	420981	应城市
420500	宜昌市	420982	安陆市
420502	西陵区	420984	汉川市
420503	伍家岗区	421000	荆州市
420504	点军区	421002	沙市区
420505	猇亭区	421003	荆州区
420506	夷陵区	421022	公安县
420525	远安县	421023	监利县
420526	兴山县	421024	江陵县
420527	秭归县	421081	石首市
420528	长阳土家族自治县	421083	洪湖市
420529	五峰土家族自治县	421087	松滋市
420581	宜都市	421100	黄冈市
420582	当阳市	421102	黄州区
420583	枝江市	421121	团风县
420600	襄樊市	421122	红安县
420602	襄城区	421123	罗田县
420606	樊城区	421124	英山县
420607	襄阳区	421125	浠水县
420624	南漳县	421126	蕲春县
420625	谷城县	421127	黄梅县
420626	保康县	421181	麻城市
420682	老河口市	421182	武穴市
420683	枣阳市	421200	咸宁市
420684	宜城市	421202	咸安区
420700	鄂州市	421221	嘉鱼县
420702	梁子湖区	421222	通城县
420703	华容区	421223	崇阳县
420704	鄂城区	421224	通山县
420800	荆门市	421281	赤壁市
420802	东宝区	421300	随州市

代　码	名　称	代　码	名　称
421302	曾都区	430304	岳塘区
421381	广水市	430321	湘潭县
422800	恩施土家族苗族自治州	430381	湘乡市
422801	恩施市	430382	韶山市
422802	利川市	430400	衡阳市
422822	建始县	430405	珠晖区
422823	巴东县	430406	雁峰区
422825	宣恩县	430407	石鼓区
422826	咸丰县	430408	蒸湘区
422827	来凤县	430412	南岳区
422828	鹤峰县	430421	衡阳县
429000	省直辖县级行政单位	430422	衡南县
429004	仙桃市	430423	衡山县
429005	潜江市	430424	衡东县
429006	天门市	430426	祁东县
429021	神农架林区	430481	耒阳市
		430482	常宁市
430000	**湖南省**	430500	邵阳市
430100	长沙市	430502	双清区
430102	芙蓉区	430503	大祥区
430103	天心区	430511	北塔区
430104	岳麓区	430521	邵东县
430105	开福区	430522	新邵县
430111	雨花区	430523	邵阳县
430121	长沙县	430524	隆回县
430122	望城县	430525	洞口县
430124	宁乡县	430527	绥宁县
430181	浏阳市	430528	新宁县
430200	株洲市	430529	城步苗族自治县
430202	荷塘区	430581	武冈市
430203	芦淞区	430600	岳阳市
430204	石峰区	430602	岳阳楼区
430211	天元区	430603	云溪区
430221	株洲县	430611	君山区
430223	攸县	430621	岳阳县
430224	茶陵县	430623	华容县
430225	炎陵县	430624	湘阴县
430281	醴陵市	430626	平江县
430300	湘潭市	430681	汨罗市
430302	雨湖区	430682	临湘市

代　码	名　　称	代　码	名　　称
430700	常德市	431124	道　县
430702	武陵区	431125	江永县
430703	鼎城区	431126	宁远县
430721	安乡县	431127	蓝山县
430722	汉寿县	431128	新田县
430723	澧县	431129	江华瑶族自治县
430724	临澧县	431200	怀化市
430725	桃源县	431202	鹤城区
430726	石门县	431221	中方县
430781	津市市	431222	沅陵县
430800	张家界市	431223	辰溪县
430802	永定区	431224	溆浦县
430811	武陵源区	431225	会同县
430821	慈利县	431226	麻阳苗族自治县
430822	桑植县	431227	新晃侗族自治县
430900	益阳市	431228	芷江侗族自治县
430902	资阳区	431229	靖州苗族侗族自治县
430903	赫山区	431230	通道侗族自治县
430921	南　县	431281	洪江市
430922	桃江县	431300	娄底市
430923	安化县	431302	娄星区
430981	沅江市	431321	双峰县
431000	郴州市	431322	新化县
431002	北湖区	431381	冷水江市
431003	苏仙区	431382	涟源市
431021	桂阳县	433100	湘西土家族苗族自治州
431022	宜章县	433101	吉首市
431023	永兴县	433122	泸溪县
431024	嘉禾县	433123	凤凰县
431025	临武县	433124	花垣县
431026	汝城县	433125	保靖县
431027	桂东县	433126	古丈县
431028	安仁县	433127	永顺县
431081	资兴市	433130	龙山县
431100	永州市		
431102	零陵区	440000	广东省
431103	冷水滩区	440100	广州市
431121	祁阳县	440103	荔湾区
431122	东安县	440104	越秀区
431123	双牌县	440105	海珠区

代 码	名 称	代 码	名 称
440106	天河区	440604	禅城区
440111	白云区	440605	南海区
440112	黄埔区	440606	顺德区
440113	番禺区	440607	三水区
440114	花都区	440608	高明区
440115	南沙区	440700	江门市
440116	萝岗区	440703	蓬江区
440183	增城市	440704	江海区
440184	从化市	440705	新会区
440200	韶关市	440781	台山市
440203	武江区	440783	开平市
440204	浈江区	440784	鹤山市
440205	曲江区	440785	恩平市
440222	始兴县	440800	湛江市
440224	仁化县	440802	赤坎区
440229	翁源县	440803	霞山区
440232	乳源瑶族自治县	440804	坡头区
440233	新丰县	440811	麻章区
440281	乐昌市	440823	遂溪县
440282	南雄市	440825	徐闻县
440300	深圳市	440881	廉江市
440303	罗湖区	440882	雷州市
440304	福田区	440883	吴川市
440305	南山区	440900	茂名市
440306	宝安区	440902	茂南区
440307	龙岗区	440903	茂港区
440308	盐田区	440923	电白县
440400	珠海市	440981	高州市
440402	香洲区	440982	化州市
440403	斗门区	440983	信宜市
440404	金湾区	441200	肇庆市
440500	汕头市	441202	端州区
440507	龙湖区	441203	鼎湖区
440511	金平区	441223	广宁县
440512	濠江区	441224	怀集县
440513	潮阳区	441225	封开县
440514	潮南区	441226	德庆县
440515	澄海区	441283	高要市
440523	南澳县	441284	四会市
440600	佛山市	441300	惠州市

代 码	名 称	代 码	名 称
441302	惠城区	441900	东莞市
441303	惠阳区	442000	中山市
441322	博罗县	445100	潮州市
441323	惠东县	445102	湘桥区
441324	龙门县	445121	潮安县
441400	梅州市	445122	饶平县
441402	梅江区	445200	揭阳市
441421	梅 县	445202	榕城区
441422	大埔县	445221	揭东县
441423	丰顺县	445222	揭西县
441424	五华县	445224	惠来县
441426	平远县	445281	普宁市
441427	蕉岭县	445300	云浮市
441481	兴宁市	445302	云城区
441500	汕尾市	445321	新兴县
441502	城 区	445322	郁南县
441521	海丰县	445323	云安县
441523	陆河县	445381	罗定市
441581	陆丰市		
441600	河源市	450000	**广西壮族自治区**
441602	源城区	450100	南宁市
441621	紫金县	450102	兴宁区
441622	龙川县	450103	青秀区
441623	连平县	450105	江南区
441624	和平县	450107	西乡塘区
441625	东源县	450108	良庆区
441700	阳江市	450109	邕宁区
441702	江城区	450122	武鸣县
441721	阳西县	450123	隆安县
441723	阳东县	450124	马山县
441781	阳春市	450125	上林县
441800	清远市	450126	宾阳县
441802	清城区	450127	横 县
441821	佛冈县	450200	柳州市
441823	阳山县	450202	城中区
441825	连山壮族瑶族自治县	450203	鱼峰区
441826	连南瑶族自治县	450204	柳南区
441827	清新县	450205	柳北区
441881	英德市	450221	柳江县
441882	连州市	450222	柳城县

代码	名　称	代码	名　称
450223	鹿寨县	450700	钦州市
450224	融安县	450702	钦南区
450225	融水苗族自治县	450703	钦北区
450226	三江侗族自治县	450721	灵山县
450300	桂林市	450722	浦北县
450302	秀峰区	450800	贵港市
450303	叠彩区	450802	港北区
450304	象山区	450803	港南区
450305	七星区	450804	覃塘区
450311	雁山区	450821	平南县
450321	阳朔县	450881	桂平市
450322	临桂县	450900	玉林市
450323	灵川县	450902	玉州区
450324	全州县	450921	容　县
450325	兴安县	450922	陆川县
450326	永福县	450923	博白县
450327	灌阳县	450924	兴业县
450328	龙胜各族自治县	450981	北流市
450329	资源县	451000	百色市
450330	平乐县	451002	右江区
450331	荔蒲县	451021	田阳县
450332	恭城瑶族自治县	451022	田东县
450400	梧州市	451023	平果县
450403	万秀区	451024	德保县
450404	蝶山区	451025	靖西县
450405	长洲区	451026	那坡县
450421	苍梧县	451027	凌云县
450422	藤　县	451028	乐业县
450423	蒙山县	451029	田林县
450481	岑溪市	451030	西林县
450500	北海市	451031	隆林各族自治县
450502	海城区	451100	贺州市
450503	银海区	451102	八步区
450512	铁山港区	451121	昭平县
450521	合浦县	451122	钟山县
450600	防城港市	451123	富川瑶族自治县
450602	港口区	451200	河池市
450603	防城区	451202	金城江区
450621	上思县	451221	南丹县
450681	东兴市	451222	天峨县

代 码	名 称	代 码	名 称
451223	凤山县	469022	屯昌县
451224	东兰县	469023	澄迈县
451225	罗城仫佬族自治县	469024	临高县
451226	环江毛南族自治县	469025	白沙黎族自治县
451227	巴马瑶族自治县	469026	昌江黎族自治县
451228	都安瑶族自治县	469027	乐东黎族自治县
451229	大化瑶族自治县	469028	陵水黎族自治县
451281	宜州市	469029	保亭黎族苗族自治县
451300	来宾市	469030	琼中黎族苗族自治县
451302	兴宾区	469031	西沙群岛
451321	忻城县	469032	南沙群岛
451322	象州县	469033	中沙群岛的岛礁及其海域
451323	武宣县		
451324	金秀瑶族自治县	500000	重庆市
451381	合山市	500100	市辖区
451400	崇左市	500101	万州区
451402	江洲区	500102	涪陵区
451421	扶绥县	500103	渝中区
451422	宁明县	500104	大渡口区
451423	龙州县	500105	江北区
451424	大新县	500106	沙坪坝区
451425	天等县	500107	九龙坡区
451481	凭祥市	500108	南岸区
		500109	北碚区
460000	海南省	500110	万盛区
460100	海口市	500111	双桥区
460105	秀英区	500112	渝北区
460106	龙华区	500113	巴南区
460107	琼山区	500114	黔江区
460108	美兰区	500115	长寿区
460200	三亚市	500116	江津区
460201	市辖区	500117	合川区
469000	省直辖县级行政单位	500118	永川区
469001	五指山市	500119	南川区
469002	琼海市	500200	县
469003	儋州市	500222	綦江县
469005	文昌市	500223	潼南县
469006	万宁市	500224	铜梁县
469007	东方市	500225	大足县
469021	定安县	500226	荣昌县

代 码	名 称	代 码	名 称
500227	璧山县	510303	贡井区
500228	梁平县	510304	大安区
500229	城口县	510311	沿滩区
500230	丰都县	510321	荣 县
500231	垫江县	510322	富顺县
500232	武隆县	510400	攀枝花市
500233	忠 县	510402	东 区
500234	开 县	510403	西 区
500235	云阳县	510411	仁和区
500236	奉节县	510421	米易县
500237	巫山县	510422	盐边县
500238	巫溪县	510500	泸州市
500240	石柱土家族自治县	510502	江阳区
500241	秀山土家族苗族自治县	510503	纳溪区
500242	酉阳土家族苗族自治县	510504	龙马潭区
500243	彭水苗族土家族自治县	510521	泸 县
		510522	合江县
510000	**四川省**	510524	叙永县
510100	成都市	510525	古蔺县
510104	锦江区	510600	德阳市
510105	青羊区	510603	旌阳区
510106	金牛区	510623	中江县
510107	武侯区	510626	罗江县
510108	成华区	510681	广汉市
510112	龙泉驿区	510682	什邡市
510113	青白江区	510683	绵竹市
510114	新都区	510700	绵阳市
510115	温江区	510703	涪城区
510121	金堂县	510704	游仙区
510122	双流县	510722	三台县
510124	郫 县	510723	盐亭县
510129	大邑县	510724	安 县
510131	蒲江县	510725	梓潼县
510132	新津县	510726	北川羌族自治县
510181	都江堰市	510727	平武县
510182	彭州市	510781	江油市
510183	邛崃市	510800	广元市
510184	崇州市	510802	市中区
510300	自贡市	510811	元坝区
510302	自流井区	510812	朝天区

代 码	名 称	代 码	名 称
510821	旺苍县	511421	仁寿县
510822	青川县	511422	彭山县
510823	剑阁县	511423	洪雅县
510824	苍溪县	511424	丹棱县
510900	遂宁市	511425	青神县
510903	船山区	511500	宜宾市
510904	安居区	511502	翠屏区
510921	蓬溪县	511521	宜宾县
510922	射洪县	511522	南溪县
510923	大英县	511523	江安县
511000	内江市	511524	长宁县
511002	市中区	511525	高 县
511011	东兴区	511526	珙 县
511024	威远县	511527	筠连县
511025	资中县	511528	兴文县
511028	隆昌县	511529	屏山县
511100	乐山市	511600	广安市
511102	市中区	511602	广安区
511111	沙湾区	511621	岳池县
511112	五通桥区	511622	武胜县
511113	金口河区	511623	邻水县
511123	犍为县	511681	华蓥市
511124	井研县	511700	达州市
511126	夹江县	511702	通川区
511129	沐川县	511721	达 县
511132	峨边彝族自治县	511722	宣汉县
511133	马边彝族自治县	511723	开江县
511181	峨眉山市	511724	大竹县
511300	南充市	511725	渠 县
511302	顺庆区	511781	万源市
511303	高坪区	511800	雅安市
511304	嘉陵区	511802	雨城区
511321	南部县	511821	名山县
511322	营山县	511822	荥经县
511323	蓬安县	511823	汉源县
511324	仪陇县	511824	石棉县
511325	西充县	511825	天全县
511381	阆中市	511826	芦山县
511400	眉山市	511827	宝兴县
511402	东坡区	511900	巴中市

代 码	名 称	代 码	名 称
511902	巴州区	513337	稻城县
511921	通江县	513338	得荣县
511922	南江县	513400	凉山彝族自治州
511923	平昌县	513401	西昌市
512000	资阳市	513422	木里藏族自治县
512002	雁江区	513423	盐源县
512021	安岳县	513424	德昌县
512022	乐至县	513425	会理县
512081	简阳市	513426	会东县
513200	阿坝藏族羌族自治州	513427	宁南县
513221	汶川县	513428	普格县
513222	理县	513429	布拖县
513223	茂县	513430	金阳县
513224	松潘县	513431	昭觉县
513225	九寨沟县	513432	喜德县
513226	金川县	513433	冕宁县
513227	小金县	513434	越西县
513228	黑水县	513435	甘洛县
513229	马尔康县	513436	美姑县
513230	壤塘县	513437	雷波县
513231	阿坝县		
513232	若尔盖县	520000	贵州省
513233	红原县	520100	贵阳市
513300	甘孜藏族自治州	520102	南明区
513321	康定县	520103	云岩区
513322	泸定县	520111	花溪区
513323	丹巴县	520112	乌当区
513324	九龙县	520113	白云区
513325	雅江县	520114	小河区
513326	道孚县	520121	开阳县
513327	炉霍县	520122	息烽县
513328	甘孜县	520123	修文县
513329	新龙县	520181	清镇市
513330	德格县	520200	六盘水市
513331	白玉县	520201	钟山区
513332	石渠县	520203	六枝特区
513333	色达县	520221	水城县
513334	理塘县	520222	盘县
513335	巴塘县	520300	遵义市
513336	乡城县	520302	红花岗区

代 码	名 称	代 码	名 称
520303	汇川区	522400	毕节地区
520321	遵义县	522401	毕节市
520322	桐梓县	522422	大方县
520323	绥阳县	522423	黔西县
520324	正安县	522424	金沙县
520325	道真仡佬族苗族自治县	522425	织金县
520326	务川仡佬族苗族自治县	522426	纳雍县
520327	凤冈县	522427	威宁彝族回族苗族自治县
520328	湄潭县	522428	赫章县
520329	余庆县	522600	黔东南苗族侗族自治州
520330	习水县	522601	凯里市
520381	赤水市	522622	黄平县
520382	仁怀市	522623	施秉县
520400	安顺市	522624	三穗县
520402	西秀区	522625	镇远县
520421	平坝县	522626	岑巩县
520422	普定县	522627	天柱县
520423	镇宁布依族苗族自治县	522628	锦屏县
520424	关岭布依族苗族自治县	522629	剑河县
520425	紫云苗族布依族自治县	522630	台江县
522200	铜仁地区	522631	黎平县
522201	铜仁市	522632	榕江县
522222	江口县	522633	从江县
522223	玉屏侗族自治县	522634	雷山县
522224	石阡县	522635	麻江县
522225	思南县	522636	丹寨县
522226	印江土家族苗族自治县	522700	黔南布依族苗族自治州
522227	德江县	522701	都匀市
522228	沿河土家族自治县	522702	福泉市
522229	松桃苗族自治县	522722	荔波县
522230	万山特区	522723	贵定县
522300	黔西南布依族苗族自治州	522725	瓮安县
522301	兴义市	522726	独山县
522322	兴仁县	522727	平塘县
522323	普安县	522728	罗甸县
522324	晴隆县	522729	长顺县
522325	贞丰县	522730	龙里县
522326	望谟县	522731	惠水县
522327	册亨县	522732	三都水族自治县
522328	安龙县		

代码	名称	代码	名称
530000	云南省	530523	龙陵县
530100	昆明市	530524	昌宁县
530102	五华区	530600	昭通市
530103	盘龙区	530602	昭阳区
530111	官渡区	530621	鲁甸县
530112	西山区	530622	巧家县
530113	东川区	530623	盐津县
530121	呈贡县	530624	大关县
530122	晋宁县	530625	永善县
530124	富民县	530626	绥江县
530125	宜良县	530627	镇雄县
530126	石林彝族自治县	530628	彝良县
530127	嵩明县	530629	威信县
530128	禄劝彝族苗族自治县	530630	水富县
530129	寻甸回族彝族自治县	530700	丽江市
530181	安宁市	530702	古城区
530300	曲靖市	530721	玉龙纳西族自治县
530302	麒麟区	530722	永胜县
530321	马龙县	530723	华坪县
530322	陆良县	530724	宁蒗彝族自治县
530323	师宗县	530800	普洱市
530324	罗平县	530802	思茅区
530325	富源县	530821	宁洱哈尼族彝族自治县
530326	会泽县	530822	墨江哈尼族自治县
530328	沾益县	530823	景东彝族自治县
530381	宣威市	530824	景谷傣族彝族自治县
530400	玉溪市	530825	镇沅彝族哈尼族拉祜族自治县
530402	红塔区	530826	江城哈尼族彝族自治县
530421	江川县	530827	孟连傣族拉祜族佤族自治县
530422	澄江县	530828	澜沧拉祜族自治县
530423	通海县	530829	西盟佤族自治县
530424	华宁县	530900	临沧市
530425	易门县	530902	临翔区
530426	峨山彝族自治县	530921	凤庆县
530427	新平彝族傣族自治县	530922	云 县
530428	元江哈尼族彝族傣族自治县	530923	永德县
530500	保山市	530924	镇康县
530502	隆阳区	530925	双江拉祜族佤族布朗族傣族自治县
530521	施甸县		
530522	腾冲县	530926	耿马傣族佤族自治县

代 码	名 称	代 码	名 称
530927	沧源佤族自治县	532901	大理市
532300	楚雄彝族自治州	532922	漾濞彝族自治县
532301	楚雄市	532923	祥云县
532322	双柏县	532924	宾川县
532323	牟定县	532925	弥渡县
532324	南华县	532926	南涧彝族自治县
532325	姚安县	532927	巍山彝族回族自治县
532326	大姚县	532928	永平县
532327	永仁县	532929	云龙县
532328	元谋县	532930	洱源县
532329	武定县	532931	剑川县
532331	禄丰县	532932	鹤庆县
532500	红河哈尼族彝族自治州	533100	德宏傣族景颇族自治州
532501	个旧市	533102	瑞丽市
532502	开远市	533103	潞西市
532522	蒙自县	533122	梁河县
532523	屏边苗族自治县	533123	盈江县
532524	建水县	533124	陇川县
532525	石屏县	533300	怒江傈僳族自治州
532526	弥勒县	533321	泸水县
532527	泸西县	533323	福贡县
532528	元阳县	533324	贡山独龙族怒族自治县
532529	红河县	533325	兰坪白族普米族自治县
532530	金平苗族瑶族傣族自治县	533400	迪庆藏族自治州
532531	绿春县	533421	香格里拉县
532532	河口瑶族自治县	533422	德钦县
532600	文山壮族苗族自治州	533423	维西傈僳族自治县
532621	文山县		
532622	砚山县	540000	**西藏自治区**
532623	西畴县	540100	拉萨市
532624	麻栗坡县	540102	城关区
532625	马关县	540121	林周县
532626	丘北县	540122	当雄县
532627	广南县	540123	尼木县
532628	富宁县	540124	曲水县
532800	西双版纳傣族自治州	540125	堆龙德庆县
532801	景洪市	540126	达孜县
532822	勐海县	540127	墨竹工卡县
532823	勐腊县	542100	昌都地区
532900	大理白族自治州	542121	昌都县

代 码	名 称	代 码	名 称
542122	江达县	542337	萨嘎县
542123	贡觉县	542338	岗巴县
542124	类乌齐县	542400	那曲地区
542125	丁青县	542421	那曲县
542126	察雅县	542422	嘉黎县
542127	八宿县	542423	比如县
542128	左贡县	542424	聂荣县
542129	芒康县	542425	安多县
542132	洛隆县	542426	申扎县
542133	边坝县	542427	索 县
542200	山南地区	542428	班戈县
542221	乃东县	542429	巴青县
542222	扎囊县	542430	尼玛县
542223	贡嘎县	542500	阿里地区
542224	桑日县	542521	普兰县
542225	琼结县	542522	札达县
542226	曲松县	542523	噶尔县
542227	措美县	542524	日土县
542228	洛扎县	542525	革吉县
542229	加查县	542526	改则县
542231	隆子县	542527	措勤县
542232	错那县	542600	林芝地区
542233	浪卡子县	542621	林芝县
542300	日喀则地区	542622	工布江达县
542301	日喀则市	542623	米林县
542322	南木林县	542624	墨脱县
542323	江孜县	542625	波密县
542324	定日县	542626	察隅县
542325	萨迦县	542627	朗 县
542326	拉孜县		
542327	昂仁县	**610000**	**陕西省**
542328	谢通门县	610100	西安市
542329	白朗县	610102	新城区
542330	仁布县	610103	碑林区
542331	康马县	610104	莲湖区
542332	定结县	610111	灞桥区
542333	仲巴县	610112	未央区
542334	亚东县	610113	雁塔区
542335	吉隆县	610114	阎良区
542336	聂拉木县	610115	临潼区

代 码	名 称	代 码	名 称
610116	长安区	610522	潼关县
610122	蓝田县	610523	大荔县
610124	周至县	610524	合阳县
610125	户 县	610525	澄城县
610126	高陵县	610526	蒲城县
610200	铜川市	610527	白水县
610202	王益区	610528	富平县
610203	印台区	610581	韩城市
610204	耀州区	610582	华阴市
610222	宜君县	610600	延安市
610300	宝鸡市	610602	宝塔区
610302	渭滨区	610621	延长县
610303	金台区	610622	延川县
610304	陈仓区	610623	子长县
610322	凤翔县	610624	安塞县
610323	岐山县	610625	志丹县
610324	扶风县	610626	吴起县
610326	眉 县	610627	甘泉县
610327	陇 县	610628	富 县
610328	千阳县	610629	洛川县
610329	麟游县	610630	宜川县
610330	凤 县	610631	黄龙县
610331	太白县	610632	黄陵县
610400	咸阳市	610700	汉中市
610402	秦都区	610702	汉台区
610404	渭城区	610721	南郑县
610422	三原县	610722	城固县
610423	泾阳县	610723	洋 县
610424	乾 县	610724	西乡县
610425	礼泉县	610725	勉 县
610426	永寿县	610726	宁强县
610427	彬 县	610727	略阳县
610428	长武县	610728	镇巴县
610429	旬邑县	610729	留坝县
610430	淳化县	610730	佛坪县
610431	武功县	610800	榆林市
610481	兴平市	610802	榆阳区
610500	渭南市	610821	神木县
610502	临渭区	610822	府谷县
610521	华 县	610823	横山县

代 码	名 称	代 码	名 称
610824	靖边县	620200	嘉峪关市
610825	定边县	620201	市辖区
610826	绥德县	620300	金昌市
610827	米脂县	620302	金川区
610828	佳 县	620321	永昌县
610829	吴堡县	620400	白银市
610830	清涧县	620402	白银区
610831	子洲县	620403	平川区
610900	安康市	620421	靖远县
610902	汉滨区	620422	会宁县
610921	汉阴县	620423	景泰县
610922	石泉县	620500	天水市
610923	宁陕县	620502	秦州区
610924	紫阳县	620503	麦积区
610925	岚皋县	620521	清水县
610926	平利县	620522	秦安县
610927	镇坪县	620523	甘谷县
610928	旬阳县	620524	武山县
610929	白河县	620525	张家川回族自治县
611000	商洛市	620600	武威市
611002	商州区	620602	凉州区
611021	洛南县	620621	民勤县
611022	丹凤县	620622	古浪县
611023	商南县	620623	天祝藏族自治县
611024	山阳县	620700	张掖市
611025	镇安县	620702	甘州区
611026	柞水县	620721	肃南裕固族自治县
611100	杨凌农业示范区（虚拟）	620722	民乐县
611101	杨陵区（虚拟）	620723	临泽县
		620724	高台县
620000	甘肃省	620725	山丹县
620100	兰州市	620800	平凉市
620102	城关区	620802	崆峒区
620103	七里河区	620821	泾川县
620104	西固区	620822	灵台县
620105	安宁区	620823	崇信县
620111	红古区	620824	华亭县
620121	永登县	620825	庄浪县
620122	皋兰县	620826	静宁县
620123	榆中县	620900	酒泉市

454

代 码	名 称	代 码	名 称
620902	肃州区	622925	和政县
620921	金塔县	622926	东乡族自治县
620922	瓜州县	622927	积石山保安族东乡族撒拉族自治县
620923	肃北蒙古族自治县		
620924	阿克塞哈萨克族自治县	623000	甘南藏族自治州
620981	玉门市	623001	合作市
620982	敦煌市	623021	临潭县
621000	庆阳市	623022	卓尼县
621002	西峰区	623023	舟曲县
621021	庆城县	623024	迭部县
621022	环 县	623025	玛曲县
621023	华池县	623026	碌曲县
621024	合水县	623027	夏河县
621025	正宁县		
621026	宁 县	630000	**青海省**
621027	镇原县	630100	西宁市
621100	定西市	630102	城东区
621102	安定区	630103	城中区
621121	通渭县	630104	城西区
621122	陇西县	630105	城北区
621123	渭源县	630121	大通回族土族自治县
621124	临洮县	630122	湟中县
621125	漳 县	630123	湟源县
621126	岷 县	632100	海东地区
621200	陇南市	632121	平安县
621202	武都区	632122	民和回族土族自治县
621221	成 县	632123	乐都县
621222	文 县	632126	互助土族自治县
621223	宕昌县	632127	化隆回族自治县
621224	康 县	632128	循化撒拉族自治县
621225	西和县	632200	海北藏族自治州
621226	礼 县	632221	门源回族自治县
621227	徽 县	632222	祁连县
621228	两当县	632223	海晏县
622900	临夏回族自治州	632224	刚察县
622901	临夏市	632300	黄南藏族自治州
622921	临夏县	632321	同仁县
622922	康乐县	632322	尖扎县
622923	永靖县	632323	泽库县
622924	广河县	632324	河南蒙古族自治县

代码	名称	代码	名称
632500	海南藏族自治州	640205	惠农区
632521	共和县	640221	平罗县
632522	同德县	640300	吴忠市
632523	贵德县	640301	红寺堡开发区（虚拟）
632524	兴海县	640302	利通区
632525	贵南县	640323	盐池县
632600	果洛藏族自治州	640324	同心县
632621	玛沁县	640381	青铜峡市
632622	班玛县	640400	固原市
632623	甘德县	640402	原州区
632624	达日县	640422	西吉县
632625	久治县	640423	隆德县
632626	玛多县	640424	泾源县
632700	玉树藏族自治州	640425	彭阳县
632721	玉树县	640500	中卫市
632722	杂多县	640502	沙坡头区
632723	称多县	640521	中宁县
632724	治多县	640522	海原县
632725	囊谦县		
632726	曲麻莱县	650000	**新疆维吾尔自治区**
632800	海西蒙古族藏族自治州	650100	乌鲁木齐市
632801	格尔木市	650102	天山区
632802	德令哈市	650103	沙依巴克区
632821	乌兰县	650104	新市区
632822	都兰县	650105	水磨沟区
632823	天峻县	650106	头屯河区
632824	大柴旦行委（虚拟）	650107	达坂城区
632825	冷湖行委（虚拟）	650109	米东区
632826	茫崖行委（虚拟）	650121	乌鲁木齐县
		650200	克拉玛依市
640000	**宁夏回族自治区**	650202	独山子区
640100	银川市	650203	克拉玛依区
640104	兴庆区	650204	白碱滩区
640105	西夏区	650205	乌尔禾区
640106	金凤区	652100	吐鲁番地区
640121	永宁县	652101	吐鲁番市
640122	贺兰县	652122	鄯善县
640181	灵武市	652123	托克逊县
640200	石嘴山市	652200	哈密地区
640202	大武口区	652201	哈密市

代　码	名　称	代　码	名　称
652222	巴里坤哈萨克自治县	653101	喀什市
652223	伊吾县	653121	疏附县
652300	昌吉回族自治州	653122	疏勒县
652301	昌吉市	653123	英吉沙县
652302	阜康市	653124	泽普县
652323	呼图壁县	653125	莎车县
652324	玛纳斯县	653126	叶城县
652325	奇台县	653127	麦盖提县
652327	吉木萨尔县	653128	岳普湖县
652328	木垒哈萨克自治县	653129	伽师县
652700	博尔塔拉蒙古自治州	653130	巴楚县
652701	博乐市	653131	塔什库尔干塔吉克自治县
652722	精河县	653200	和田地区
652723	温泉县	653201	和田市
652800	巴音郭楞蒙古自治州	653221	和田县
652801	库尔勒市	653222	墨玉县
652822	轮台县	653223	皮山县
652823	尉犁县	653224	洛浦县
652824	若羌县	653225	策勒县
652825	且末县	653226	于田县
652826	焉耆回族自治县	653227	民丰县
652827	和静县	654000	伊犁哈萨克自治州
652828	和硕县	654002	伊宁市
652829	博湖县	654003	奎屯市
652900	阿克苏地区	654021	伊宁县
652901	阿克苏市	654022	察布查尔锡伯自治县
652922	温宿县	654023	霍城县
652923	库车县	654024	巩留县
652924	沙雅县	654025	新源县
652925	新和县	654026	昭苏县
652926	拜城县	654027	特克斯县
652927	乌什县	654028	尼勒克县
652928	阿瓦提县	654200	塔城地区
652929	柯坪县	654201	塔城市
653000	克孜勒苏柯尔克孜自治州	654202	乌苏市
653001	阿图什市	654221	额敏县
653022	阿克陶县	654223	沙湾县
653023	阿合奇县	654224	托里县
653024	乌恰县	654225	裕民县
653100	喀什地区	654226	和布克赛尔蒙古自治县

代　码	名　称
654300	阿勒泰地区
654301	阿勒泰市
654321	布尔津县
654322	富蕴县
654323	福海县
654324	哈巴河县
654325	青河县
654326	吉木乃县
659000	自治区直辖县级行政单位
659001	石河子市
659002	阿拉尔市
659003	图木舒克市
659004	五家渠市